황금아이를 낳는 여자

황금아이를 낳는 여자

임신 전부터 출산 후까지 태교 요가의 모든 것

초판 1쇄 2019년 7월 10일

지은이 박남식 • 펴낸이 김기창 • 기획 임종수
디자인 銀 • 일러스트 이솔 • 인쇄 및 제본 천광인쇄사

펴낸곳 도서출판 문사철
주소 서울 종로구 창경궁로 265 상가동 3층 3호
전화 02 741 7719 • 팩스 0303 0300 7719
홈페이지 www.lihiphi.com • 전자우편 lihiphi@lihiphi.com
출판등록 제300-2008-40호

ISBN 979 11 86853 61 0 (13510)

❋ 값은 뒤표지에 있습니다.

황금아이를 낳는 여자

임신 전부터 출산 후까지 태교 요가의 모든 것

박남식 지음

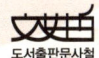
도서출판문사철

책을 펴내며

아가를 맞이할 예비 엄마 아빠 여러분, 안녕하세요?

출산 예정일이 다가올수록 알 수 없는 두려움과 공포가 밀려오곤 합니다. 이건 아마 '출산이 여성이면 한 번은 겪어야 하는 고통'으로 인식되어있기 때문입니다.

하지만 참다운 생활의 리듬을 회복한 사람에게 출산은 고통이나 공포이기는커녕 창조의 기쁨이고 환희의 체험입니다.

인간의 몸, 특히 여성의 신체구조는 조물주의 가장 위대한 작품이고 그 진가는 생명을 창조하는 임신과 출산에 담겨져 있습니다. 그러므로 출산의 행위도 임신의 그것과 마찬가지로 창조의 기쁨과 환희 속에서 이뤄져야합니다. 따라서 출산은 고통이 되어서는 안 되며 기쁨을 수반한 아픔, 곧 쾌통이어야 합니다.

그렇다면 건강하고 총명한 아가를 만나는 환희의 순간! 쾌통분만을 위해서 어떤 준비를 해야 할까요? 『황금아이를 낳는 여자』는 예비 엄마 아빠의 실천적 내용을 임신 준비기, 임신을 알게 된 순간부터 출산하는 순간까지로 분류해 담아냈습니다.

몸의 자연성을 회복하여 행복한 임신, 즐거운 출산으로 가는 실제적 준비의 핵심에는 '삼법요가'가 있습니다. 천지인의 의미를 담고 있는 '삼법요가'는 인간과 자연의 조화를 추구하여 생명을 유지할 수 있도록 하는 삶의 지혜입니다. '삼법요가'는 단순한 임신과 출산의 기술이 아닙니다. 인간의 자연성을 되찾기 위한 운동이자 몸과 마음의 조화와 균형을 되찾기 위한 과학이며 인생을 총괄하는 생활철학입니다. 숨 쉬고 움직이는 몸과 마음의 흐름인 생활 자체를 안내할 것입니다.

임신과 출산을 준비하는 일은 매우 행복하고 숭고한 작업입니다. 인생의 긴 여정에서 임신과 출산은 생명에 대한 경외감과 무한한 사랑을 일깨우는 명상의 과정입니다. 또한 육아와 더불어 우리의 일상생활에 상당한 비중을 차지하는 삶의 중요한 시기이기 때문입니다.

『황금아이를 낳는 여자』는 임신과 출산이 가지는 진정한 의미는 무엇인가? 임신을 계획하는 부부는 무엇을 어떻게 준비해야 하는가? 태교는 언제부터 시작해야하며 올바른 태교란 과연 무엇인가? 라는 예비엄마 아빠의 질문에 대한 해답이 될 것입니다.

1993년 『황금아이를 낳는 여자』의 저본이 된 『남편과 함께하는 무통자연분만법』(윤두병·박남식 공저, 1993, 중원문화)을 남편과 공저로 출판한지 27년이 되었습니다. 첫 출간인 『남편과 함께하는 무통자연분만법』은 우리 가족이 요가센터를 운영하면서 여성의 임신, 태교, 출산을 십 년이 넘는 시간동안 지켜보며 실제 경험사례를 통해 연구결과로 얻은 결실이어서 독자들의 사랑을 많이 받았습니다.

이 책이 임신, 태교, 출산에 관해 거의 백과사전식으로 분량이 커서 쉽게 손에 들고 읽을 수 있는 첫 번째 개정판(『남편과 함께 하는 무통자연분만법』, 박남식, 1998, 세훈)을 1998년에 냈습니다. 이어 끊임없는 독자의 요구로 『황금아이를 낳는 여자』(박남식, 2002, 아침기획)를 두 번째 개정증보판으로 출간했습니다. 이번에 출간되는 세 번째 증보판에는 임신, 분만의 진행정도에 따른 동영상 수련을 누구나 편하게 따라 할 수 있는 홈트레이닝 강의 '해피홈트'를 함께 수록했습니다.

우리의 인생에서 생명을 창조하는 임신과 출산은 실로 무엇과도 바꿀 수 없는 아름답고 희망에 찬 과정입니다. 자연이 인간에게 내린 가장 고귀한 축복이라는 메시지를 전하며 『황금아이를 낳는 여자』가 저출산이라는 사회적 현상에 조금이나마 보탬이 되길 바랍니다.

끝으로 이 책이 세상에 나오기까지 도움과 격려를 베풀어주신 많은 독자들께 감사드립니다. 특히 삽화를 맡아주신 이솔님, 해피홈트의 크리에이터 민유정님, 그리고 기획출판을 뜻깊게 맡아주신 김기창 문사철 사장님께 감사드립니다.

2019년 봄
오연헌(梧硯軒)에서 화윤 박남식

차례

머리말 005

제1부 즐거운 출산을 위한 예비지식

무통, 감통, 쾌통 출산 015
자연분만은 위대하다 018
다양한 무통 출산 024
    두려움 없는 출산-리드식 출산 024
    고통 없는 분만 - 라마즈 출산 027
    산모가 출산의 주체 – 소프롤로지 분만 030

제2부 황금아이를 만나기 위한 삼법요가

삼법요가란 무엇인가 039
    자연스러운 출산을 위한 삼법요가 039
    즐거움과 쾌감의 삼법분만법 042
    움직임과 휴식의 삼법요가 043
    삼법요가의 세 가지 원리 045

삼법요가의 실제 048
    입문 전 꼭 알아야 할 것들 048
    휴식을 위한 동작 051
    호흡을 위한 동작 056
    삼법요가의 기초 운동 059
    신체의 균형 바로잡기 069
    출산의 힘 기르기 076
    남편과 함께 하는 부부 요가 087

제3부 임신준비기, 태교의 시작은 임신 전부터

🌸 〈임신준비기 예비 아빠, 엄마를 위한 삼법요가〉 동영상 092

예비 아빠, 엄마를 위한 삼법요가 093
　　예비 아빠의 몸만들기 094
　　예비 엄마의 몸만들기 097

진정한 태교의 출발은 임신 전부터 100
　　태교의 중요성 100
　　아빠태교, 가족태교 108
　　무엇을 어떻게 먹을 것인가? 113
　　건강한 임신을 위한 생활습관 117
　　몸의 자연성을 회복하라 124
　　원초적 본능 - 성생활 삼매 127

제4부 임신 사실을 알고부터는 이렇게!

🌸 〈임신 초기 삼법요가〉 동영상 136

임신 초기(-4개월) 137
　　휴식과 호흡법 훈련 137
　　임신 초기에 나타나는 증상들 140
　　임신 초기 식생활 개선 144
　　예비엄마의 생활지혜 149
　　임신 초기 몸의 이상과 대처법 151
　　몸으로 말하기 158

🌸 〈임신 중기 삼법요가〉 동영상 160

임신 중기(5-7개월) 161
　　체력이 약한 경우 162
　　체력이 강한 경우 166
　　임신 중기 신체변화와 먹거리 173

모유수유를 위한 유방, 유두마사지 178
임신 중기의 증상과 대처법 180
태동의 환희 184
임신 중기의 태교 186

🌸 〈임신 후기 삼법요가〉 동영상 190

임신 후기(8-10개월) 191
임신 후기 삼법요가 193
체력이 약한 경우 194
체력이 강한 경우 197
임신 후기 몸의 변화 200
임신 후기의 증상과 대처법 201
임신 후기의 먹거리 선택 204
무통분만을 위한 바르고 편한 자세 205

🌸 〈분만호흡법〉 동영상 208

무통분만을 위한 호흡법 209

제5부 열 달의 기다림, 그리고 즐거운 출산

출산의 준비 221
출산, 생명 창조의 드라마 222
우리 아기 어디서 낳을까 223
출산 전 체크리스트 225

두려운 없는 출산 228
준비기 228
진행기 230
이행기(극기) 231
만출기 제1기 234
만출기 제2기 236

제6부 산후 삼법요가와 육아

신토불이 산후 조리　241
　　엄마는 더욱 아름답다　241
　　산후 삼법요가의 실시 요령　243
　　산후 삼법요가의 실제　244
　　절개분만 후 삼법요가　252
　　출산 후의 성숙한 변화　255
　　출산 직후 몸 관리 요령　261
　　엄마 젖으로 아기 키우기　266
　　출산 후 조심해야 할 여섯 가지 질병　269
　　무엇을 어떻게 먹을까　272

초보 엄마 싱싱 육아법　274
　　아빠와 함께 하는 신생아 관리　274
　　신생아에게도 교육이 필요　276
　　신생아, 무엇을 어떻게 먹일까　278

사)한국담마요가협회 본원 '행복한요가'의 전통　281

제1부

즐거운 출산을 위한 예비지식

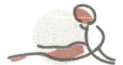 무통, 감통, 쾌통 출산

인공지능AI이 인간 대부분의 영역을 대신하는 시대임에도 불구하고 출산의 고귀함은 대체가 불가능한 영역이다. 인류의 역사를 유지해온 아름다운 사명인 출산! 그 위대함만큼 출산에는 고통이 따른다. 이런 출산의 고통을 엄마 혼자 감당해야 하는가? 문화적 환경이 많이 개선되었지만 여전히 엄마가 홀로 감당해야 할 몫이 있다.

임신의 과정이 엄마 혼자 이뤄낼 수 없듯이 출산 또한 아빠를 비롯한 온 가족의 도움과 사랑 안에서 이뤄져야 한다. "온가족이 기다린 아가는 절대 아무 일이 없다."라는 옛 어른들의 지혜는 배 속에 아가를 품은 엄마에게 큰 힘이 된다.

임신과 출산 과정은 단순한 외과적 시술 대상이 아니라 또 하나의 소우주를 탄생시키는 위대하고 거룩한 과정임을 잊지 말아야한다. 일부 몰지각한 병원에서는 낮은 의료수가로 인한 경제적 어려움을 해결하기 위해 산모들에게 제왕절개 수술을 강권한다고 하니 참으로 부끄러운 노릇이다.

더욱 큰 문제는 그에 부응하여 수술을 당연시하는 산모들의 자세다. 일부 여성들은 자연분만의 고통에서 벗어나기 위해서, 좋은 때를 맞추기 위해서, 미용 효과와 원만한 성생활을 위해서 주저 없이 수술을 택한다고 한다. 무서운 진통의 고통에서 벗어나기 위해 무통 마취제를 쓰는 일도 드물지 않다. 무통 마취제가 태아와 산모에게 미치는 영향에 대해서는 검증된 바가 없다. 또 그 약물이 모유에 어떤 영향을 줄 것인지 누구도 장담할 수 없는 노릇이다.

또, 수술은 흔히 출산 예정일보다 최소한 일주일에서 열흘 정도 빨리 행하기 마련이다. 그 인위적인 과정에서 세상에 나올 준비도 되지 않은 태아가 받을 충격을 생각해 보라.

우리 옛 어른들은 이를 하기下器라 해서 덜 구워진 그릇에 비유하곤 했다. 도자기 하나를 굽는 것도 정해진 시간에 맞추어 구워야 튼튼하고 윤기 있는 그릇이 되고 나름대로 제 구실을 할 수 있는 법이다. 하물며 신성한 인간의 생명을 탄생시키는 일임에야! 인간의 몸은 그릇과 같아서 한 번 잘못 다루어 금이 가거나 이가 빠지면 아무리 노력해도 원래의 반듯한 그릇으로 돌아가지 못한다. 달을 채우지 못하고 태어난 아이를 칠삭둥이니 팔삭둥이니 하여 썩 좋지 않게 보았던 이유도 거기에 있다.

임신과 출산이란 새로운 생명을 잉태하고 탄생시킨다는 의미뿐 아니라 엄마와 아이 모두에게 새로운 삶의 시작이다. "나란 존재는 어디서 왔는가?"를 생각해 보자. 길이 60μ의 정자와 직경 0.1mm의 난자가 몇 억 대 일이라는 어마어마한 경쟁을 뚫고 만나 하나의 새로운 생명을 탄생시키는 과정의 초자연적 신비함은 어떤 문학적 수사로도 표현하기 어려운 것이다.

이 소중한 탄생을 예비하는 임신 기간은 엄마의 인생은 물론 한 아기의 일생을 좌우하는 중요한 기간이다. 반자연적이고 반인간적인 어떤 시도도 있어서는 안 된다. 다시 말하거니와 진정한 의미에서 출산이란 엄마와 아기의 공동작업이다.

그러면 아무런 준비 없이, 누구의 도움도 없이 여성만이 그 두려운 출산의 고통을 고스란히 감내해야 한다는 것인가? 그렇지 않다. 정상적이고 건강한 몸과 마음을 유지하여 통증을 잊고 즐거움과 보람 속에서 출산할 수 있는 방법은 분명히 있다. 지금부터 무통, 감통, 쾌통 출산의 멋진 세계로 들어가 보자.

자연분만은 위대하다

프랑스의 어느 평범한 가정. 오늘 이 집에선 아기가 태어날 예정이다. 그러나 전혀 소란스럽거나 번잡함이 느껴지지 않는다. 몇 개의 간접조명만 켜놓은 어둑어둑한 실내에는 바흐의 「G선상의 아리아」가 흐르고, 남편은 주방에서 여유롭게 커피를 마시고 있다. 배가 남산만큼 나온 산모는 웃옷만 걸친 채 집안을 서성인다. 조산사만이 산모의 상태를 주시하면서 식탁에 앉아 뭔가를 열심히 적고 있을 뿐이다.

얼마 뒤 진통이 오는지 산모가 고통스런 표정으로 남편을 껴안는다. 그러다 통증이 멎으면 움직이면서 노래도 부르고 다시 통증이 오면 벽이나 탁자 등에 기대 복식호흡과 요가를 한다. 남편도 이런 상황에 당황하지 않고 아내를 격려하며 함께 열심히 심호흡을 한다. 이러기를 여러 번, 조산사가 산모의 자궁 입구를 살피더니 분만 시기가 가까워졌음을 알린다.

그러자 산모는 팬티를 벗고 소파에 기대서서 한껏 힘을 준다. 그 순간 예쁜 아기가 세상에 모습을 드러내고, 조산사는 아기를 받아 즉시 엄마 품에 안겨준다. 몇 분이 흐른 뒤 남편이 아기의 탯줄을 자르고 조산사는 아기를 부드러운 천에 싼 뒤 몸무게를 잰다. 다시 엄마 품으로 돌아온 아기는 방긋 웃다가 젖을 물고는 잠이 든다.

유럽의 어느 나라에서나 흔히 볼 수 있는 가정 분만 장면이다. 프랑스의 경우 자연분만을 하는 80% 이상의 산모가 집에서 조산사의 도움을 받아 아기를 낳는다고 한다. 가정 분만의 장점은 뭐니 뭐니 해도 모든 가족이 분만 과정에 참여하여 생명의 소중함과 탄생의 기쁨을 함께 느낀다는 것. 분만의 전 과정이 가정의 부드럽고 안정된 분위기 속에서 진행되기 때문에 산모의 고통도 훨씬 덜할 뿐 아니라, 갓 태어난 아기 역시 가족의 배려와 사랑 속에서 심리적 안정과 평온함을 유지한다.

분만 자세도 우리처럼 천편일률적이지 않다. 가까운 일본을 비롯한 외국의 산모들은 매우 다양한 분만 자세를 취한다. 침대나 소파에 엎드려 낳기도 하고, 쿠션을 껴안고 낳는가 하면, 천장에 매놓은 끈을 부여잡기도 하고, 바닷물이나 욕조에 쪼그리고 앉아 수중분만을 하기도 한다. 이 모든 자세의 공통점은 바로 아기 낳기에 적당하면서도 산모에게 부담을 주지 않는 편한 자세라는 것. 최근 유럽에서는 이런 다양한 자세를 보조하는 분만 의자 등 최신식 다양한 분만 기구들이 속속 등장하는 추세다.

실제로 아기를 낳기 위한 가장 좋은 자세는 쪼그리고 앉는 자세라고 한다. 앉은 자세에서 골반이 가장 잘 벌어지고 힘을 주기도 쉽기 때문이다. 꼼짝없이 침대에 누워 분만해야 하는 우리의 분만 방식은 미국식을 따른 것이다. 가족과 격리된 채 분만실에 들어가 관장을 하고 태아 심장박동 체크기를 허리에 두른 후 침대에 눕고 나면 감옥이 따로 없다. 심장박동 체크기 때문에 허리조차 마음대로 움직일 수 없고, 커튼 너머로는 산모들의 비명소리가 줄지어 터져 나온다. 공포심은 극에 달한다. 간호사에게 고통을 호소해 봤자 좋은 소리를 들을 리가 없다. 우리나라 제왕절개 수술 비율이 선진국보다 높은 것도 이런 열악한 분만 환경과 무관하지 않다.

과거에는 출산 하면 의당 자연분만이었고, 부부의 관심은 출산 때의 고통이나 태어날 아이가 아들인지 딸인지에 있었다. 그런데 어찌된 일인지 요즘은 산모가 아이를 제대로 낳을 수 있을지 여부를 더 걱정하는 상황이 되어 버렸다. 실제로 출산 중에 예기치 않은 사고가 발생하기도 해서, 수많은 산모들이 제왕절개로 분만을 하는 실정이다.

본래 인공 분만이란 생명체가 병들어 자연이 준 생명 창조의 법칙과 질서를 유지할 수 없게 되자 강제적인 방법으로 출산할 길을 찾게 되면서부터 시작되었다. 그 중 복식 분만, 즉 절개수술로 출산하는 경우에 대해 생각해 보자. 원칙적으로 복식 분만은 산모의 골반이 너무 좁거나, 태아의 위치가 나쁘거나, 혹은 태반이 자궁의 입구를 막고 있는 전치 태반, 산전 출혈이 심한 조기 박리, 임신 중독증이 심한 경우 등 태아나 산모가 생명에 위협을 받는 상태에서 어쩔 수 없이 선택해야 할 분만이다.

반자연적인 복식 분만을 쉽게 선택하는 우리의 현실은 인공분만에 대한 잘못된 인식과 우리 사회에 만연하고 있는 이기심과 편의주의에서 비롯된 실로 안타까운 현상이 아닐 수 없다.

우리가 분명히 알아야 할 것은 출산에 대한 인공적인 처치는 여러 가지 문제를 내포한다는 사실이다. 최근 들어 합병증이 많이 줄어들기는 했지만 아직도 자궁내막염, 난소염 등의 합병증과 월경·배란의 이상, 심한 경우 만성 복부 통증을 일으킬 수도 있다. 또 복부 수술의 상처는 외관상의 문제뿐만 아니라 피의 흐름을 둔화시키고 복부를 냉하게 만들어 불임의 원인이 되기도 하며, 꿰맨 자리에서 패혈증이나 장폐색증 등 이른바 제왕절개 증후군에 시달릴 수도 있다.

인공 분만이 야기하는 더 큰 문제는, 수술을 위한 마취에 있다. 절개 수술뿐만 아니라 요즘 산부인과에서 유행하는 무통 분만을 위한 마취도 예외가 아니다. 이러한 마취는 비록 부분 마취의 경우라도 태아에게 큰 영향을 미친다는 사실을 간과해서는 안 된다. 즉 엄마 몸의 일부가 반쯤 죽어 있고 태아에게까지 약 기운이 전달되어 의식이 몽롱한 상태에서 세상에 첫발을 내딛는 것이다. 이러한 상황에서 태어난 생명체가 어찌 심장의 박동소리를 들을 수 있으며, 엄마가 어찌 내 자식이라는 애착을 가질 수 있겠는가.

자연 분만이란 자연의 순리에 따라 산모 체내에 생기는 만출력을 통해 태아가 산도를 지나 모체 밖으로 나오게 되는 현상을 말한다. 그러나 실제 분만 과정은 그렇게 간단히 설명될 수 있는 것이 아니다. 자연적으로 발생하는 자궁의 수축과 이완의 힘뿐만이 아니라 태아 스스로의 협조와 산모 자신의 의지에 의한 노력이 삼위일체가 되었을 때 비로소 가능해지는 것이기 때문이다.

자연 분만을 의미하는 질식 분만의 경우, 태아는 보통 6-12시간에 이르는 긴 시간 동안 자궁의 수축과 이완을 겪으면서 좁은 산도를 통과하게 된다. 이 과정에는 정신과 육체적인 면에서 산모와 태아에게 매우 중요한 여러 가지 내용이 내포되어 있다. 이 과정에서 태아는 긴장과 이완이라는 생명체의 생존 이치를 몸으로 터득하게 된다. 양수 안에서의 삶을 청산하고 공기 속에서 살아갈 수 있도록 연습을 시켜주는 것이다. 즉 이것은 호흡 중추에 자극을 주어 분만 후 새로운 환경에 적응할 폐호흡으로 전환시키는 메커니즘을 포함하고 있는 것이다. 더구나 분만 시 골반과 질을 통과할 때 태아를 쥐어짜듯 압박하여 폐 속의 양수를 태아 몸 밖으로 내보내 분만을 완성하는 것이다. 그런데 제왕 절개로 분만하게 되면 이 과정이 생략되어 태아에게 여러 가지 이상 증세를 야기할 소지를 갖게 된다.

자연 분만은 정신적인 면에서도 커다란 의미를 갖는 것으로 밝혀졌다. 연구에 의하면 자연 분만에 따른 진통의 과정은 아기와 엄마에게 우리가 이해하기 어려운 정신적 유대 관계를 맺게 한다. 그래서 어린아이가 성장하는 동안 정서적인 면에서뿐만 아니라 지능의 발달이나 옹알이의 시작, 언어의 취득 능력에 있어서도 인공 분만된 아이와 현저한 차이를 나타낸다는 것이다.

지금 우리의 주변에는 자연적인 것보다 인공적인 것의 우월성을 자랑하고 남용하는 사례가 많다. 인공적인 것이 당장은 우리에게 편리함과 풍요로움을 주기 때문이다. 그러나 이런 현상은 인간 본연의 능력인 자기 정화력과 생성 능력을 떨어뜨리게 되리라는 우려를 금할 수 없다. 인간의 몸에 내재한 자기 치유력이나 환경 적응 능력이 실종되면 인류 멸망이라는 무서운 결과가 벌어질 것이기 때문이다. 이런 점에서 생명을 창조하는 출산 과정에서 자연적인 상태보다는 인공적인 수단에 의존하는 비율이 높아지는 것은 실로 우려할 만한 일이다.

최근 의료계 안팎에서 안전 관리를 최우선으로 하는 인공 분만에서 인간성을 중시하는 자연분만으로 회귀하는 현상이 벌어지고 있는 것은 자연성의 회복에 대한 심대한 각성의 결과가 아닌가 싶다. 분만하는 즉시 태아를 엄마의 가슴 위에 엎어놓아 엄마의 심장 소리를 듣게 하는 분만실이 늘고 있는 것도 같은 맥락에서 이해될 수 있다.

다양한 무통 출산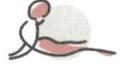

두려움 없는 출산 – 리드식 출산

무통 자연 분만의 흐름을 살피기 위해서는 1840년대 말 스코틀랜드의 한 산부인과 의사가 처음으로 시도한 '마취 분만'으로 거슬러 올라갈 필요가 있다. 이것은 여성의 분만이 고통일 수밖에 없다는 출산에 대한 일반적인 통념에 도전한 하나의 새로운 사건이었다.

심프슨Simpson이라는 이 산부인과 의사는 당시 '클로르포름'의 마취 효과에 힌트를 얻어 과거 난산에 시달려 왔던 어떤 경산부經産婦에게 이를 주입한 것이 계기가 되었다고 한다. 그 후 영국의 빅토리아 여왕은 1853년 일곱 번째 아들을 출산할 때 심프슨에게 도움을 요청하였다. 심프슨은 역시 클로르포름을 통한 마취 분만을 시도했고, 그 결과에 지극히 만족한 여왕은 그에게 '기사'의 칭호를 내렸다고 한다. 그

후 마취 분만은 왕실은 물론 서민에게까지 급속도로 퍼져나갔다.

미국 하버드대학 부인과 교수 챠닝의 임상보고에서 이 클로르포름에 의한 마취 분만이 효과적이며 안전하다는 평가를 받게 되자 다른 미국의 의사들도 그간의 의구심을 떨치고 앞 다투어 이를 사용하기 시작했다. 의식이 몽롱한 채 진행되는 이 마취 분만은 20세기 중반인 1940년대 초까지만 해도 일반인들에게 마치 무통 분만의 대명사처럼 인식되었다.

그러나 의학, 심리학 등 소아과학小兒科學의 발달과 함께 마취에 의한 분만이 신체에 미치는 나쁜 영향과 그에 따른 문제점들이 하나 둘 지적되기 시작했다. 특히 산과학과 대뇌심리학의 눈부신 진보에 따라 마취 분만에 대한 신앙은 서서히 허물어지게 되었고, 다시 그 반동으로 자연회귀自然回歸적 현상이 나타나게 되었다.

인간의 자연 본래 능력에 대한 신뢰와 가능성에 도전하여 통증 없는 자연 분만을 최초로 시도한 것은 1920년대 초반 영국 의사 리드였다. 『두려움 없는 출산Childbirth without fear』이라는 책을 펴내 학계에 커다란 충격을 던진 리드 박사가 무통 분만법에 관심을 가지게 된 것은 우연찮은 계기를 통해서였다.

어느 날 출산에 임박한 산모의 집에 왕진을 간 리드는 늘 하는 것처럼 가방에서 흡입 마취용 병을 꺼냈다. 그러자 그 산모가 리드의 행동을 제지하며 말했다.

"아니, 제겐 그것이 필요 없어요."

그녀의 당돌한 말에 놀란 의사는 이렇게 되물었다.

"출산의 고통이 두렵지 않습니까?"

그녀는 태연히 대답했다.

"출산은 본래 아프지 않은 것 아닌가요?"

리드 박사는 그녀의 말에 깜짝 놀랐다. 그는 실제로 그녀가 두려움 없이 출산에 임하고, 통증 없이 아이를 낳는 놀라운 광경을 목도하였다. 이 일은 리드가 산통이란 출산의 공포에서 비롯된 것에 불과한 것이 아닌가 하는 생각을 갖게 하였고, 『두려움 없는 출산』을 쓰게 한 직접적인 동기가 되었다.

리드 박사의 '무통 분만법'은 산모의 능력이 아니라 담당 의사의 지시나 통제 아래 산모가 일종의 최면 상태인 반무의식 상태에 빠진 채 이루어지는 출산법이다. 이 방법은 의사의 노력과 전문적 기술이 요구되기 때문에 실시가 매우 제한적이다. 특히 요즈음 같은 상황에서는 적용이 매우 어려운 일이다.

소련의 플라토노프와 웨드보프스키의 '정신예방성 무통분만법(일명 PPM)'은 리드의 무통 분만법이 던진 문제의식을 잇고, 그 약점을 지속적으로 보완한 결과물이라고 볼 수 있다.

PPM은 한마디로 언어에 의한 조건반사를 중시하고 이를 응용한 분만법이다. 우리의 내장 기관은 우리가 알고 있듯이 끊임없이 움직이고 그에 따른 자극이 있게 마련이다. 내장은 기능 상태에 따라 말초 신경을 통해 자극을 보내오지만, '뇌'는 그곳에 이상이 생기는 등 정도 이상의 자극이 오기 전에는 자극을 억제하거나 의식하지 못하게 된다. 특히 내장이 정상적인 생리적 기능으로 작동된다면 더욱 그러하다. 따라서 자궁을 비워 내는 생리적 출산 작업도 정상적인 상태라면 통증을 느끼지 않는 것이 당연하다는 것이다.

임산부 통증이란 '출산은 고통스러운 것'이라는 일반적 통념으로 인한 고정 관념 혹은 선입관이 신체를 긴장시켜 만드는 조건 반사적 현상의 결과일 뿐이다. 그러므로 철저한 교육과 그에 따른 정신적 예방으로 산통을 없앨 수 있다고 주장하는 것이다. 즉 산모는 분만 과정 중 내장의 감각을 차단하기 위해 의식을 집중하는 교육과, 이제까지 의식에 자리 잡았던 분만의 고통이라는 말을 역으로 이용한 새로운 조건반사로 출산의 통증을 제어한다는 이론이다.

PPM의 임산부에 대한 생리학적, 심리적 교육은 딕-리드Dick-Read의 이론과 매우 흡사하다. 특히 생식 기관의 긴장 해소를 위한 호흡법과 심리적 조작에 대한 내용은 리드와 거의 동일하다. 그러나 결정적으로 의사가 아닌 산모가 주체적 입장이 되어 이뤄내야 한다는 점에서 이 양자는 매우 다르다.

이 방법은 소련 사회의 전 임산부를 대상으로 실시되어 상당한 성과를 거두었다. 그러나 불행히도 다른 나라에서는 별다른 빛을 보지 못했다. 중국을 거쳐 이웃 나라인 일본에까지 전해지긴 했으나 일반의 관심을 끌지 못한 것이다. 무통 자연 분만에 대한 교육의 실시는 임산부 당사자뿐만 아니라 사회 전체를 대상으로 실시되어야 가능한 일이기 때문이다.

고통 없는 분만 – 라마즈 출산

최근 우리에게 익숙해지기 시작한 라마즈법은 유럽과 미국 그리고 가까운 일본에서 가장 각광 받는 자연 분만법이다. 라마즈법은 자연 분만에서의 완전한 무통이란 현실적으로 불가능하다고 전제한다. 다만 산모 스스로 출산이 주는 충격과 고통을 미리 적극적으로 대비한다면 충격을 완화시킬 수 있고, 통증을 상당히 감소시킬 수 있다는 것이다. 라마즈법은 통증에 대비한 호흡법과 이완법 그리고 출산이라는 '중노동'을 감당해야 할 산모의 육체적, 정신적 힘을 기르기 위한 여러 가지 체조를 비교적 잘 소개하고 있다.

이 라마즈 출산법은 비록 완전하진 않지만 그동안 현대 의학적 지식에 입각하여 시도되어 온 여러 가지 '무통 자연 분만법'을 더욱 발전적으로 체계화한 것이다. 간단히 말해서 라마즈법은 소련의 정신예방성 무통분만법을 자본주의 사회 체제에 맞게 변형한 것이다. 프랑스의 산부인과 의사 라마즈 박사는 그의 저서 『무통 분만』의 서문에서 이렇게 밝히고 있다.

"그것은 1951년 여름의 일이었다. 내가 의학계 일로 소련을 방문했을 때 정신예방성 분만법을 내 눈으로 직접 본 것은 실로 행운이었다. 그때 나는 산부인과 의사로 30년간 재직했었다. 그러나 일찍이 이러한 것을 배운 적은 없었다. 아니 그때껏 단 한 번도 보지 못했고 이것이 가능하다고 생각해 본 적도 없었다. 그 때문에 나의 감격은 한층 강렬했다. 나는 그때까지의 생각을 일소하고 예순 살의 늙은 학생으로 이 새로운 과학을 다시 배우기 시작해야겠다고 즉각 결심했다."

라마즈는 소련에서 국가적 규모로 체계적인 성과를 올린 '정신예방성 분만법'을 자본주의 사회의 실정과 체질에 맞게 변형하고, 다양한 체조법을 재정립하여 수년 만에 그것을 정착시켰다. 이것이 바로 아쿠슈망 상 둘뢰흐 accouche-ment sans douleur(고통 없는 분만이라는 뜻의 불어)이자, 라마즈법의 원형인 것이다.

라마즈법은 미국에 소개되자마자 실로 불과 같은 기세로 파급되었다. 지금 우리가 접하고 있는 라마즈법은 지역적 특성과 신체생리학과 대뇌심리학의 발달로 인해 초기 라마즈법과는 다소 차이가 있는 것이지만, 그 기본 골격만은 그대로 유지되고 있다. 그러면 여기서 라마즈법의 실제적 내용을 간단히 알아보도록 하자.

라마즈법에 있어 훈련의 기본은 흉식 호흡법이며, 그밖에 이완법, 보조 동작, 임부 체조 등 네 가지 기본 요소로 되어 있다. 이것은 모두 출산 직전 자궁 수축에 의한 진통이 시작되었을 때 이를 완화시키기 위한 대처 방안이다.

라마즈법에서 가장 중요하게 생각하는 호흡법의 주된 목적은 출산 때 오는 진통을 줄이는 데 있다. 즉 자궁 수축에 따른 진통이 올 때 일정한 리듬의 숨쉬기를 실시함으로써 통증을 완화시키거나 잊을 수 있도록 하는 것이다.

라마즈법에서 호흡법과 견줄 만한 중요한 위치를 차지하고 있는 것은 이완법이다. 진통이 올 때 신체가 긴장을 하면 자궁 수축에 따른 자극만 대뇌에 전달되는 것이 아니라 인접한 복벽 근육 및 피부에까지 전달되고 그것이 거꾸로 대뇌에 자극을 전달하여 더욱 큰 통증을 유발시킨다. 따라서 의식적인 신체 이완 훈련을 통해 통증을 극복하기 위한 실천 방안으로 이완법이 제시되고 있는 것이다.

다음으로 라마즈 체조법은 영국의 자연 분만법이나 소련의 정신예방성 분만법의 체조를 도입하여 발전시킨 것으로 주된 내용은 출산에 대비한 신체적 훈련이다. 여기서 말하는 체조의 중요성은 '출산이란 30킬로미터를 쉬지 않고 도보 행진하는 것과 같은 근육 운동이며, 이를 무난히 치러내기 위해서는 그에 따른 대비를 해야 한다'는 데에 있다. 우선 골반의 개폐력을 높이기 위한 훈련과 복근의 힘을 기르기 위한 운동들이 주 내용이다. 그리고 그 외에 체력을 기르기 위한 여타의 보조 훈련이 있다. 그러나 이러한 임산부 체조는 개인의 신체 상황이나 체력 정도에 따라 적합하게 선택해야 하므로 체계적으로 실시해야 한다.

마지막으로, 라마즈법에서 산통 완화의 수단으로 고안된 보조 동작에 대해 이야기해 보자. 호흡법과 이완법이 출산의 통증을 감소 완화하기 위해 고안된 방법이라면, 보조 동작은 이를 원활히 하고 효율적으로 집중할 수 있도록 도와주는 보조적 방법이다. 보조 동작은 크게 마찰법과 압박법 두 가지로 나누어진다.

이것은 산모 자신이 호흡법과 섞어서 직접 할 수도 있고 남편이나 다른 보호자의 도움을 받을 수도 있다. 이 보조 동작은 확실히 산모의 긴장을 완화시키고 호흡을 정리하는 데 효과를 인정받고 있다. 자세한 내용은 뒤에서 더 보완된 내용으로 설명하겠다.

산모가 출산의 주체 - 소프롤로지 분만

흔히 사람들은 분만 장면을 생각하면 안간힘을 쓰고 울며 신음하는 산모를 떠올리게 된다. 그만큼 분만은 여성에게 무섭고도 두려운 대상이다. 그래서 임신한 여성들은 산고를 없애 준다는 새로운 분만법들에 대해 많은 관심을 가질 수밖에 없다. 지금부터 소개할 소프롤로지 분만법 역시 경막외 마취, 수중분만, 라마즈분만법 등과 마찬가지로 대표적인 감통분만법의 하나이다. 특히 이 소프롤로지 분만법은 상대적으로 우리의 삼법三法 무통자연분만법과 유사한 점이 많기 때문에 주의 깊게 살펴볼 필요가 있다.

소프롤로지 분만법이란 임신한 여성이 영상 훈련, 이완법, 호흡법을 통해 스스로 분만 과정을 조절함으로써 자율 분만 및 무통분만을 가능하게 하고, 임신 기간의 조화로운 생활을 유도하며, 모성으로서의 자기 자신을 전면적으로 인정하여 출산뿐 아니라 태교, 모유 수유 및 육아에 성공할 수 있도록 유도하는 총체적인 분만법이다.

소프롤로지 분만법의 특징은 임신부가 임신으로 인한 신체의 변화, 몇 달 후에 있게 될 분만 진통, 분만에 관한 영상 훈련을 꾸준히 연습함으로써 적극적 이완 상태를 유도하여, 약물 요법에 기대지 않고 힘들고 고통스런 진통을 이겨내고 아기가 나오는 순간까지 마치 잠자는 것처럼 고요한 상태로 감격적인 분만을 맞이한다는 점이다.

소프롤로지 분만법을 장시간 훈련한 산모는 모든 것을 긍정적이고 건설적으로 생각하게 되어 출산이란 산모와 태아가 함께하는 특별한 공동 작업이며 진통은 아기를 출생시키는 매우 중요한 에너지라는 점을 자각함으로써 분만 시의 고통뿐 아니라 산욕기나 모유 육아에 대한 트러블까지도 극복할 수 있다. 이것을 소프로리미널 단계라고 하는데, 앞서 말한 영상 훈련 등의 특별한 이완 훈련을 통해 산모의 의식 수준을 잠들기 직전의 단계까지 낮추어 소리 없이 아주 조용하게 분만하는 것을 말한다.

이 소프롤로지 분만은 서양의 근육이완법과 동양의 선(禪) 요가를 응용해 60년대 스페인의 한 신경정신과 전문의가 고안한 명상법을 76년 프랑스 산부인과 의사 장 크레프가 처음으로 분만에 적용하였고, 현재까지 유럽과 일본 등지에서 상당한 호응을 얻고 있다.

소프롤로지 분만법은 출산을 있는 그대로 적극적으로 받아들이는 동양적 발상에서 출발한 것으로, 출산의 주체를 산모에게 되돌려 줌으로써 산모가 임신과 출산을 통해 모성을 확립하고 산통을 극복하게 하는 초통超痛 분만법이라 할 수 있다.

소프롤로지 분만법은 특별한 이미지 트레이닝(연상 훈련)을 통하여 이완을 유도한다. 우리 인간의 통증을 전달하는 감각 통로를 보면 말초적 자극이나 신경 전달 경로, 뇌에 있어서의 수용체 등이 모두 같음에도 불구하고 실제 뇌에서 통증을 인지하는 단계에서는 전연 다른 감각으로 변환하는 스위치가 있다는 것이다.

예컨대 겨드랑이 밑을 자기가 만지면 간지럽지도 않고 아무렇지도 않지만 타인이 만지면 간지러움을 느낀다던가, 또한 연인이 유방을 만지면 성감대로 작용하지만 치한이 유방을 만지면 혐오감을 유발하는 것처럼 같은 자극, 같은 전달 경로에서도 전연 다른 감각으로 인지된다. 소프롤로지 분만법이란 바로 이 점에 착안한 것이다.

인간의 의식을 소프로리미널(잠들기 직전이나 잠깨기 직전) 의식 단계로 유도하여 진통은 아이를 낳는 데 가장 중요한 에너지이며, 자궁 수축이 있음으로써 사랑스런 배 속의 아기가 태어난다는 이미지 트레이닝을 몇 번이고 반복한다. 그 연상 훈련 과정을 통해 진통의 아픔을 다른 것으로 변환시키는 스위치를 만듦으로써 임산부는 진통을 극복하고 지극히 평온한 얼굴로 아기를 맞이하게 되는 것이다.

소프롤로지 분만 훈련은 연상 훈련, 산전 체조, 복식 호흡으로 이루어진다. 연상 훈련이란 잠들기 직전의 상태로 의식을 가라앉혀 분만 시 일어날 일을 떠올리는 방법이다. 평온한 상태에서 진통이 시작될 때와 병원 분만실에서의 능숙한 출산 광경, 사랑스런 태아의 얼굴 등을 미리 떠올려 봄으로써 적극적인 마음가짐으로 출산을 맞도록 한다.

라마즈식 분만법과 소프롤로지식 분만법의 비교

	소프롤로지식 분만	라마즈식 분만
주제	마음	아픔
호흡법	복식	흉식
기본이념	모성의 확립	?
태아	분만은 태아와 산모의 공동작업	태아 부재
자율신경	부교감신경 우위 또는 교감, 부교감 양신경계의 균형 상태	교감신경 우위
수비 범위	태아에서 시작하는 임신, 출산, 육아	출산
안간힘	진통 + 하복부의 안간힘	진통 + 전신의 안간힘
의식	소프로리미날 단계(sophro-liminal state)	항상 선명
영상훈련	전면적으로 응용	일부 출산에 응용
태교적 요소	있다	없다
모유 육아	모유 육아에 성공하여 처음으로 소프롤로지법 완결이라 할 수 있다	무관심
사고법	항상 적극적, 긍적적 사고	특별히 없다
진통에 대하여	진통을 극복	엷은 아픔 없이 진통
진통에 대한 생각	있는 대로 받아들이는 것보다 어린아이를 낳는 중요한 에너지. 어머니에게만 부여된 특권	필요악
이론적 기반	제이코프손의 점진적 이완법, 슐츠의 자율훈련법	파블로프의 조건반사 이론
심볼	세부럴의 추	파블로프(pavlov)의 개

요가 동작에서 따온 산전 체조는 의식을 명상 수준으로 낮춘 상태에서 근육을 마음대로 긴장 이완할 수 있도록 도와주며, 복식 호흡을 통해 분만 시 태아에게 산소를 충분히 공급하고 자궁 활동을 촉진하

게 한다. 이 산전 체조를 꾸준히 훈련하면 임신 중 흔히 일어나는 요통, 어깨 결림, 엉덩이 통증 등을 예방할 수 있고, 효과적인 분만 자세와 힘주기 방법을 훈련할 수 있어 순산에도 상당한 도움이 된다고 한다.

이러한 훈련을 거쳐 실제 분만에 들어간 산모는 분만대기실에서 자궁 입구가 8-10㎝ 정도 열릴 때까지 책상다리로 앉아 명상을 한다. 또 분만실로 들어가면 몸을 30도 정도 일으킨 반좌식 자세로 출산에 임하게 된다.

소프롤로지 호흡법은 라마즈 분만법에서 금기시하는 복식 호흡법이다. 소프롤로지 분만법에 따르면 이 복식 호흡법, 요가로부터 온 호흡법, 완전 호흡법을 훈련하면 자율신경계의 안정과 항상성을 얻을 수 있다고 한다.

첫째, 임신, 출산, 모유 수유, 육아로 이어지는 총체적인 분만 방식이다.

둘째, 특수한 설비나 약제 없이 정신적인 분만 준비만으로도 자율 분만을 한다.

셋째, 연상 훈련으로 상당한 이완 효과를 볼 수 있다.

넷째, 좌산 혹은 반 좌산의 스타일을 취해 진통 시간 단축과 감통 효과를 볼 수 있다.

다섯째, 동양적인 훈련 수기 도입으로 동양인들에게 친숙하고 이해하기 쉬운 분만법이다.

여섯째, 잠들기 직전의 의식 단계인 소프로리미널 상태에서 자궁의 수축과 수축 사이에 충분히 이완할 수 있기 때문에 분만 1기가 장시간 지속될 경우에도 피로감이 적다.

일곱째, 산도가 충분히 이완되어 있기 때문에 태아의 머리가 무리 없이 산도를 통과할 수 있으며, 회음의 열상이 적다.

여덟째, 아기와의 만남bonding이 매우 감격적이며 대부분의 산모가 기쁨에 차 있는 것을 확인할 수 있다.

아홉째, 불가피하게 제왕절개를 하는 경우에도 좌절감이 없고, 아기와 함께 진통을 경험했다는 긍정적인 사고를 갖게 된다.

그러나 이러한 장점에도 불구하고 소프롤로지 분만에 성공하기 위해서는 6개월 이상 수련해야 한다. 그래야만 몸에 변화가 일어나고 무통 분만이 가능하기 때문에 시간을 많이 투자해야 하는 방법이다.

하지만, 삼법의 관점에서 봤을 때, 소프롤로지 분만법은 다른 서구의 분만법에 비해 상당히 진보된 분만법이라고 할 수 있다. 첫째, 다른 분만법이 기분 좋은 추억이나 상상력으로 통증에 대처하는 것에 비해 소프롤로지 분만법은 산모를 출산의 주체로 세우고 진통을 출산의 중요한 에너지로 삼고 있다는 점, 둘째, 흔히 간과하기 쉬운 태교와 출산 후 모유 수유 문제 등 임신, 출산, 육아 전반에 관심을 기울이고 있다는 점은 주목할 만한 사실이다.

지금까지 무통 자연 분만의 역사와 '현대의 출산 혁명'이라고 일컬어지는 라마즈 분만법과 소프롤로지 분만법에 대해 개괄적으로 소개했다. 결국 무통 분만법의 진보는 비록 소수이긴 하지만 기존의 지식이나 권위에 매몰되지 않았던 용기 있는 의사들의 의지와 실천의 소산으로 이루어진 것이다.

그러나 그들의 이러한 업적도 오늘날 출산의 공포에 시달리는 여성들의 문제를 근본적으로 해결하는 데는 너무나 미흡하다. 특히 서양 의학적 접근 방식인 대증요법對症療法은 산통의 근본적인 원인을 완전히 해결하지 못한다. 분만에 대비한 복근 단련이나 골반의 개폐력 향상, 분만 시 긴장을 해소하기 위한 호흡법이나 이완법, 연상법 등만으로는 산통의 모든 문제를 해결할 수 없다. 한마디로 그것은 분만이 임박했을 때 진통을 완화하기 위한 신체적 대비와 분만의 테크닉에 지나지 않기 때문에 오늘날 여성이 안고 있는 출산에 관련된 여러 가지 고통스런 문제를 근원적으로 해결하기에는 역부족이다. 게다가 오늘날처럼 거의 모든 여성들의 몸이 정상적이지 못하고, 여성의 몸 안에 있는 태아 역시 정상적으로 자란다고 할 수 없는 상황에서는 더욱 그러하다.

그렇다면 출산에 관련된 모든 고통과 통증으로부터 해방되기 위한 근본 해결책은 무엇이고, 필자가 제안하는 '통증없는 자연분만법'이란 과연 어떤 것일까?

제2부

황금아이를 만나기 위한 삼법요가

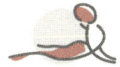 # 삼법요가란 무엇인가

자연스러운 출산을 위한 삼법요가

지구촌 어느 오지 마을에서 '웃으며 출산하는 산모' 이야기가 TV에 방영되어 한동안 화제가 된 적이 있다. 임산부에게 산기가 오자 남편은 순산을 돕는 호르몬 성분이 들어 있다는 나뭇잎을 손으로 비벼 짓이기고, 서너 살짜리 큰아이의 '동생을 잘 낳게 해 달라'는 기원을 담은 침과 섞어 산모의 배에 부드럽게 문질러 주었다. 산모는 그렇게 가족의 사랑과 정성을 모아 중력을 이용하여 반쯤 선 자세에서 웃으면서 아이를 낳았다. 마치 일상사처럼 자연스러운 출산 과정이었다. 그 웃음의 비결은 무엇일까?

임산부들이 가장 두려워하는 것은 뭐니뭐니 해도 진통이다. 진통하면 다들 출산시의 지독한 통증과 아픔만을 떠올릴 것이다. 그러나 사실 진통이란 분만이 가까워지면 생기는 주기적인 자궁 수축을 일컫는 것이다. 수축은 처음에는 약하게 온다. 수축과 수축의 간격도 길다. 시간이 지날수록 차차 강해지고 간격도 짧아진다. 그 자궁 수축에 의해서 자궁구가 눌려 열려지고 아기가 만출되는 것이다.

결국 진통이 일어나지 않으면 아기는 태어나지 않는다. 또 미약진통이라 해서, 자궁 수축이 약해 아기가 좀처럼 만출되지 않는 경우도 있다. 이처럼 진통이란 소중한 아기를 탄생시키는 아주 중요한 과정이다. 문제는 그에 수반되는 고통일 뿐이다.

세간에는 이 고통에서 벗어나기 위해 즐거운 것을 생각하거나 호흡법에 신경을 집중함으로써 고통을 경감시키려는 임산부를 위한 프로그램이 많이 나와 있다. 그러나 고통이라는 것은 인간의 감각이다. 고통을 느끼는 정도는 사람에 따라 천차만별이다. 심리적인 영향도 막대하다. 분만의 고통에 사로잡힌 임산부가 아픔을 잊고 즐거운 것을 연상하기란 말처럼 쉬운 일이 아니다. 흔히 '아픔을 잊어버리라'는 말을 하지만, 아픔을 잊으려 애쓰다가 끝내 그 아픔에서 헤어나지 못할 수도 있다.

당신은 익히 알려진 펄벅 여사의 소설 『대지』의 내용을 기억하고 있을 것이다. 19세기 후반의 중국 농촌을 배경으로 한 이 작품은 작가가 직접 그곳에 살면서 경험한 내용을 토대로 소설화한 것으로, 여주인공의 경이로운 분만 장면이 특히 나의 주의를 끌었다. 그녀는 밭에서 일하던 중 산기를 느끼자 슬그머니 방에 들어가 혼자 아이를 낳고 뒤처리까지 하고는 다시 나와 일을 나갔던 것이다. 마치 출산이 일상의 삶에서 쉽게 일어날 수 있는 대수롭지 않은 일처럼 말이다. 이 장면은 그녀의 초인적인 능력이 아니라 오히려 당시 일반적인 중국 여성의 생활 상태나 모습을 보여준다. 옛날 우리의 어머니들이 밭에서 일하다가 그냥 아이를 낳아 집으로 안고 들어오는 일도 흔했다는 이야기를 떠올리게 하는 대목이다.

일상생활에 필요한 노동량이 지속되지 못하거나 적당한 운동으로 대비하지 못한다면 어떻게 출산을 쉽게 하리라 기대할 수 있겠는가. 위 소설의 주인공은 임신을 어떤 신체적 부담으로 여기지 않고 평소와 마찬가지로 생활했다. 일반적으로 농촌일은 여성의 골반을 넓혀 주고 다리와 복근의 힘을 강하게 길러준다. 자연 속에서의 삶과 일상화된 노동 생활로 인해 출산에 요구되는 엄청난 충격을 능히 감당할 수 있는 몸이 되어 쉽게 출산을 할 수 있는 것이다.

그렇다면 '쉬운 출산'을 위해서는 반드시 중노동을 해야 하는 것인가. 물론 훌륭한 출산을 위해서는 적당한 노동과 운동이 필수적이다. 그러나 무리한 노동이나 편중된 작업은 반드시 크고 작은 문제를 야기하기 마련이다. 예컨대 도시의 일터에서 단순 작업을 하는 근로 여성의 경우, 작업에서 오는 무리를 적극적으로 개선하지 않는다면 신체는 제 기능을 발휘할 수 없다. 이런 상태에서 임신과 출산은 통증을 유발할 뿐만 아니라, 자연 분만이 어렵게 되어 제왕절개를 하게 되거나 유산 및 질병 등으로 이어질 위험이 많을 것이다. 그러므로 같은 노동이라도 신체를 고루 움직이고 자연과 유리되지 않을 때 비로소 올바른 출산을 할 수 있다.

생각을 살짝 바꿔 보자. 진통은 매우 아프다. 왜 아픈가? 배 속의 아기가 좁은 산도를 통해서 나오기 때문이다. 그렇다면 자궁과 골반의 근육을 단련시키고 산도를 넓히는 훈련을 통해 그 지독한 아픔에 대처할 수 있지 않을까? 그렇다. 무통 분만을 위한 삼법요가가 그 해답이다.

즐거움과 쾌감의 삼법분만법

삼법요가는 요즘 젊은 엄마들이 관심을 기울이는 라마즈 분만법이나 소프롤로지 분만법의 차원을 뛰어넘는 신토불이 우리 요가다. 서양에서 들어온 임산부 요가의 핵심은 기본적으로 '출산이란 30킬로미터를 도보 행진한 것과 맞먹는 근육 운동'이라는 인체 생리학적 연구 결과에 따른 출산 대처 방안이다. 즉, 임산부가 치러내야 할 출산 작업이란 엄청난 육체적 충격이므로 이에 적절히 대처하지 않으면 후유증에 시달리게 된다는 것이다. 말하자면 순산을 위한 기술이라고나 할까.

삼법요가는 단순한 출산 기술이 아니다. 결혼한 남과 여가 사랑으로 만들어내는 임신, 출산, 육아 전 과정을 아우르는 삶의 총체적인 운동이자 지혜이다. 인간의 삶은 숨 쉬고 움직이는 몸과 마음의 모든 흐름을 일컫는 것이다. 삼법요가는 이 흐름을 관통하고 종합해 낸 운동으로 출산의 '통증'을 일으키는 원인을 찾아내고, 이를 근본적으로 제거하기 위한 과학적 운동법이다.

'삼법三法'이란 용어가 다소 낯설게 느껴질지도 모르겠다. 그러나 이것은 필자가 만들어 낸 말이 아니라, 아주 오랜 옛날 우리 문명의 여명기 때부터 전설처럼 전해져 온 우리 선조들의 자연과학이자 생활 철학이다. 우리가 5천년의 유구한 역사와 문화, 전통을 가진 단일 민족의 맥을 이어올 수 있었던 것도 이 삼법 정신이 있었기 때문이다.

삽법이란 말은 우리 민족의 개국 신화인 단군 신화에서 비롯된 것이다. 우리 민족의 최고 어른 환인이 제1대 단군 환웅에게 세상을 구할 방안이 들어 있다는 '천부인天符印'을 내려주었다는 이야기는 다들 알고 있을 것이다. 환웅은 천부인을 통해 만물의 이치를 깨닫고 『천부경天符經』을 지었다.

이 천부경에서 말하는 천지인天地人의 세 가지 이치가 바로 삼법이다. 다시 말하지만 삼법은 인간과 자연의 조화와 통일을 꾀함으로써 생명을 유지할 수 있도록 하는 삶의 지혜이다. 오래 전부터 필자는 생명을 창조하는 분만의 장에 이 삼법의 원리를 응용하여 출산의 고통에서 벗어날 수 있는 길을 모색해 왔다. 이제 독자들에게 소개하려 하는 '삼법 무통 자연 분만법'은 바로 그 오랜 모색의 결과물이다. 이 삼법 무통 자연 분만법은 출산의 통증을 쾌감으로 전환시킬 수 있는 우리 고유의 쾌통·무통 분만법이다. 특히, 이 분만법은 임신에 임하는 여성뿐 아니라 남편도 함께 건강을 찾을 수 있도록 고안되어 있다. 보다 근본적인 무통 분만이란 남녀의 공통된 과제이기 때문이다.

의학적으로 무통 분만이란 약물의 도움으로 마취된 상태에서 아이를 출산시키는 것을 말한다. 그러나 이것은 통증은 물론 출산의 느낌 자체를 없애기 때문에 우리가 말하는 무통 자연 분만법과는 본질적으로 다르다. 우리가 말하는 무통 자연 분만법(이하 무통 분만)이란 출산의 자극이 통증이나 고통이 아니라 즐거움과 쾌감으로 이어지는 출산법이다.

움직임動과 휴식靜의 삼법요가

삼법요가의 목표는 한마디로 즐겁고 건강한 인생을 살아가기 위한 것이다. 그러면 어떻게 사는 것이 즐겁고 건강한 인생일까. 즐겁고 건강한 인생은 자연의 이치에 부합하는 삶이다. 감나무 꼭대기에 붉게 익은 감이 까치를 기다리고, 속이 빈 피리에서 아름다운 소리가 울리고, 나뭇잎이 바람에 흔들리고, 계절의 변화와 함께 초록이 지쳐 단풍이 드는 자연의 이치대로 살아가는 삶이다.

인간 역시 자연의 일부이다. 자연에서 왔고 언젠가 자연으로 돌아가야 할 존재다. 그러나 언제부턴가 인간은 화려한 물질문명을 앞세워 자신의 자연성을 훼손하고 거역하는 존재가 되었다. 움직임과 쉼, 일과 휴식 등 인간의 모든 활동이 자연의 리듬을 잃어가고, 대자연의 모성母性을 잃은 마음은 갈수록 황폐해지고 있다. 요즘 들어 부쩍 생태生態라는 말이 각종 지면에 자주 등장하고 있는 것은 바로 어머니 자연을 찾아가려는 작용이 아닐까. 생태란 무엇인가? 생태生態란 삶의 태도이며, 동시에 자연의 태도이다. 우리의 태도에 자연을 맞추는 것이 아니라, 자연의 태도에 우리를 맞춰야 한다.

이렇게 살면서 저렇게 살 수는 없다. 그것은 애시 당초 불가능하다. 길을 잘못 들어섰다면 멈춰야 한다. 여태껏 자신이 살아온 방식을 그쳐야 한다. 멈춤의 기준은 무엇인가? 그것은 자연이요, 삼법이다.

삼법의 이치에 따라 만들어진 삼법요가는 단순한 출산의 기술이 아니다. 결혼과 출산, 인생을 총괄하는 생활 철학이다. 그것은 또한 인간의 자연성을 되찾기 위한 운동이자, 몸과 마음의 조화와 균형을 되찾기 위한 과학이다. 삼법요가에 입문하고자 하는 사람은 과거의 잘못된 생활 방식을 반성하고 마음가짐부터 새로이 가져야 할 것이다. 그러면 과연 삼법요가란 무엇인가.

삼법요가는 크게 '휴식을 위한 동작'과 '움직임을 위한 동작'으로 구성되어 있다. 휴식과 움직임이란 다시 말하면 모든 생명이 살아가는 근본 이치인 긴장과 이완이다. 그런데 이 긴장과 이완의 균형은 쉽게 이루어지는 것이 아니다. 긴장과 이완의 균형을 이루기 위해서는 일정한 기술이 필요하다. 그것이 바로 우리 선조들이 가르쳐 준 삼법의 기술이다.

삼법의 옛 교사들은 긴장과 이완의 조화가 이루어지도록 하려면 양쪽의 행위에 전력투구해야 하며, 이를 위해 호흡을 잘 맞추고 자세를 바르게 해야 하며, 정신을 잘 모아야 한다고 가르쳤다. 결국 삼법요가는 인간의 몸이 자연성을 회복하여 제 기능을 발휘하도록 하는 삶의 기술이다.

출산이란 복근의 힘과 골반의 유연성뿐 아니라 온몸의 기능이 골고루 살아 있어야 원활하게 이루어질 수 있는 것이다. 삼법요가의 과학성은 바로 그 점에 있다. 그러면 이 삼법요가 속에 '천지인天地人'의 내용이 어떻게 구현되었는지 하나하나 구체적으로 살펴보도록 하자.

삼법요가의 세 가지 원리

» 천법 수행天法修行

호흡이란 생명체가 생명을 잇는 에너지를 받는 중요한 행위이다. 인간은 다른 동물과 달리 어느 정도는 스스로의 의지로 호흡을 조절할 수 있는 능력을 타고났다. 들숨이나 날숨을 길게 내쉬기도 하고, 잠깐이나마 숨을 멈출 수도 있는 등 주어진 환경이나 조건의 변화에 적응할 수 있는 특수한 능력을 가진 것이다.

그 때문에 진리를 몸으로 탐구했던 고대의 수행자들은 호흡에 깊은 관심을 기울였고, 각각의 목적에 따라 일정한 형식의 호흡법을 개발하였다. 우리 선조들 역시 '인간이 어떻게 자연과 조화를 이룰 수 있을 것인가'라는 화두를 가지고 많은 실험과 연구를 거쳤다. 그 결과 천지인天地人 삼법의 이치를 깨닫게 되었는데, 그 수행법 중의 하나가 바로 이 호흡법이다.

삼법에서는 '호흡법'을 통해 완전한 몸의 긴장과 이완을 만들어낼 수 있다고 가르친다. 이것이 바로 천법 수행의 핵심으로, 생성과 소멸이라는 자연의 이치를 몸으로 깨달을 수 있는 방법이다.

무통 분만을 위한 삼법요가 역시 모든 동작에 반드시 호흡을 맞추도록 되어 있다. 이 삼법요가를 익히다 보면 어떤 동작은 들이마시는 숨에 맞추고, 그 반대인 경우도 있어 초보자들에게는 다소 어렵게 느껴질지도 모르겠다. 그러나 서두르지 말고 꾸준히 반복해서 동작을 익히다 보면 쉽게 터득할 수 있으므로 실망하지 말기 바란다.

» 지법 수행地法修行

어느 한쪽으로 치우치거나 틀어진 몸을 바로잡기 위해서는 언제나 모든 자세를 바르게 행하여야 한다. 휴식의 자세에 있어서도 마찬가지이다. 삼법 중 지법수행의 내용을 몸동작으로 체계화한 것이 바로 삼법요가이다. 삼법요가를 통해 우리는 잘못된 생활로 인한 몸의 뒤틀림이나 힘의 부조화를 바로잡고, 분만의 고통에서 벗어날 수 있는 신체를 만들 수 있다.

잘못된 현재의 자세를 개선하려면 자신의 생활을 돌아보고 잘못된 점을 찾아내어 이를 끊임없이 수정해 나가야 한다. 물론 이것은 결코 쉽지 않은 작업이다. 가급적이면 전문 지도자의 도움을 받는 게 좋겠지만, 그럴 여건이 되지 않는 사람이라도 이 책에서 안내하는 대로 꾸준히 실행해 나간다면 어느 순간 저절로 이루어질 것이다.

» **인법 수행人法修行**

아무리 좋은 일이라도 억지로 하면 성공하기 어렵고 몸에도 해롭다. 무슨 일이든지 즐겁게, 즐기면서 하는 것만큼 중요한 건 없다. 삼법요가에서 모든 동작을 삼매의 경지에서 하라고 가르치는 것도 바로 그 때문이다.

삼매란 나 자신과 대상이 하나로 통일되는 경지를 말한다. 이 경지를 이루어내려면 몸의 움직임을 바르게 하여, 거기에 호흡을 맞추고 그 행위를 완성시키기 위한 '집중된 의식 작용'이 요구된다. 다시 말해서, 삼매에 들어갔다는 것은 곧 삼법三法에 맞추어 어떤 동작이 완성됐다는 뜻이다. '집중된 의식 작용'의 완성이란 그 행위에 몰입되어 그것을 즐기는 상태를 만들기 위한 인법 수행의 내용이다.

삼법요가의 이런 의식 훈련은 무통 분만의 현장에서 대단한 효력을 발휘한다. 삼법요가에 따라 모자라고 잘못된 부분이 보완되고 시정되는 과정에는 자극과 통증이 따르기 마련인데, 이 자극과 통증을 즐거움과 쾌감으로 전환시키는 게 바로 인법 수행의 역할이다. 꾸준히 인법 수행을 수련한 임산부는 몸을 건강하게 만드는 추진력을 얻을 뿐만 아니라, 분만 시 자궁의 수축과 이완에 따른 통증에 어떻게 효과적으로 대처할 것인지 알 수 있게 될 것이다.

삼법요가의 실제

입문 전 꼭 알아야 할 것들

수련자는 반드시 다음과 같은 점에 주의하여 삼법요가의 수련에 임한다.

1) 각 동작은 수련자의 몸 상태를 반영한다. 잘 되지 않는 자세는 그 부분의 기능이 떨어져 있음을 뜻하므로 그 동작에 자신을 갖도록 정성을 들여 반복함으로써 떨어진 기능을 회복시킨다.
2) 임산부의 경우 몸에 이상이 없다고 판단되면 임신 3개월부터 휴식 동작이나 호흡요가를 중심으로 서서히 시작한다. 그 이전일지라도 무리하지 않는 선에서 호흡과 휴식의 동작으로 그 때 그 때 생활의 무리를 풀어야 한다.

3) 임신 9개월째에 처음 시작할 경우는 호흡법 요가와 이완법 등 분만에 적응할 수 있는 신체를 만드는 데 집중한다.
4) 될 수 있는 한 요가는 공복 상태에서 행한다. 또 수련 전에는 배뇨, 배변을 하여 상쾌한 기분으로 한다. 시간상으로는 아침에 일어났을 때, 식후 한 시간 이상 지났을 때, 잠자기 전 등이 좋다.
5) 임산부 빈혈, 임신 중독증, 임산부 당뇨병 및 유산, 조산의 우려가 있을 경우에는 연습을 일시 중단한다. 또 발열이나 권태감 등으로 전신 상태가 좋지 않을 경우에도 연습을 중단하는 것이 좋다.

삼법요가를 올바르게 수행하려면 운동의 일반적 원칙에 대한 이해가 선행되어야 한다. 다음은 수련자의 운동을 더욱 효율적으로 만들고, 있을 수 있는 사고를 미연에 방지하기 위한 지침이다. 이 원칙은 모든 일반적 운동에도 적용될 수 있다.

1) 모든 운동 전에 5-7분 정도 준비 운동을 한다. 준비 운동은 몸을 느슨하게 하고 근육의 온도를 올리기 위한 방법으로, 근육을 펴서 몸의 긴장도를 줄이고 인대가 상하지 않도록 하는 데 도움을 줄 것이다. 준비 운동은 단지 육체적인 효용성만을 위해서가 아니라 당신의 마음에 초점을 맞추고, 걱정을 떨쳐 버린다는 점에서 정신적인 것이다.
2) 통증을 참으며 억지로 운동하지 않는다. 임신 중에는 호르몬 생산이 많아지므로 과도한 운동은 인대와 힘줄이 늘어나는 손상을 가져올 수 있다. 따라서 관절을 너무 펴거나 구부리는 억센 운동은 피한다.
3) 딱딱한 바닥에서 운동할 때나 덥고 축축한 날씨에는 운동으로 인

해 체온을 너무 올리지 않도록 한다.

4) 운동 효과를 높이기 위해서는 적어도 일주일에 세 번 정도는 해야 하며, 너무 빠른 움직임이나 방향 전환, 혹은 외다리로 서는 운동은 피하는 것이 좋다.
5) 운동 중 공기가 질 안으로 들어오는 느낌이면 운동을 중단하고 부드럽게 몸 밖으로 내보낸다. 이것은 '공기색전증'을 피하기 위한 방법으로, 임신 중 질 세척을 피하는 것도 같은 이유에서이다.

지도자는 다음과 같은 점에 유의하여 수련자의 지도에 임한다.

1) 임산부 개인의 건강 상태를 체크하여 임신 경과, 분만, 산욕의 상황이나 배경을 알고 적절한 요가 프로그램을 작성한다.
2) 지도자는 모든 동작이 근본적으로 몸의 긴장과 이완의 균형을 찾아주는 데 있다는 삼법 이론의 토대를 이해해야 한다. 그 때 비로소 몸의 자연성을 회복하는 길이 어떤 것인지 알고 지도에 임할 수 있다.
3) 지도자는 수련자에게 스트레스를 주지 않도록 언행에 주의하여 부드럽고, 능숙하게 설명해야 하고 때로는 스스로 해 보이거나 손으로 거들어준다.
4) 지도자는 신체 해부학적인 지식을 가지고 있어야 하며, 각 요가의 목적을 올바로 이해하여 쉬운 것부터 실시한다.
5) 경쾌하고 가벼운 음악을 도입하거나, 구령 등으로 리듬을 탈 수 있도록 한다.
6) 실내 환경이나 수련자의 준비 상황에 주의해야 하고, 불만이나 이

상이 있으면 즉시 이에 대응할 수 있도록 한다.

이상으로 삼법요가의 지도 요령과 주의 사항을 살펴보았다. 다음에 소개하는 동작들은 편의상 임신의 각 기간별로 구분해 본 것이다. 그러나 이 기준은 수련자의 건강 상태나 처지에 따라 탄력 있게 응용해야 할 것이다. 하기 쉬운 단계에서부터 시작하여 차츰 힘든 단계로 이용한다는 자세, 무리하지는 않되 자신이 할 수 있는 한계까지는 끝까지 한다는 적극적인 자세가 필요하다.

각 동작은 나름대로 독립적인 의미를 갖고 있으므로, 생활의 모든 동작에 이를 응용하여 몸에 무리가 올 때마다 그때그때 풀어 주도록 해야한다. 더불어 이 동작들은 임신과 무관하게 건강을 찾고자 하는 모든 사람에게도 활용될 수 있음을 말하고 싶다.

휴식을 위한 동작

삼법요가의 목표는 우리의 일상 생활에 긴장과 이완이 합리적으로 배분되도록 하는 데 있다. 지금부터 소개하는 휴식법은 이완법이라는 이름으로 무통 분만에 응용되는 매우 중요한 훈련법이다.

삼법요가의 휴식법은 어떤 동작을 하고 난 뒤, 그 동작 중 나타난 몸의 자극이나 긴장을 완전히 풀어주기 위한 동작이다. 휴식법을 취함으로써 다음에 실시할 다른 동작을 준비할 수 있으며, 그 반복을 통해 몸의 자연성을 회복할 수 있게 된다.

이것은 얼핏 라마즈 출산법에 있는 이완법의 내용과 비슷해 보이지만 지향하는 면에서는 크게 다르다. 라마즈의 이완법은 분만할 때 산모가 겪는 통증에 효과적으로 대처하기 위한 기술에 불과하기 때문이다. 삼법요가의 휴식법은 산통에 대처한다는 점에서는 라마즈의 이완법과 같지만, 몸의 실천을 통해 생명체가 살아 나가는 본성인 음양, 즉 움직임과 정지, 일하기와 휴식의 조화와 균형을 꾀하고, 산통의 원인을 근본적으로 제거한다는 점에서 차이가 있다.

쉬기와 일하기, 즉 몸의 이완과 긴장이 제대로 이루어진다는 것은 생활 속에서 음양이 조화를 이룬다는 것이다. 그럴 때 인체는 비로소 자연성을 회복하여 건강을 유지할 수 있다. 요즘 사람들은 노동의 목표를 생산을 늘리는 것에만 있다고 착각하여, 쉬지 않고 일하다가 몸이 망가지고 급기야 병들어 죽기도 한다.

삼법요가의 휴식법은 '노동의 목표는 휴식에 있고, 휴식의 목표는 노동에 있다'는 사실을 몸으로 가르쳐준다. 이 휴식 동작들을 충분히 익혀두면, 요가를 할 때뿐 아니라 과로나 스트레스로 몸에 무리가 왔을 때 그 때 그 때 요령 있게 몸을 풀어줄 수 있다.

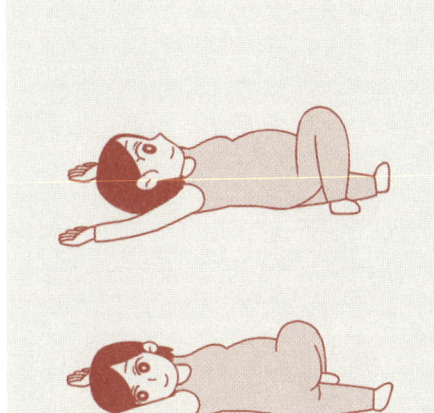

기지개 켜기

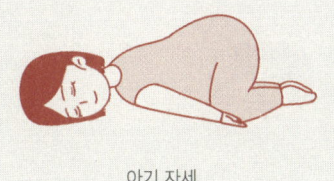

아기 자세

» 기지개 켜기

기지개 켜기는 휴식을 위한 준비 동작이다. 생활의 피로나 몸의 긴장을 푸는 데 이용하며, 다른 동작 전에 예비로 실시한다.

① 누워서 손을 쥐고 머리 위로 뻗는다.
② 숨을 들이마시며 왼쪽 무릎을 구부리고 오른쪽 무릎 옆에 놓는다.
③ 내쉬는 숨에 맞추어 무릎을 오른쪽으로 넘어뜨려 바닥에 대려고 한다. 이때 고개를 몸이 돌아가는 반대쪽으로 돌려 몸이 더욱 비틀어지게 한다.
④ 들이마시며 왼쪽 무릎을 세우고, 다시 숨을 내쉬며 제자리로 돌아온다.(아침잠에서 깨어난 기분으로 좌우 번갈아 2-3회 되풀이한 다음 누워 쉰다)

» 아기 자세

① 무릎 사이를 벌려 꿇어 앉아 엎드린다.
② 이 때 얼굴은 편한 쪽으로 돌리고 양팔을 뒤로 늘어뜨린다(배가 압박을 받지 않도록 하고 자연스럽게 호흡하면서 불편함을 느낄 때까지 한다.).

» 누운 자세에서 손발 털기

① 등을 바닥에 대고 눕는다.

② 팔과 다리를 들어올려 흔들어 준 다음, 바닥에 몇 번씩 툭툭 던져 긴장을 푼다. 그리고 양발을 어깨 넓이로 벌리고 팔도 적당히 벌려 죽은 듯이 눕는다.

③ 눈을 감고 깊게 숨을 들이마시고 멈추었다가 입으로 길게 내쉬는 동작을 1분에 약 5회 정도로 시행하면서 몸이 바닥에 맡겨지는 느낌을 즐긴다(스트레스로 인한 근육의 긴장을 풀기 위한 방법으로 몸의 원상회복에 기여한다. 때로는 소파에 다리를 올려놓음으로써 등을 완전히 바닥에 닿도록 할 수도 있다. 이와 같이 하면 몸의 이완 상태를 만들어낼 수 있어 몸과 마음이 편안해지고 피로가 풀린다.).

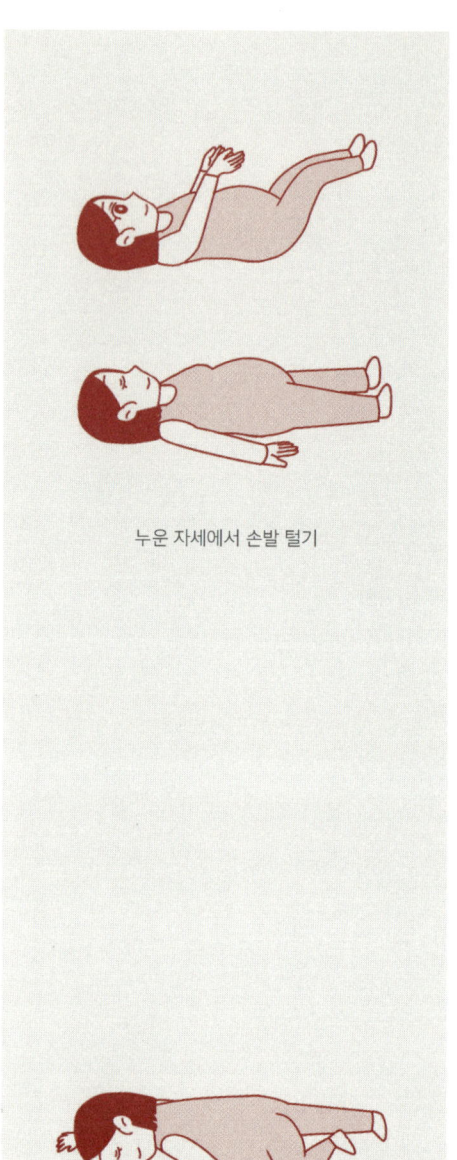

누운 자세에서 손발 털기

» 엎드려 쉬기

① 그림처럼 구부린 쪽은 더욱 구부리고 편 쪽은 편 상태에서 쉰다.

② 산모의 배가 커졌을 때 구부린 무릎에 베개 같은 것을 밑에 깔고 쉴 수도 있다.

엎드려 쉬기

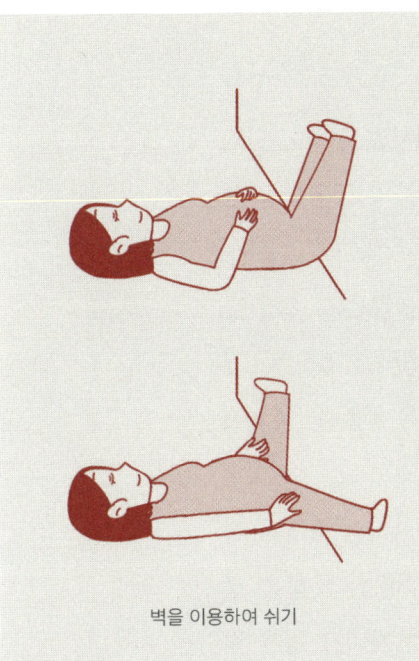

벽을 이용하여 쉬기

» 벽을 이용하여 쉬기

이 자세는 임산부에게 중요한 휴식 자세이며 특히 서서 일하는 사람의 피로를 풀기 위한 방법으로 유용하게 응용할 수 있다.

① 엉덩이를 벽에 붙이고 다리를 펴서 몸을 벽에 댄 채 한동안 쉰다.
② 다음은 다리를 넓게 벌리고 자극이 오는 부분을 손으로 주무르면서 쉰다.
③ 또 두 발을 모아 발바닥을 붙이고 쉬기도 한다. 이때 양손으로 양 무릎을 누르면 휴식뿐만 아니라 골반의 안정에도 기여한다.
④ 다리를 소파나 의자에 올려놓고 쉴 수도 있다.

호흡을 위한 동작

삼법요가에서 호흡법의 기본은 단전丹田으로 하는 호흡이다. 단전이란 몸의 중심점을 의미한다. 따라서 단전호흡이란 몸의 중심으로 생명을 유지하는 기술이란 뜻이 된다. 단전은 배꼽 아래 약 1치 5푼 정도가 되는 곳이다. 단전에 의식을 집중하여 진행하는 깊은 호흡에 맞추어 모든 동작을 행하면 운동에 필요한 산소를 충분히 흡입할 수 있으며, 횡경막 운동을 촉진하여 간 기능을 높이고 장腸 활동을 촉진시킨다.

다음은 삼법요가 중 자연스럽게 단전호흡을 진행시키는 요령과 자세들이다. 라마즈 호흡은 임산부의 생리에 근거하여 흉식 호흡을 강조한다. 임신이 되면 관절의 결합이 늘어나 늑골이 움직이기 쉽게 변한다는 점에서 이 이론은 어느 정도 일리가 있다. 임신 후기에 이르면 횡격막을 상하로 크게 움직이며 하는 전형적인 복식 호흡이 사실상 어려워지기 때문이다.

삼법요가는 임산부에게 억지로 복식 호흡을 강요하지 않는다. 그렇다고 흉식 호흡을 권하지도 않는다. 하지만 태아에게 많은 산소를 공급하고 혈액 순환을 촉진시키는 것은 역시 복식 호흡의 빛나는 점이다. 중요한 것은 복식이냐 흉식이냐 하는 호흡의 형식에 있는 것이 아니다. 몸의 변화와 리듬에 따라 자연스럽게 호흡을 하는 것이다.

» 정좌 호흡

① 허리를 펴고 무릎을 꿇거나 책상다리로 앉아 양손을 앞으로 모은다.

② 의식을 아랫배에 모으고 코로 깊게 숨을 들이마셨다가 길게 내보내는 것을 1:1의 비율로 한다.

③ 숨을 들이마실 때는 배를 불리는 기분으로 하고, 내쉴 때는 의식적으로 배로 밀어내듯이 하면 복식 호흡이 된다(임신 후기가 되어 복식 호흡이 어려워지면 흉식 호흡만 한다.).

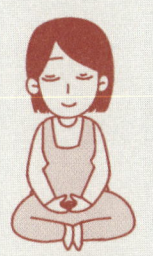
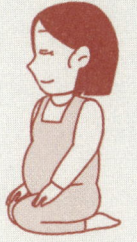

정좌 호흡

» 비틀기 자세 호흡

이 동작은 단전호흡이 저절로 이루어지게 하여, 이를 통해 내장의 모든 상태를 정상화시킬 수 있다.

① 균형을 잡기 위한 요가 중 방아자세의 골반 정돈 자세에서 몸을 그림처럼 비튼 상태로 약 1분간 호흡한다.

② 반대쪽도 같은 요령으로 한 다음 편히 쉰다.

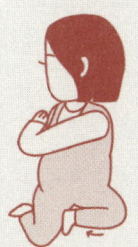

비틀기 자세 호흡

» 꼬아 틀기 자세 호흡

① 다리를 펴고 마룻바닥에 편히 눕는다.

② 오른발을 올려 왼쪽 다리의 무릎 옆 바깥쪽에 놓는다.

③ 왼손으로 구부린 무릎을 잡고 오른손은 허리 뒤에 둔다.

④ 내쉬는 숨에 맞추어 오른쪽 무릎을 왼쪽으로 당겨 넘어뜨려 몸을 비튼다. 이 때 고개를 반대로 비틀어 몸의 자극을 높인다.

⑤ 위의 자세로 호흡을 계속하며 10-20초간을 유지하고 다리를 바꾸어 반복한다.

⑥ 이 자세는 앉아서 할 수도 있다.

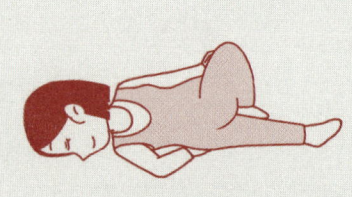

꼬아 틀기 자세 호흡

» 누워서 하는 호흡

① 무릎을 세우거나 바로 누워 전신에 힘을 뺀다.

② 깊게 천천히 코로 숨을 마신 다음 가늘고 길게 내쉰다.

③ 배에 가벼운 책을 올려놓고 하면 호흡의 상태를 느끼며 할 수 있다.

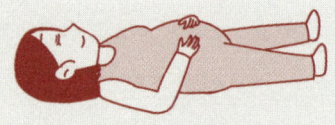

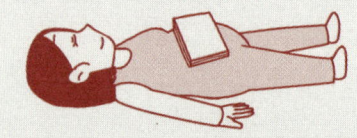

누워서 하는 호흡

삼법요가의 기초 운동

모든 운동이 그렇듯이 삼법요가도 운동에 적응할 수 있도록 몸을 정돈할 필요가 있다. 다음은 본격적인 요가에 들어가기 전에 해야 할 동작들이다. 매일 규칙적으로 이 동작들을 실시하면 그것만으로도 하루가 상쾌하고 가뿐해지는 걸 느낄 수 있을 것이다.

» 다리의 정돈

다리를 정돈한다는 것은 건물로 치면 기초를 다지는 것과 같다. 다음의 동작들은 예비 운동일 뿐만 아니라 생활의 시작이나 몸의 피로를 해소하는 데에도 크게 기여할 것이다. 특히 넓적다리의 힘을 기르는 동작은 임신을 준비하는 여성에게 매우 필요한 운동이다. 골반경사를 유지하고 늘어나는 몸무게를 감당하기 위해서는 엉덩이와 넓적다리의 근육이 기능을 다해 주어야 하기 때문이다. 또 아래의 동작들은 넓적다리와 장딴지 근육을 정돈시켜 피가 아래 다리에 모이는 것을 방지하여 다리의 혈액순환을 도와준다.

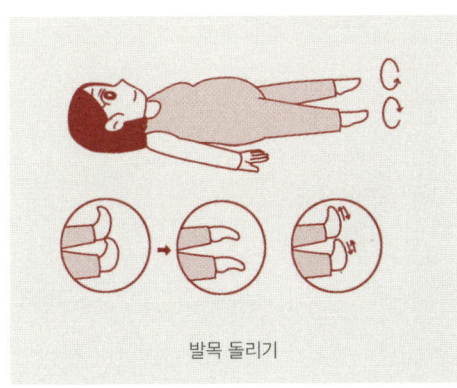
발목 돌리기

(1) 발목 돌리기

① 자연스럽게 누워 양발 끝을 쭉 편 다음 천천히 발목을 돌린다.
② 양발을 쭉 폈다가 당기고 또 쭉 폈다가 당기기를 반복한다.
③ ②의 동작을 한쪽 발씩 번갈아 반복한다. 이 모든 동작을 경쾌하게 반복한 다음 발을 흔들

어 긴장을 풀어준다.

(2) 허벅지 근육 정돈

① 벽의 반대로 누워 무릎을 구부리고 발을 모은다.
② 무릎 관절 위에 손을 얹는다.
③ 숨을 내쉬며 손에 힘을 주어 무릎을 벽 쪽으로 민다. 이때 무릎은 구부리려고 하고 자극의 상태에서 5초 정도 참는다. 3-5회 반복한다.

(3) 안쪽 다리 근육 정돈

① 옆으로 반듯이 누운 상태에서 한쪽 손으로 머리를 팔베개한다.
② 바닥에 댄 다리는 구부리고 위의 다리는 쭉 뻗는다.
③ 한 손을 허벅지 위에 대고 손을 아래로 누르려 하면서 다리를 들어올렸다 내리는 동작을 10-20회 반복하고 자세를 바꿔서 한다.

(4) 다리 운동

① 위를 보고 누운 상태에서 두 무릎을 구부려 모은다.

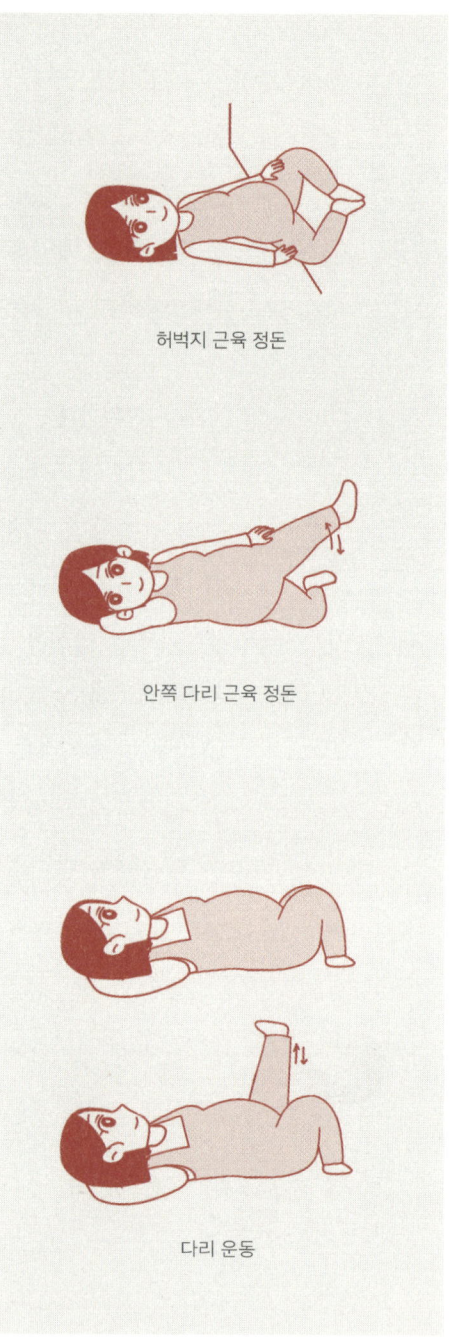

허벅지 근육 정돈

안쪽 다리 근육 정돈

다리 운동

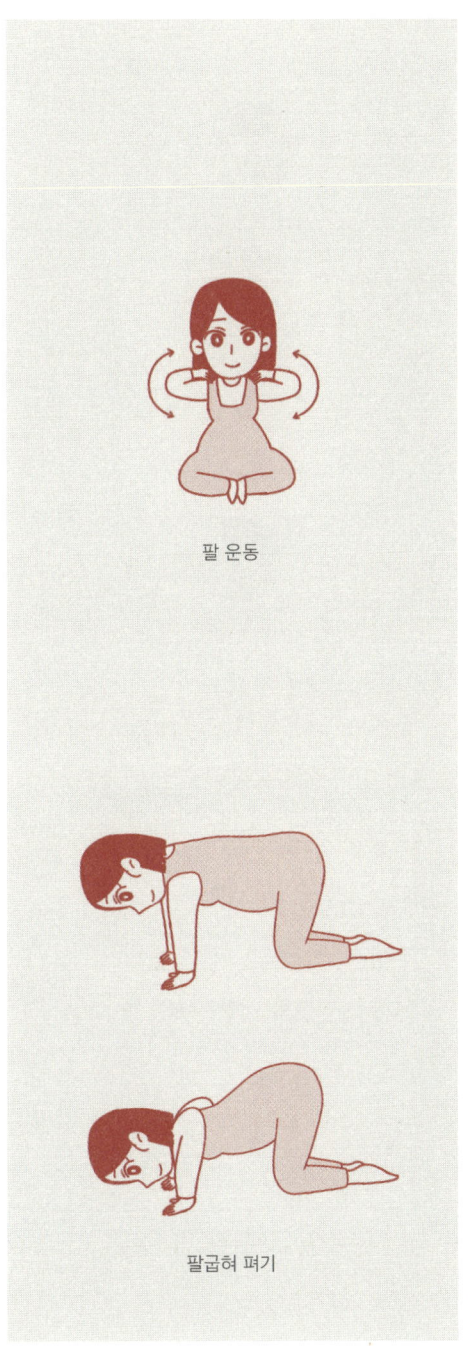

팔 운동

팔굽혀 펴기

② 들이마시는 숨으로 천천히 한쪽 발을 들어올린 다음 내쉬며 내린다.
③ 반대편 발도 같은 요령으로 하면서 이를 여러 번 반복한다.

» 팔의 정돈

팔의 힘을 기르는 일은 몸의 균형을 잡기 위해 필수적이다. 이 동작은 이와 동시에 늑골의 힘과 균형을 길러 출산에 큰 도움을 준다.

(1) 팔 운동

① 손을 어깨에 대고 숨을 들이마시며 팔꿈치를 뒤쪽으로 들어올리고 내쉬며 팔꿈치를 밑으로 내려 빙글빙글 돌린다.
② 팔을 반듯하게 펴서 손가락을 쭉쭉 펴는 식으로 숫자를 100까지 센다.

(2) 팔굽혀 펴기

① 고양이 자세처럼 무릎을 꿇고 양손을 앞으로 바닥에 댄다.
② 숨을 내쉬며 팔을 구부렸다가 마시며 펴기를 5회 반복한다.
③ 잠시 쉬었다가 다시 한 번 시도한다.

고양이 자세에서 하는 요가는 어떤 것이든 복부에 압박이 가해지지 않으므로 임산부 요가로 적당하다. 이 자세는 등 아래를 유연하게 해줄 뿐만 아니라 다리를 강하게 해준다.

(3) 벽 밀기

① 벽에서 약간 떨어져 서서 양손으로 벽을 짚는다.
② 내쉬는 숨에 맞추어 서서히 팔을 구부려 가슴을 벽 쪽에 대었다가 벽을 밀어내듯이 팔을 편다.
③ 이 동작을 10회 정도 하고 쉬었다가 다시 반복한다.

» 등척성(等尺性, Isometric)운동

이것은 관절을 움직이지 않으면서도 근력의 증가나 근육의 확대를 꾀할 수 있는 운동법으로 지금 서구에서 성행하고 있다. 이 운동은 심장에 부담이 가지 않고 신경의 피로를 적게 하면서 시행할 수 있고 혈액 순환도 촉진시킨다. 어떤 장소 어떤 자세에서도 부담 없이 간단히 시행할 수 있다는 장점 때문에 임산부 요가에 도입되고 있다.

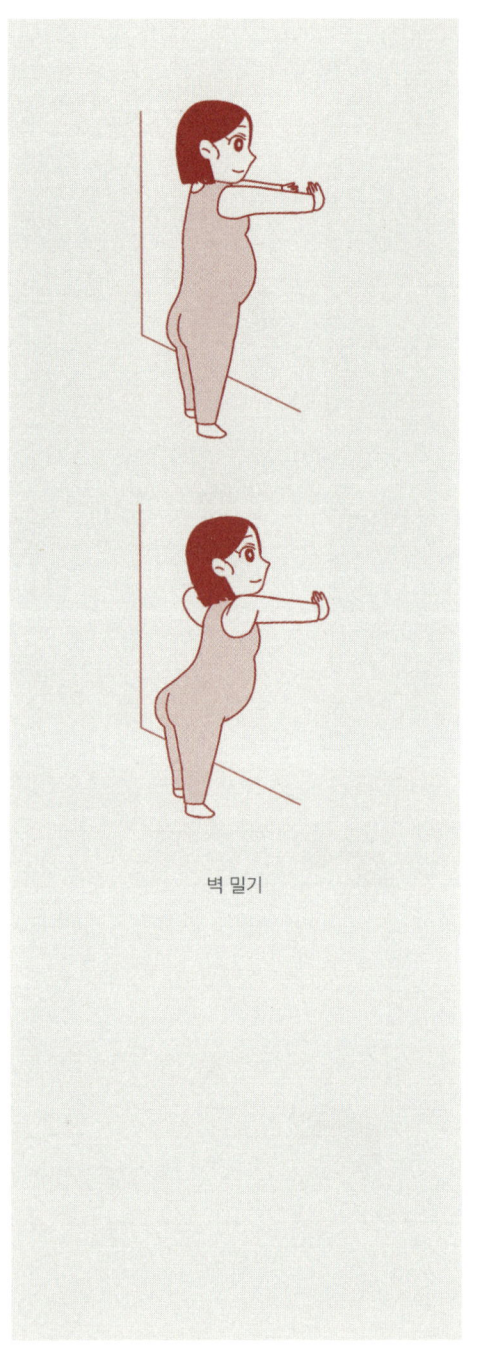

벽 밀기

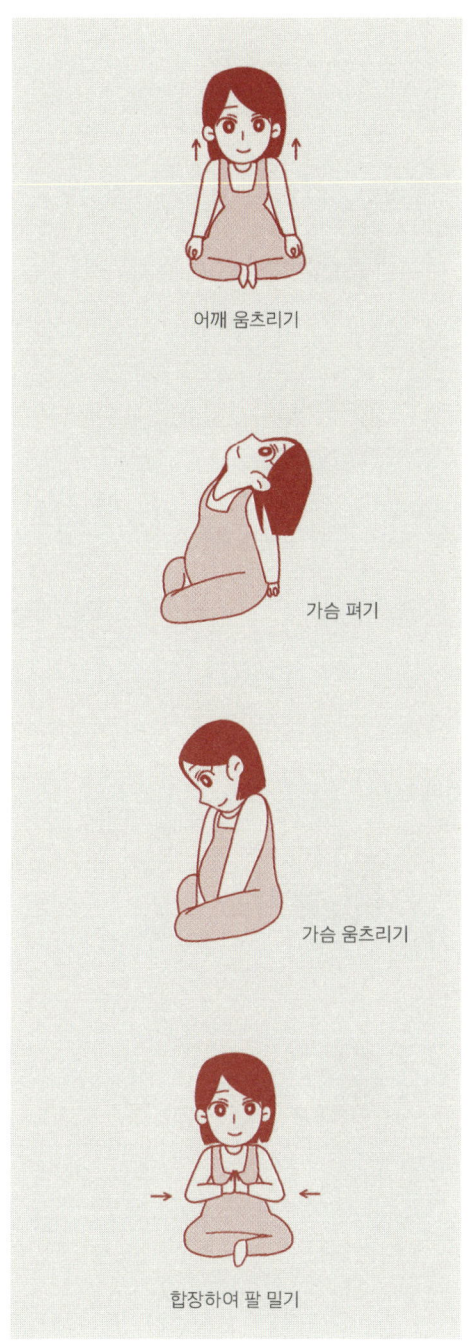

(1) 어깨 움츠리기

허리를 펴고 앉아 어깨를 바짝 위로 올려 약 5초간 움츠렸다가 이완한다(이를 3-5회 반복).

(2) 가슴 펴기

팔을 뒤로 잡고 고개를 뒤로 하여 5초간 가슴을 최대한 벌린 다음 제자리로 돌아온다.

(3) 가슴 움츠리기

가슴을 최대한 움츠려 5초간 참은 후 돌아온다.

(4) 합장하여 팔 밀기

양손을 합장하여 모아 손에 힘을 주어 서로 약 5초간 민다(팔의 위치에 따라 몸의 영향이 다르다).

» **허리의 정돈**

허리는 몸의 기둥인 척추를 버티고 있는 곳이다. 삼법요가에는 대개 척추를 중심으로 한 동작이 많다. 척추란 몸의 상태를 대변하기 때문이다. 따라서 삼법요가의 동작에 임하기 전에 이를 풀어 정돈하는 것은 매우 중요하다.

(1) 허리 틀어 풀기

① 양손을 깍지 껴 머리에 대고 양 무릎을 벌리고 눕는다.
② 숨을 들이마신 후 길게 내쉬는 숨에 맞추어 양 무릎을 옆으로 넘어뜨린다.
③ 내쉰 동작의 한계에서 약 5초간 참았다가 돌아온 다음 반대 방향으로 반복한다(척추의 유용성을 높이고 복부와 허리의 긴장 그리고 태아로 인한 늑골의 긴장을 해소시켜 요통을 예방하고 심폐력을 높여 준다).

(2) 다리 들어 틀기

① 양손을 깍지 껴 머리에 대고 무릎을 구부려 들어올린다.
② 내쉬는 숨에 두 무릎을 왼쪽으로 넘어뜨린다.
③ 반대쪽도 같은 요령으로 한다(옆구리 근육의 힘을 기르고 척추를 정돈한다.).

(3) 허리 들어올리기

이 동작은 골반 수축 운동으로 골반이 수축되면 전신의 수축력이 강화되기 때문에 소화와 배설 기능이 좋아진다.

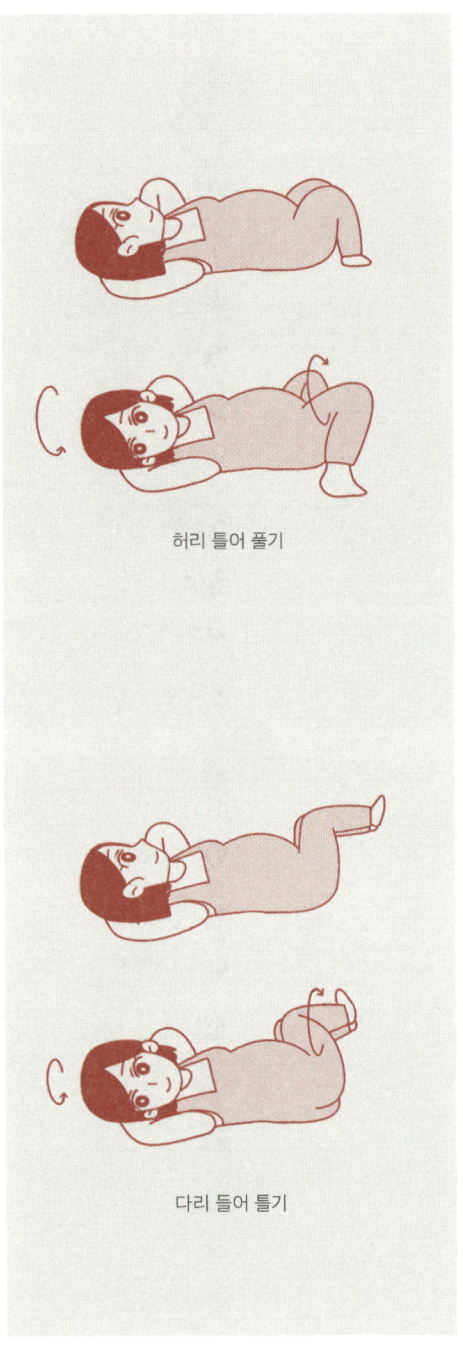

허리 틀어 풀기

다리 들어 틀기

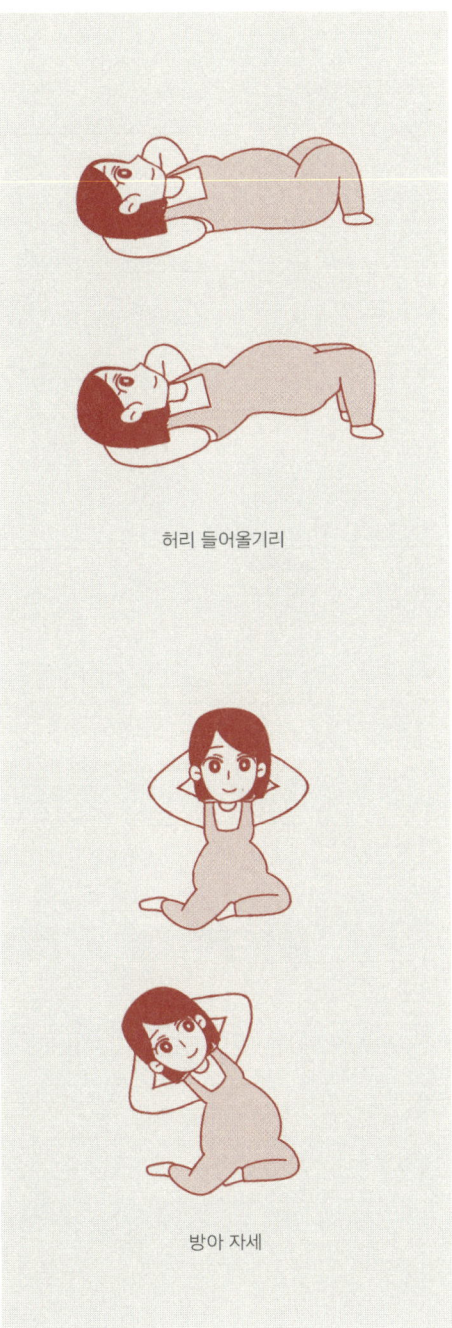

허리 들어올리기

방아 자세

① 등을 대고 누워서 무릎을 세운 후 발을 넓게 벌려서 발바닥을 골반 아래로 끌어당긴다.
② 숨을 들이마시면서 허리를 높이 들어올리고 무릎을 모아서 골반을 조여 준다.
③ 숨을 토하며 바닥으로 돌아오며 2회 반복해서 실시한다.

» **골반의 정돈**

인체의 골반은 집의 주춧돌과도 같은 역할을 한다. 집의 주춧돌이 비뚤어지면 집 전체가 무너지듯이 골반에 이상이 생기면 허리나 생식기, 신경통, 부인병을 유발하기 쉽다. 이 동작은 골반의 상하 이동과 허리 좌우 근육의 힘 차이로 인해 생기기 쉬운 비뚤어짐을 수정하여 정상적인 골반을 갖게 해 준다.

(1) **방아 자세**

① 바닥에 오른쪽 무릎을 대고 구부린다. 왼발은 오른쪽 허벅지에 대고 양손은 깍지끼어 머리 뒤에 대고 팔꿈치를 양옆으로 벌린다.
② 숨을 깊이 들이마셨다가 내쉬면서 오른쪽으로 굽힌다. 팔꿈치가 발바닥 뒤로 가

게 해서 바닥에 닿도록 내린다. 이때 시선은 올라간 쪽의 팔굽을 바라본다.
③ 숨을 마시면서 제자리로 돌아온다. 다시 내쉬면서 상체를 왼쪽으로 비튼다. 동일한 요령으로 오른쪽으로 비튼다. 이때 시선은 돌아간 쪽 팔꿈치를 향한다.
④ 위와 같이 왼쪽으로 시작해서 반복한다.

(2) **공룡 모양의 자세**
① 왼쪽 무릎을 구부리고 오른발은 발등을 바닥으로 해서 뒤로 벌린다. 이때 손은 무릎에 놓아서 무게를 지탱한다.
② 숨을 내쉬면서 천천히 고개부터 가슴까지 뒤로 젖힌다. 이때 시선은 끝까지 따라가며 뒤 천정을 바라본다.
③ 반대쪽도 실시하며 잘 안 되는 쪽을 2-3회 반복한다.

(3) **오리걸음(임신 중기, 말기)**
앉아서 일하거나 생활하는 농촌 여성들이 아이를 쉽게 출산하는 경우가 많은 이유는 웅크리고 앉는 자세가 골반 부위를 늘려주고 다리를 강화시켜 주기 때문이다. 또한 이 자세는 등 아래를 유연하게 해주고 순환

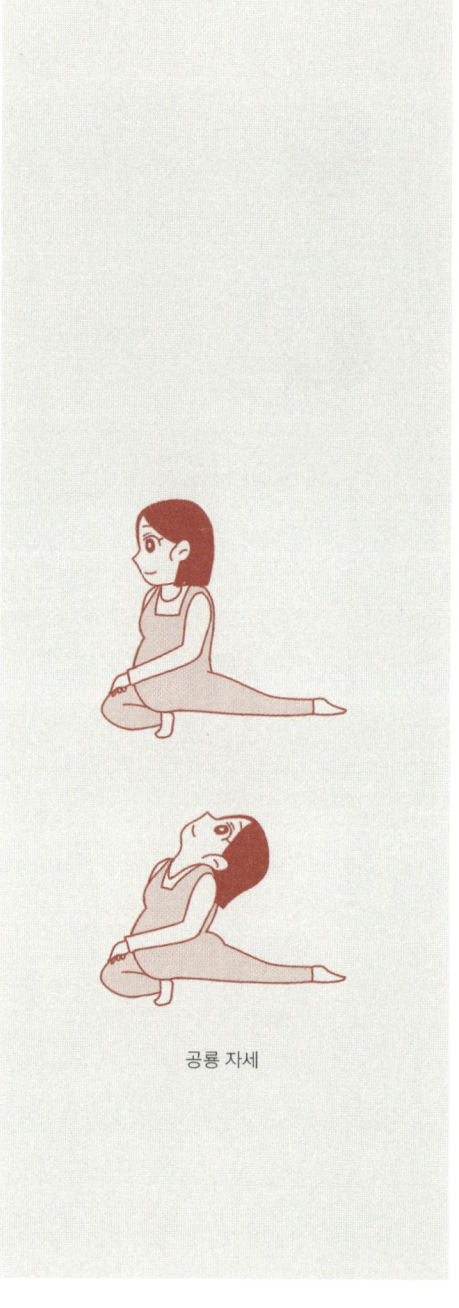

공룡 자세

기를 자극하여 변비를 예방해 준다.

① 양 무릎을 벌리고 앉아 손을 무릎 위에 얹는다.
② 위의 자세로 천천히 걷는다. 힘들어 무리가 되지 않을 정도로 한다.
③ 걷기가 불편한 사람은 손을 합장하고 다리를 어깨보다 좀더 크게 벌리고 앉아 약 20-30초간 호흡을 하고 일어나는 방법도 있다.

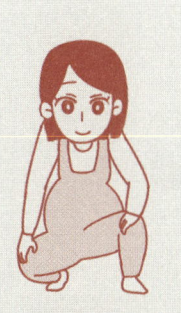

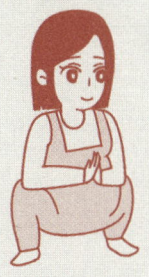

오리걸음

(4) 나비 자세

① 출산을 쉽게 해주는 동작으로 골반의 개폐력을 키워준다.
② 허리는 펴고 양발은 가지런히 모으며 양손을 무릎 위에 얹는다.
③ 핫핫핫 하며 내쉬는 숨에 맞추어 오른쪽 무릎을 바닥에 댄다. 이때 왼손으로 왼쪽 무릎을 고정시킨다.
④ 같은 요령으로 반대쪽도 실시한다.
⑤ 10회 정도 반복해서 실시한다.

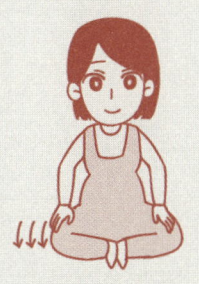

나비 자세

(5) 물고기 자세(전 기간)

골반의 개폐력은 늑골의 개폐력과 깊은 관계를 갖는다. 늑골은 벌려 주어 흉부의 위축을 제거하고 골반의 상태를 정돈한다.

① 바로 누워서 발바닥을 서로 붙이고 팔꿈치를 세운 채 숨을 마신다.
② 숨을 내쉬면서 양 무릎을 더욱 벌리고 팔꿈치로 바닥을 밀면서 가슴을 치켜 올린다.
③ 가슴을 최고도로 올린 상태에서 호흡을 하면서 30초 정도 참는다.

(6) 웅크리고 앉기(임신 후기)

이 동작은 허리의 통증을 제거하고, 외음부나 항문 둘레의 근육에 적당한 긴장과 이완의 능력을 만들어 출산할 때 산도를 느슨하게 하여 통증을 가볍게 해주는 데 기여한다.

① 두 발을 어깨넓이로 벌리고 발꿈치가 바닥에 떨어지지 않도록 한다.
② 손을 가슴에 대고 내쉬는 숨에 맞추어 발 사이에 엉덩이를 내려놓듯이 천천히 앉는다.
③ 하나 둘 셋 하고 반동을 주었다가 엉덩이를 올리며 선다.

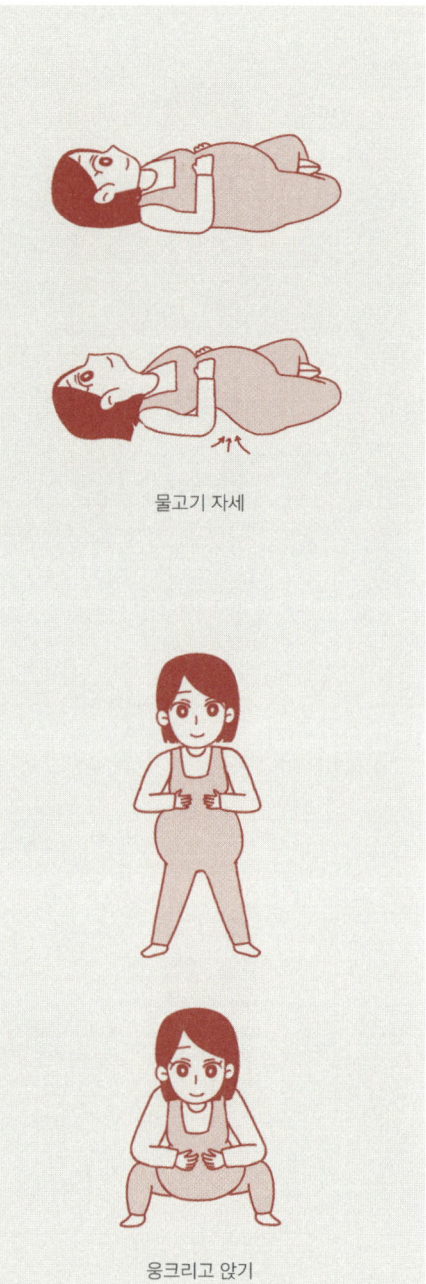

물고기 자세

웅크리고 앉기

신체의 균형 바로잡기

삼법요가는 몸의 균형을 가장 중요시한다. 대지와 수평을 취하는 일반 동물과 달리 인간은 수직선상의 체형을 가지고 있다. 그 때문에 체형이 틀어져 균형을 잃기 쉽다. 몸이 구조적으로 틀어지면 중력의 영향으로 인해 여러 가지 신체적 이상이 생긴다.

예컨대 골반이 균형을 잃으면 자궁이 불안정해져서 임신과 출산을 원활히 치를 수 없다. 또 임산부의 척추와 늑골이 뒤로 밀려나면 아기가 자라면서 위와 자궁과 횡경막 사이에서 눌리게 된다. 그 결과 위산이 식도로 밀려 올라와 내막을 자극하여 가슴앓이를 야기한다. 몸을 바로 펴는 자세가 이루어져야만 깊은 호흡이 가능해지고, 더 많은 산소를 공급할 수 있는 것이다.

사실 나쁜 자세를 바로잡는다는 것은 말처럼 쉬운 일이 아니다. 그러므로 즉시 바른 자세로 수정될 수 있는 운동을 실시할 필요가 있다. 다음은 잘못된 체형을 수정하여 몸의 균형을 잡고 전신이 고루 제 기능을 발휘하도록 하는 동작들이다.

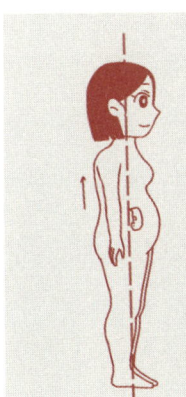

바른 자세
- 머리는 중력의 방향으로
- 가슴이 팽팽히 올라가 있어야 한다.
- 목을 바르게 세우고 있어야 한다.
- 늑골이 항상 벌어져 있어야 한다.
- 하복부가 가볍게 당겨져 있어야 한다.
- 골반이 위로 향하게 한다.

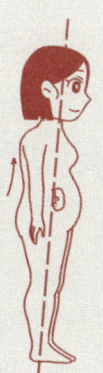

나쁜 자세
- 머리가 수그러져 있다.
- 늑골이 닫혀 있다.
- 하복부가 이완되어 있다.

» 바른 자세의 진단과 교정

① 신체를 이완시키고 복식 호흡을 한다.
② 하복부에 힘을 주고 동시에 항문을 수축한다. 이렇게 되면 자연히 몸에 힘이 들어가고 골반 아래 여러 근육들이 훈련되어 임신부에게 흔히 발생하기 쉬운 치질이나 정맥류나 요실금을 예방할 수 있다.
③ 가슴을 펴고 머리를 들어 턱을 당긴다. 어깨와 얼굴의 근육을 긴장시킨다.

» 양발 벌리고 전굴 자세(임신 전, 중기)

이 동작은 임신을 준비하는 남성과 여성에게 필요한 동작이다. 척추의 유연성을 높이고 신장 기능을 강화하며, 골반의 개폐력을 키우는 데 도움을 주므로 임신 중기에 적합하다.

① 태아에 압박이 가지 않도록 충분히 다리를 벌려 준다.
② 허리를 펴고 양발을 벌린 상태에서 발끝을 끌어당긴다.
③ 숨을 들이쉬었다가 내쉬면서 허리를 오른쪽 무릎에 대고 오른손은 발끝을 잡는다. 이때 오른쪽 팔꿈치를 다리 안쪽 바

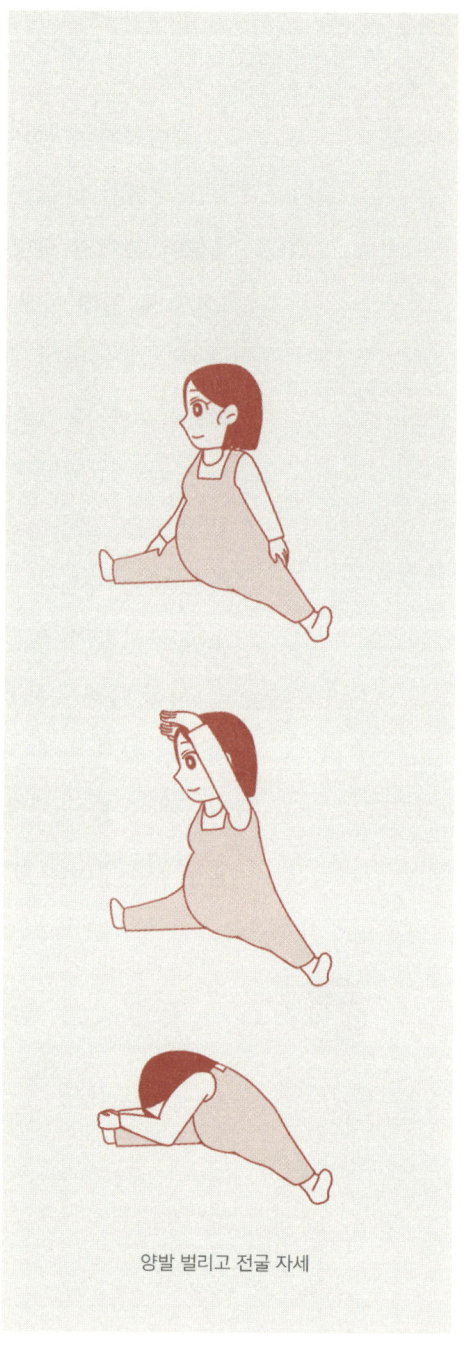

양발 벌리고 전굴 자세

닥에 닿도록 한다.
④ 이 동작을 좌우로 반복한다.
⑤ 복부를 부드럽게 마사지해 준다. 이 동작은 허리를 강하게 해 준다.

》 양발을 모으고 전굴 자세

이 동작은 남녀 모두 척추의 유연성을 회복하기 위한 동작이지만 특히 임신 준비 자세로서 남성에게 중요한 운동이다.

① 양발을 펴서 모은다.
② 허리를 펴고 숨을 들이마신 다음 내쉬며 양손으로 발끝을 잡으려고 한다.
③ ②의 상태에서 약 5초간 참았다가 숨을 들이마시며 돌아온다.

위의 동작을 약 3회 정도만 실시한다. 자신에게 가능한 만큼만 구부리고 무리하지 않는다.

》 고양이 자세 1(전 임신 기간)

부교감신경의 기능을 촉진시켜 전신의 기능을 살리는 데 도움을 주며 임산부에게는 자궁의 위치를 바르게 하고 태아의 활동을

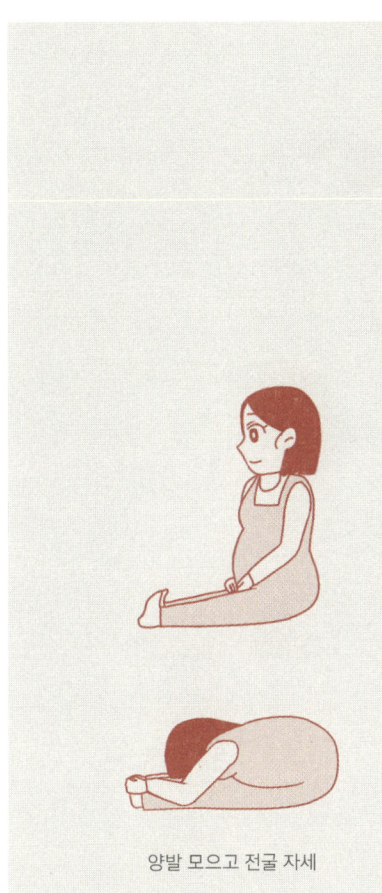

양발 모으고 전굴 자세

높이게 한다.

① 무릎을 꿇고 두 팔로 바닥을 짚는다.

② 내쉬는 숨에 맞추어 목을 숙여 어깨 밑으로 집어넣으며, 등을 높이 들어올리려고 한다. 완전히 숨을 내쉰 상태에서 약 3초간 참았다가 돌아온다.

③ 숨을 들이마시며 원래의 자세로 되돌아가 앞을 본다.

④ 내쉬는 숨에 맞추어 반대로 고개를 들며 시선은 천정을 바라보고 허리를 낮추려고 노력한다.

⑤ 충분히 늘린 후 숨을 들이마시며 원위치로 돌아와 다시 몸을 수그리는 동작을 한다.

⑥ 이것을 3-5회 반복한다.

» **고양이 자세 2 변형(전 임신 기간)**

① 숨을 내쉬면서 옆구리를 비틀며 시선은 엉덩이 쪽을 본다.

② ①의 상태에서 약 5초간 참았다가 숨을 마시며 원상태로 돌아온다.

③ 반대쪽도 같은 요령으로 한다.

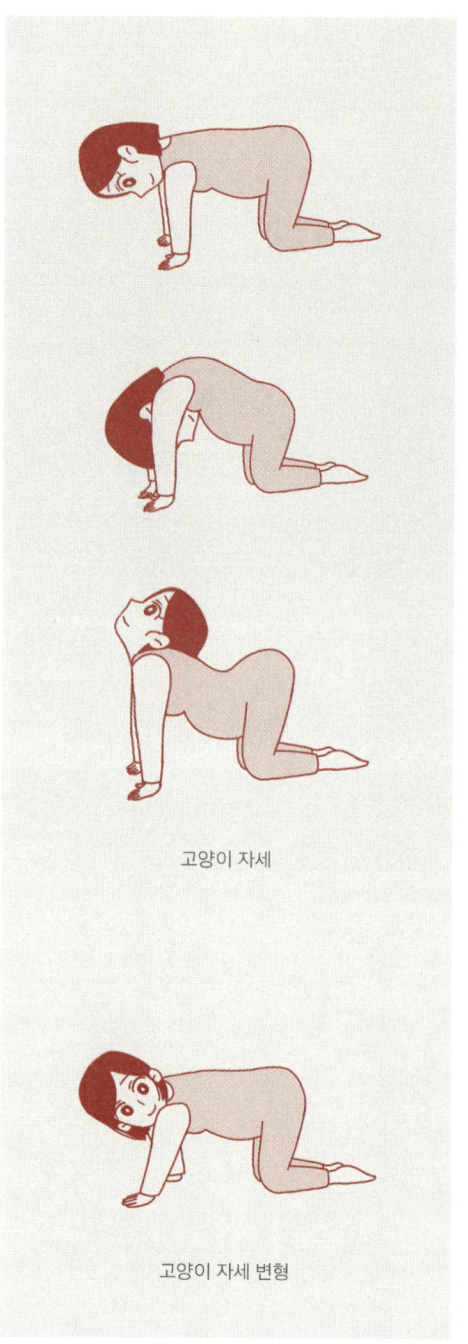

고양이 자세

고양이 자세 변형

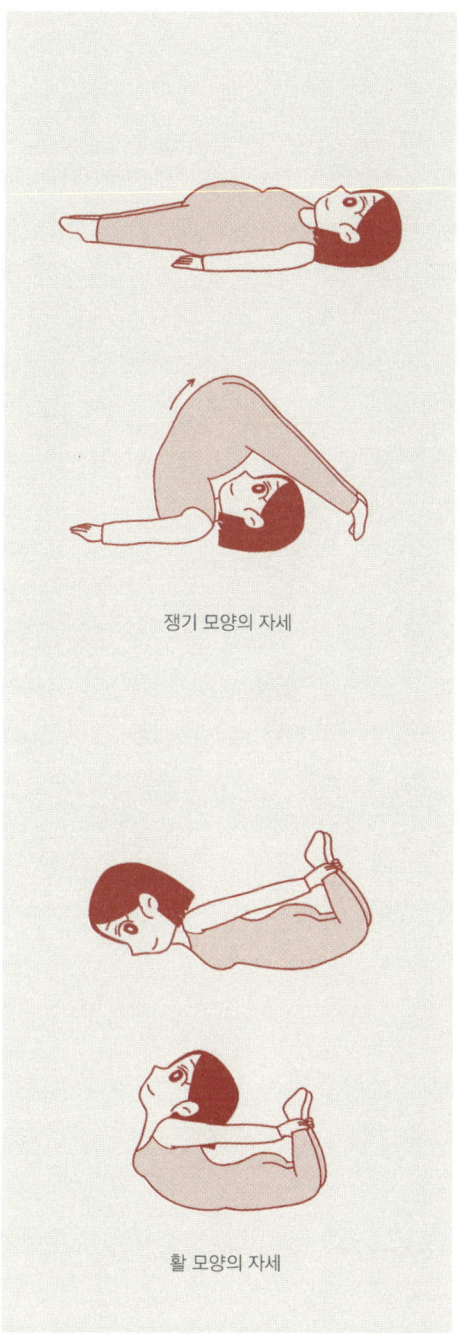

쟁기 모양의 자세

활 모양의 자세

» 쟁기 모양의 자세(임신 초, 중기)

이 자세는 몸의 진단법으로 응용된다. 즉 체중의 이상 여부나, 척추의 상태를 점검할 수 있다.

① 양손을 골반 옆에 대고 턱을 가슴에 붙이고 두 발은 모은다.
② 숨을 들이마시며 두 발을 천천히 90도로 들어올린다.
③ 숨을 내쉬면서 다리를 머리 쪽으로 보낸다. 이때 시선은 발끝을 본다.
④ 최대한 발끝을 멀리 뻗은 상태에서 5-7초 가량 참는다.
⑤ 돌아올 때는 발끝을 끌어당겨 숨을 들이마시며 천천히 등을 바닥에 댄다.

» 활 모양의 자세(임신 초)

이 자세는 몸 전체를 펴주어 전신의 혈액을 정돈하고 몸의 균형을 찾는 데 효과가 탁월하다. 허리의 군살을 없애주고 처진 엉덩이를 올려주어 미용 요가로 많이 응용된다.

① 엎드려 양손으로 발목을 잡는다.
② 숨을 들이마시며 들어올린다.

③ 내쉬는 숨에 맞추어 발을 최대한 펴고 머리도 뒤로 젖힌다.

» **뱀 모양의 자세(임신 초)**

이 자세는 몸의 기력을 돋우고 목과 어깨를 풀어주는 동작이다. 그러나 복부에 압박이 가해지므로 임산부의 경우는 힘들다. 따라서 임신 전 부부에게 권할 수 있고, 임신중이라 할지라도 무리가 가지 않는 범위 안에서 실시할 수 있다.

① 양발을 모으고 반듯이 엎드려 양손을 가슴 옆에 둔다.
② 들이마시는 숨에 맞추어 머리부터 들어올린다.
③ 배는 바닥에 붙이려 하고 팔은 밀면서 상체를 들어올린다.
④ 숨을 내쉬며 서서히 돌아온다.(이때 고개를 숙이지 않는다.)

» **메뚜기 모양의 자세**

이 동작은 척추의 틀어짐을 진단하여 이를 교정할 수 있을 뿐만 아니라 단전력을 강화하여 몸의 기력을 돋우는 좋은 자세이다.

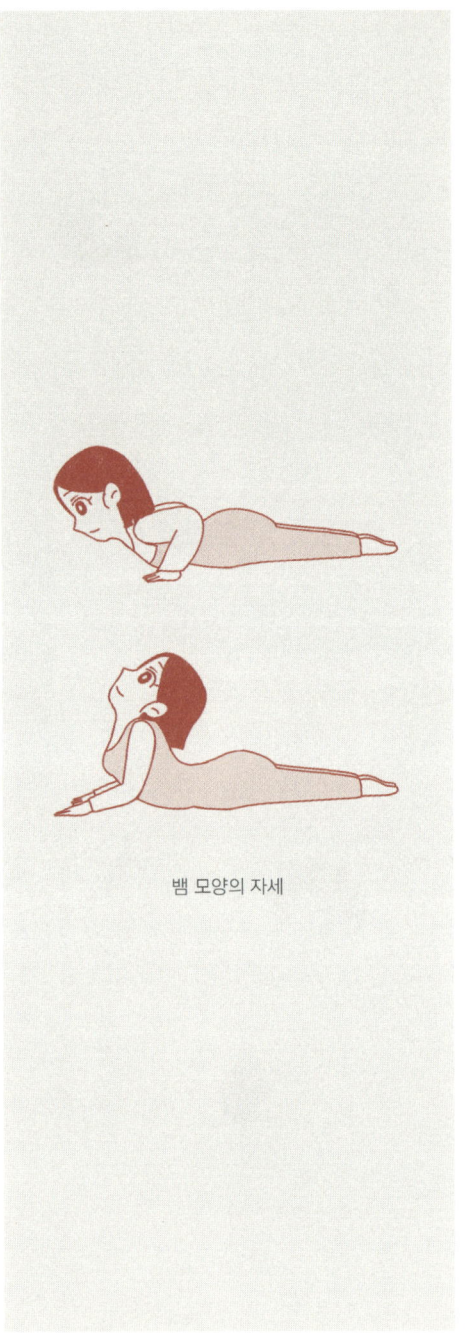

뱀 모양의 자세

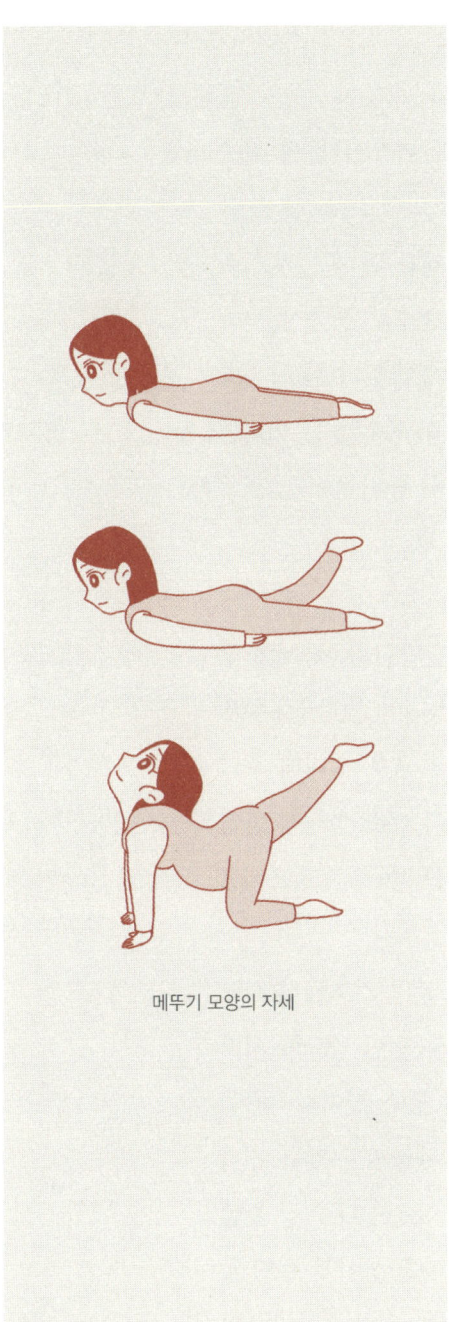

메뚜기 모양의 자세

① 엎드려 두 발 모으고 양손을 골반 옆에 댄다.
② 숨을 들이마시며 한쪽 다리를 들어올려 약 5초간 참는다.
③ 내쉬는 숨에 돌아와 다른 쪽 발도 같은 요령으로 실시한다.
④ 임산부의 경우 배가 나와 이 동작이 힘들어지면 고양이 자세로 실시한다.

출산의 힘 기르기

삼법 분만 요가의 다음 목표는 몸의 유연성과 더불어 몸에 힘을 기르기 위한 것이다. 일반적으로 힘과 유연성이 조화를 이룬 몸을 탄력 있다고 말한다. 건강한 몸이란 바로 이러한 상태를 말하는 것으로, 무통 분만을 위한 기초가 된다. 그러므로 산모가 순조로운 출산을 하려면 복근이나 허리에 힘이 있어야 할 뿐만 아니라 다리의 힘도 필요하다. 또 골반의 개폐력도 길러주어야 한다. 다음의 동작들은 이러한 요구에 맞추어 무통 분만이 이루어지도록 하기 위한 동작들이다.

» 골반저근의 힘 기르기

골반 밑에 있는 골반저骨盤底 근육은 두 개의 괄약근과 세 개의 구멍(질, 요도, 항문)을 가진 커다란 근육관으로 구성되어 있다. 대부분의 여성들은 일반적으로 괄약근을 포함한 골반 밑 근육에 대해 주의를 기울이지 않는다. 그러나 이 근육의 힘은 평상시 기력 상태를 반영하는 것으로 특히 임신한 여성에게 있어 그 중요성은 아무리 강조해도 지나침이 없을 것이다.

보통의 경우 이 근육들은 방광, 직장, 질과 자궁의 기초를 형성하지만, 임신 기간에는 태반과 양수를 지키는 아기를 위한 중요한 지지 기반이 된다. 만약 이 부분들이 허약해지면 질의 힘이 떨어져 성(性)의 수행 능력이 떨어지고 임신중 점점 가중되는 자궁의 무게를 견디지 못하게 될 것이다. 이런 상태로 임신 9개월쯤에 이르면 더 이상 골반의 기관들을 지탱할 수 없게 되어 방광의 조절 능력을 상실할 수도 있다. 심하면 자궁이 이탈하여 수술을 요하는 경우도 있다. 이 근육의 힘을 기르려면 어느 정도의 운동은 필수적이다. 특히 다음에 소개하는 훈련들은 출산 후 산모의 몸을 정상화시키는 데도 상당한 도움이 될 것이다.

» **합장 합척 운동**

이 동작은 늑골과 골반을 함께 정돈시키고 복근력과 호흡력을 높여준다. 아울러 분만 시의 통증을 극복하고 호흡의 리듬을 찾는 데 도움을 주어 무통 분만에 기여한다.

① 바로 누워서 손바닥을 가슴 위에 합장하고 무릎을 구부려 발바닥을 마주 붙이고 무릎을 벌린 자세에서 양손과 발을 서로 민다.
② 숨을 마셨다가 내쉬면서 손바닥을 머리 위로 뻗어 올리고 동시에 다리도 밑으로 편다.
③ 숨을 마시면서 처음의 자세로 돌아오고 다시 내쉬면서 ②의 자세를 반복한다.
④ 처음에는 천천히 10번 정도 하다가 점점 빠르게 하여 20-30번 정도 반복한다.

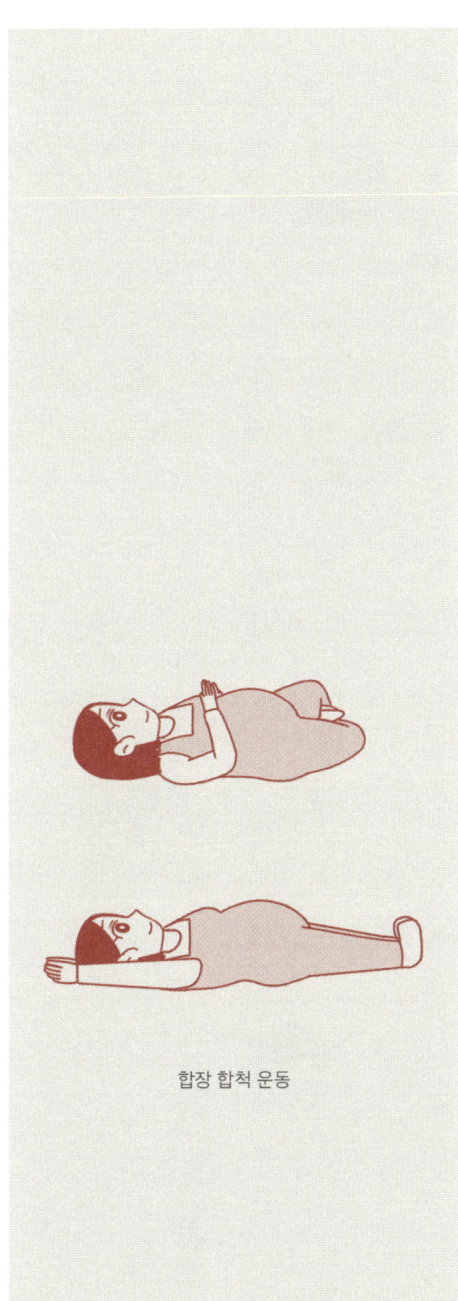

합장 합척 운동

» 복근의 긴장 만들기

① 위를 향해 누워 양다리를 세운다.
② 양손을 복부에 대고 복근을 긴장시킨다. 그 후 천천히 이완시킨다.
③ 이것을 반복한다.

» 둔부의 긴장 만들기

① 양발을 펴고 위를 향해 누워 복사뼈를 교차시킨다.
② 엉덩이를 힘껏 긴장시키고, 그대로 정지하여 대퇴에 힘을 넣으면서 양발을 양쪽을 향해 바짝 조였다가 천천히 이완시킨다.
③ 이어서 골반 아래의 근육(요도, 질, 직장)을 힘껏 긴장시키고 그대로 정지했다가 잠시 후 힘을 뺀다.

» 물건을 이용한 훈련

① 의자 따위의 물건에 몸을 지탱하며 40-60㎝ 떨어진 곳에서 발을 30㎝ 정도 벌리고 선다.
② 넓적다리의 관절을 구부려 몸을 앞으로 숙이고 팔을 똑바로 펴서 손을 지탱하여 물건에 둔다. 그리고 배를 올린다. 이에 따라 배가 들어가고 척추가 점점 앞으로

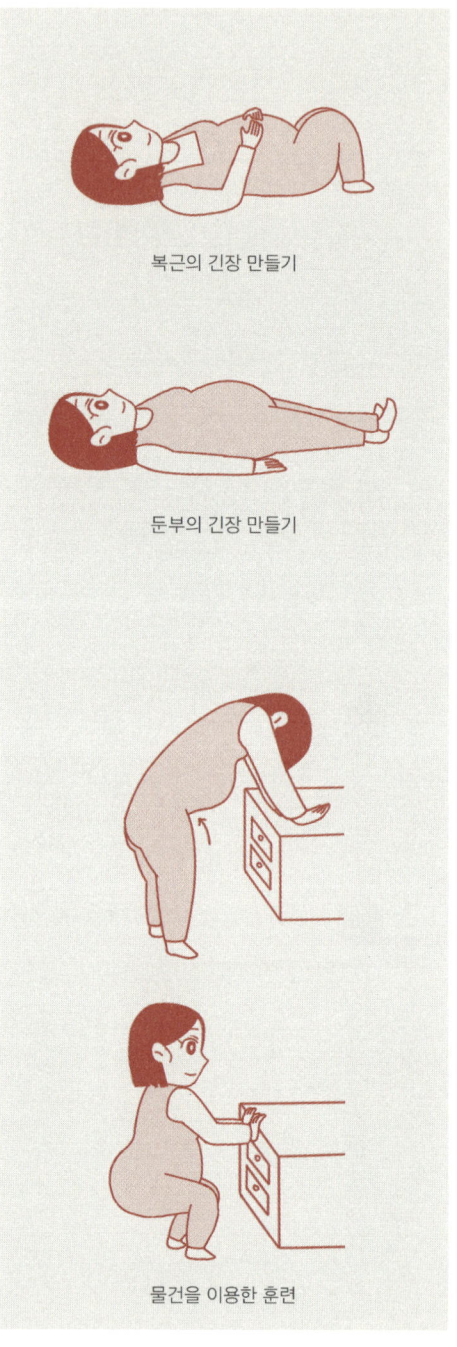

복근의 긴장 만들기

둔부의 긴장 만들기

물건을 이용한 훈련

들어간다. 동시에 깊은 숨을 들이마신다.

③ 다음에 등을 둥글게 하여 엉덩이를 오므리며 숨을 내쉰다. 이때 무릎을 가볍게 구부릴 수 있다. 이 동작들을 각 3회 정도 실시한다.

» 케겔 운동이란?

1948년 아놀드 케겔Arnold Kegel 박사에 의해 고안된 괄약근 강화 운동으로 원래는 방광 조절 수술을 받은 환자를 위한 일련의 골반 바닥근 조이기 운동이었다. 그 후 이 운동이 효율적이라는 사실이 입증되자 수술이 필요한 사람도 이 운동법으로 대신 처방되기도 했다. 임신을 맞는 여성, 출산 후의 여성뿐만 아니라 평소에도 여성에게는 매우 필요한 운동이라 할 수 있다.

(1) 항문과 질의 분리 운동
① 질구를 긴장시키고 항문은 이완시킨다.
② 다음에는 항문을 긴장시키고 질을 이완시킨다.

(2) 화장실에서의 연습
① 배뇨 시 오줌을 중도에 멈춘다.
② 멈춘 후 다시 배뇨하고 이것을 반복한다.

(3) 골반 치켜세우기
① 테이블 앞에서 양발 사이를 약간 넓히고 서서 테이블을 양손으로 지탱하고, 발뒤꿈치를 세운다.
② 엉덩이를 당겨 골반을 치켜세우고 천천히 테이블 위로 배를 차츰 밀

어 올리도록 한다.

(4) 엘리베이터 케겔

① 치골 주위에 양손을 둔다.
② 손 주위에 있는 근육이나 항문을 점차 긴장시킨다. 그때 엘리베이터로 1층에서 4층까지 올라가는 장면을 연상하고 한 층 올라갈 때마다 강하게 긴장시킨다. 4층에 왔을 때 5초 정도 수축을 유지한다.
③ 다음에 엘리베이터가 각 층에 멈추며 내려가듯 서서히 힘을 뺀다.

(5) 웅크리고 하는 골반 아래 요가

① 웅크린 채 손과 팔을 앞에 붙이고 몸을 지탱시킨다.
② 그 상태에서 복부 주위의 긴장과 이완을 반복하며 엘리베이터 케겔을 한다.
③ 또 물, 공기를 질에 유입시키는 것 같은 상태나 질구에 과일을 하나 잘라 넣고 그것을 깨물어 먹는 것 같은 장면을 연상한다.

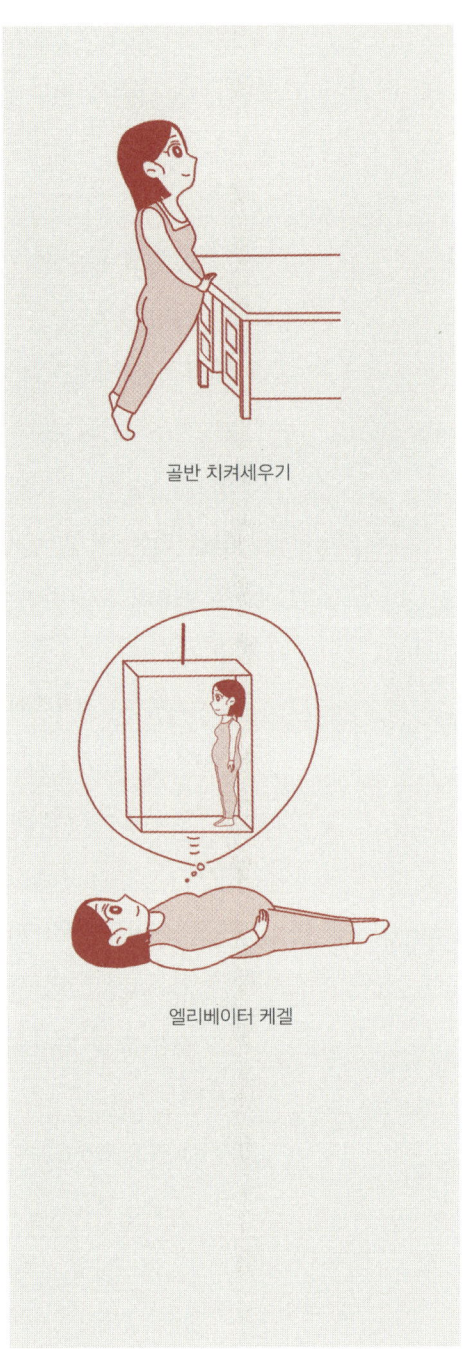

골반 치켜세우기

엘리베이터 케겔

» **복근의 힘 기르기**

출산에 임하는 여성이 복근을 강화하여 복압을 기르는 것은 매우 필요한 작업이다. 기왕이면 자궁이 커져 복벽이 늘어나기 전에 일찌감치 배를 강화시켜 놓는 것이 바람직하다. 복직근은 모두 각각 다른 방향을 가진 네 개의 얇은 근육층으로 되어 있다. 가장 깊은 층에 횡근이 몸을 가로지르고 있고, 두 번째와 세 번째 층에는 내외 경사근이 서로 왼쪽과 오른쪽으로 뻗고 있다. 그리고 가장 위층의 복직근은 수직으로 달리고 있다. 이 복직근들은 윗배와 아랫배, 양옆의 측근 등 많은 부위를 이루고 있기 때문에 순산을 바라는 여성들은 이들의 기능이 모두 살아 있도록 각별히 노력해야 한다.

» **등으로 벽 밀기**

① 벽에 기대고 앉아서 무릎을 굽히고 발바닥을 바닥에 댄다. 그리고 숨을 들이마신다.

② 내쉬는 숨에 벽 쪽으로 등을 밀듯이 기대며 약 3-5초간 참는다. 이것을 3-5회 반복한다.

등으로 벽 밀기

» **몸 틀어 배 운동**

① 벽에 기대고 앉아 무릎을 굽히고 발바닥을 바닥에 댄다.
② 팔을 깍지 끼고 머리 뒤를 돌리며 숨을 들이마신다.
③ 숨을 내쉬면서 동시에 오른쪽 팔꿈치를 왼쪽 무릎으로 굽히고 왼쪽 무릎을 오른쪽 팔꿈치 쪽으로 올려서 복부를 긴장시킨다.
④ 처음으로 돌아와서 숨을 마시고 같은 방법으로 반대쪽도 실시한다.
⑤ 가능한 한 천천히 하는 것이 좋다.

» **무릎 끌어안기**

① 머리를 베개에 대고 누워 양 무릎을 손으로 잡는다.
② 숨을 천천히 들이마셨다가 내쉬면서 무릎을 가슴 쪽으로 끌어당긴다.
③ 이때 머리를 들면서 일어나려고 노력하면 복부가 긴장된다.
④ 숨을 들이마시며 본래의 자세로 돌아와 쉰다.

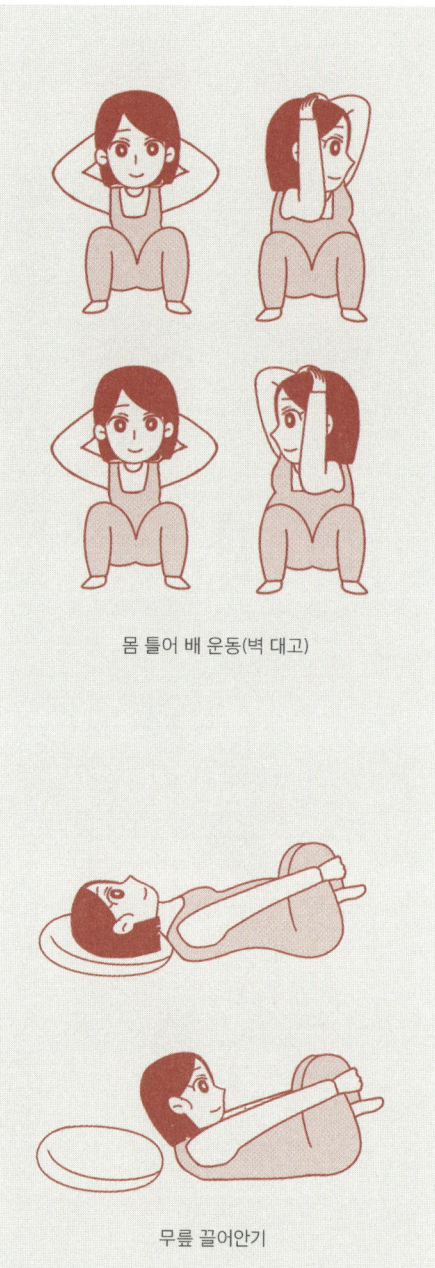

몸 틀어 배 운동(벽 대고)

무릎 끌어안기

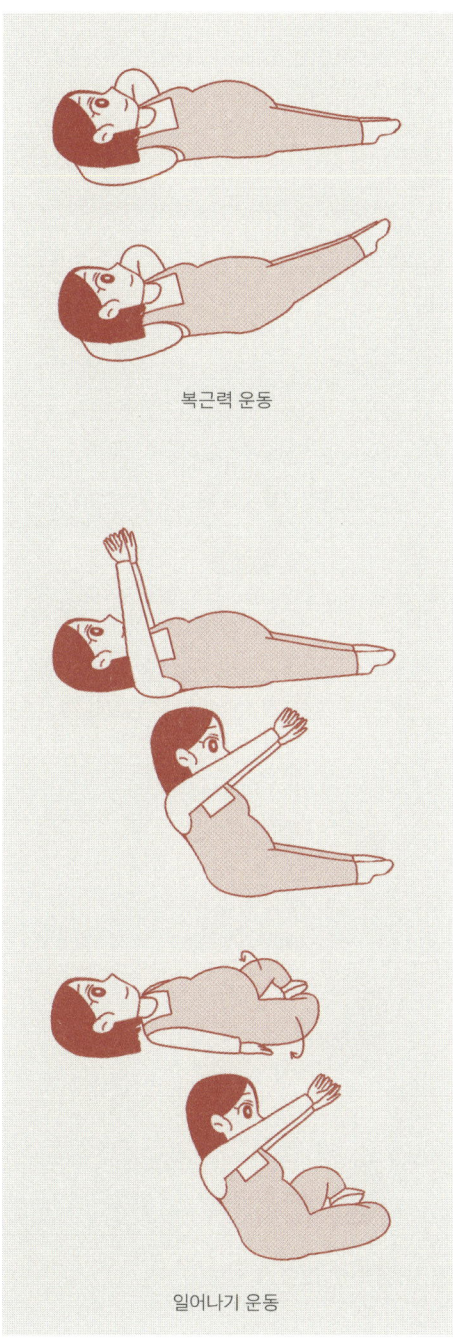

복근력 운동

일어나기 운동

» 복근력 운동

① 누운 자세에서 양손을 깍지 끼어 베개를 한다.
② 양 팔꿈치는 바닥에 붙이고 턱을 목에 바싹 붙여 허리가 바닥에서 들리는 상태가 되도록 하여 다리와 발끝을 쭉 편다.
③ 숨을 마시며 두 발을 올리고 내쉬며 발을 내리는 것을 짧은 숨에 맞추며 반복한다. 다리를 약 15도 정도 올렸다가 발이 땅에 닿을 정도로 내리고 또다시 올린다.
④ 위의 동작을 처음에는 약간 빠르게 능력껏 한다. 목표를 자기 능력의 배로 정한다.

» 일어나기 운동

윗배의 힘을 기른다.

① 양발을 모아 앞으로 펴고 양팔도 앞으로 내민다.
② 내쉬는 숨에 맞추어 그대로 일어난다.
③ 다음은 무릎을 벌리고 양발을 앞으로 모아 발바닥을 서로 댄다.
④ 다시 양팔을 앞으로 내밀고 내쉬는 숨에 맞추어 일어난다. 약 3회씩 한다.

» **엉덩이와 골반의 힘 기르기**

엉덩이 운동은 임신 후기를 준비하는 효율적인 운동이다. 임신 후기에 산모의 복부는 점점 커지고 자라나는 자궁으로 인해 등의 양쪽 근육들이 앞쪽으로 당겨진다. 이 때문에 엉덩이와 넓적다리가 약해지고, 지방의 침착을 유발하여 허리와 다리에 군살을 만들어낸다.

» **엉덩이 힘주기**

① 그림처럼 누워 양 무릎을 구부려 발바닥을 댄다.
② 숨을 깊이 들이마셨다가 내쉬면서 엉덩이를 바짝 조이며 힘을 준다.
③ 천천히 그리고 신중하게 이 동작을 1-2분 정도 한다.

» **엉덩이와 넓적다리 안쪽 힘주기**

① 위를 보고 눕는다.
② 무릎을 구부려 엉덩이 쪽으로 붙이되 발은 어깨넓이보다 넓게 벌린다.
③ 내쉬는 숨에 맞추어 엉덩이를 힘주어 조인다.
④ 이 상태에서 무릎을 벌렸다가 오므리기

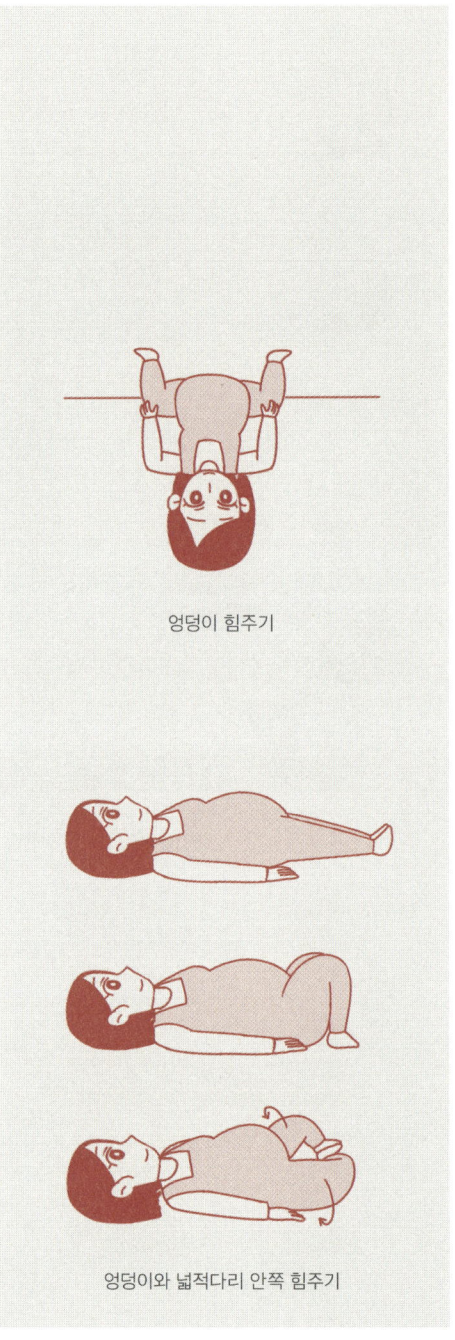

엉덩이 힘주기

엉덩이와 넓적다리 안쪽 힘주기

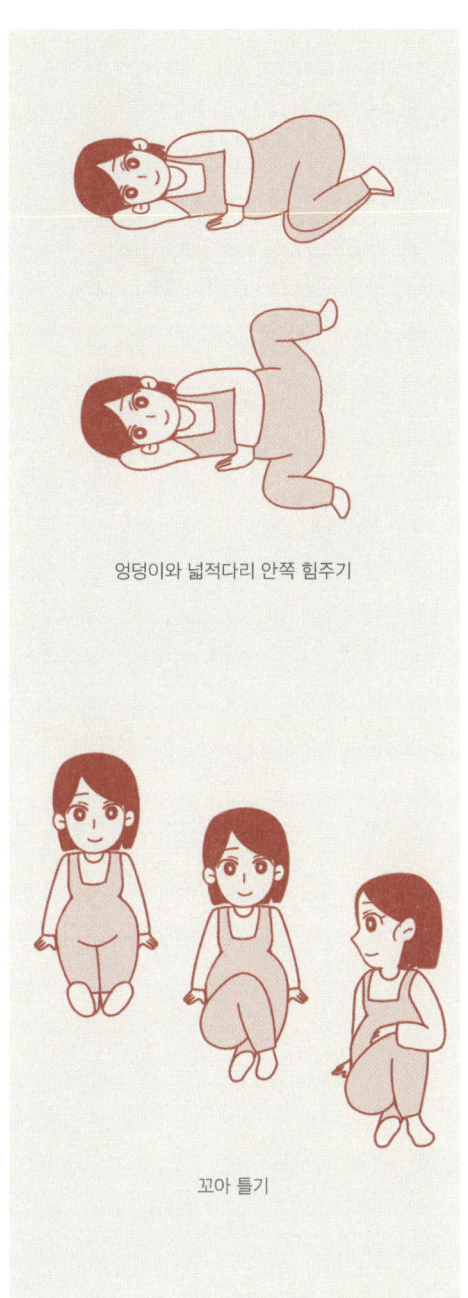

엉덩이와 넓적다리 안쪽 힘주기

꼬아 틀기

를 반복한 다음 긴장을 푼다. 1-2분간 계속한다.

» 엉덩이 근육과 넓적다리 힘 강화

① 팔로 머리를 베고 옆으로 눕는다. 다음 무릎을 배 쪽으로 구부린다.
② 숨을 들이마시며 위쪽 발을 최대한 들어 올렸다가 내쉬며 내린다.
③ 10회 정도씩 번갈아 하고 점점 횟수를 늘려나간다.

» 꼬아 틀기

① 양발을 앞으로 펴고 앉는다.
② 한쪽으로 발을 구부려 반대편 발 바깥쪽에 둔다.
③ 편 쪽 발의 팔을 앞으로 하여 구부린 쪽 발의 무릎을 잡는다.
④ 무릎을 잡아당기며 가슴을 반대편 쪽으로 비틀어 뒤를 바라본다. 이 상태에서 호흡을 계속하여 약 10-20초간 참았다가 돌아온다. 반대쪽도 같은 요령으로 한다.

» **웅크리고 앉기**

강한 넓적다리 근육은 출산을 쉽게 하는 지름길이다. 이 동작은 넓적다리의 힘을 길러 쉽게 분만할 수 있도록 도와줄 것이다. 또 외음부나 항문 둘레의 근육, 특히 산도에 긴장과 이완의 능력을 길러주기 때문에 출산의 통증을 감소시킬 수 있다.

① 두 발을 어깨 넓이보다 약간 더 벌리고 의자 같은 것으로 몸을 지탱하며 선다.
② 천천히 발 사이에 엉덩이를 내려놓듯이 앉는다. 이때 발끝을 벌리지 말고 일직선이 되도록 해야 한다.
③ 다리와 팔꿈치로 몸을 충분히 지탱하면서 1-2분 정도 앉아 있는다. 이때 배를 압박하지 않도록 한다.
④ 동작이 끝난 후 조용히 서서 쉰다.

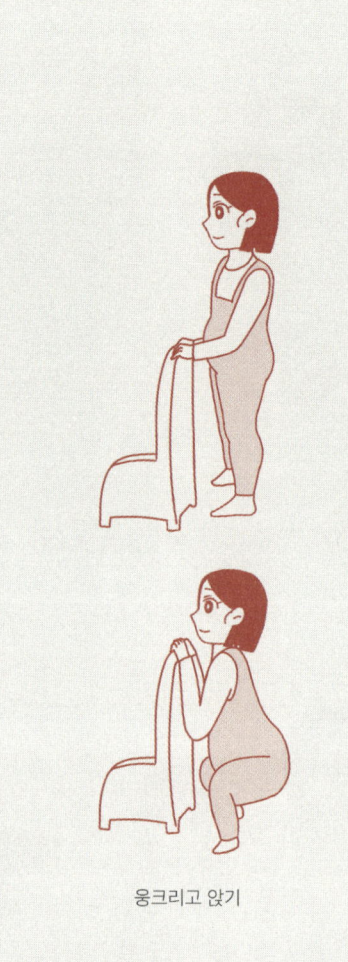

웅크리고 앉기

남편과 함께 하는 부부 요가

임신과 출산의 전 과정을 남편과 함께 한다는 문제는 매우 중요하다. 임신의 성립뿐 아니라 출산 과정에까지 남편이 참여해야만 더욱 완전한 무통 분만의 길로 다가갈 수 있기 때문이다. 라마즈 분만의 가장 큰 공헌은 바로 출산에 남편을 참여시킨 점이었다. 1960년대 초 로버트 브래들리 박사에 의해 주창된 라마즈 분만은 남편을 진통 해소의 명코치이자 출산 전 과정의 중요한 파트너로 인식했다는 점에서 우리의 삼법과 일맥상통한다.

임신과 출산의 과정을 부부가 함께하는 것은 아빠와 아기 사이에 새로운 유대를 만들어 낼 뿐만 아니라 부부를 더욱 가깝게 해줄 것이다. 남녀가 함께 하는 삼법요가는 임신 중에 나타나는 문제를 서로 규명하고 개선이 필요한 정확한 지점을 찾아내게 만든다.

예컨대 자기 자신은 반듯하다고 느낄지라도 옆에서 보는 배우자는 등이 굽어 있거나 굳어 있고 한쪽 어깨가 틀어져 있다는 사실을 정확히 체크해서 알려줄 수 있다. 또 부부가 함께 요가를 하면, 상대가 보다 나은 자세를 취할 수 있도록 서로 도와줄 수 있다. 이런 종류의 도움은 육체뿐만 아니라 남편과 아내 사이에 더욱 깊은 정서적 유대감을 형성해 준다.

임신 초기의 임산부라면 남편과 함께 운동한 후에 편안히 누워 쉬는 것이 중요하다. 반듯하게 누워 있는지 서로 교대로 확인하면서 긴장을 풀어주는 것은 육체적인 도움은 물론 두뇌의 사고 리듬을 정돈하는 효과를 가져와 고요한 마음을 유지할 수 있다. 이것은 잠들어 있는 느낌과는 다르다. 잠들어 있는 것만으로는 피로가 풀리는 것을 보증하지 않기 때문이다.

» 호흡법 도와주기

① 무릎을 크게 벌리고 발부리를 붙이고 벽에서 25-30㎝ 정도 떨어져 앉는다.
② 양팔을 펴 머리 위에 올린 상태에서 심호흡을 한다.
③ 이때 파트너는 뒤에 앉아 상대방의 옆구리에 양손을 대고 호흡 상태를 체크한다.
④ 복부가 팽창할 정도로 숨을 마시고 내쉴 때 상대방의 옆구리를 가볍게 눌러준다.

» 고관절 운동 도와주기

① 합척 자세(발바닥을 마주 댄 양발을 손으로 잡고 허리를 편 자세)로 앉는다.
② 이때 남편이 양발을 상대의 양 무릎 위에 얹어놓는다.
③ ②의 상태에서 내쉬는 숨에 맞추어 고개를 앞으로 숙여 나간다.

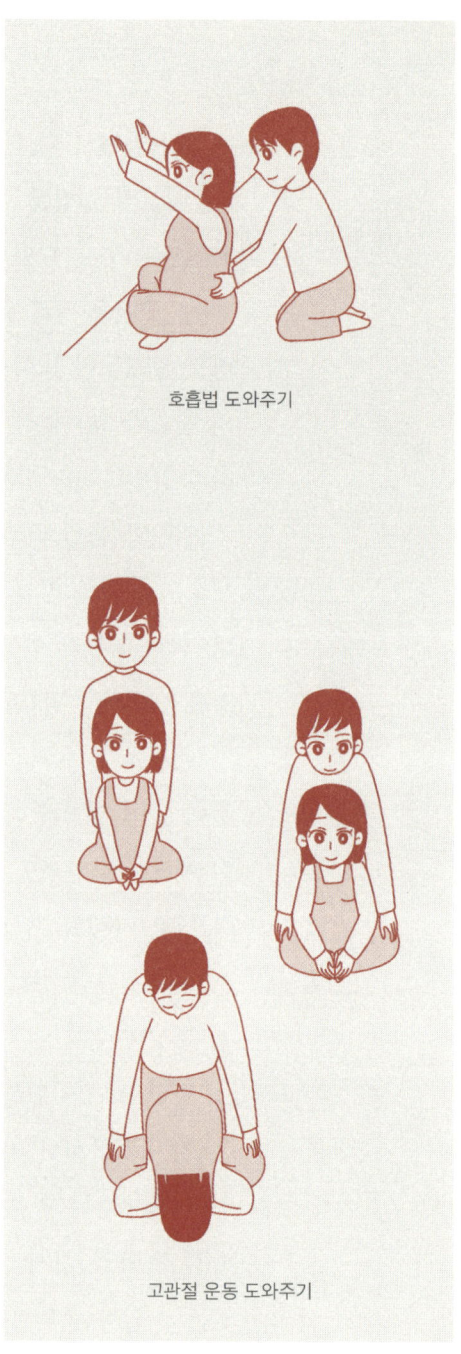

호흡법 도와주기

고관절 운동 도와주기

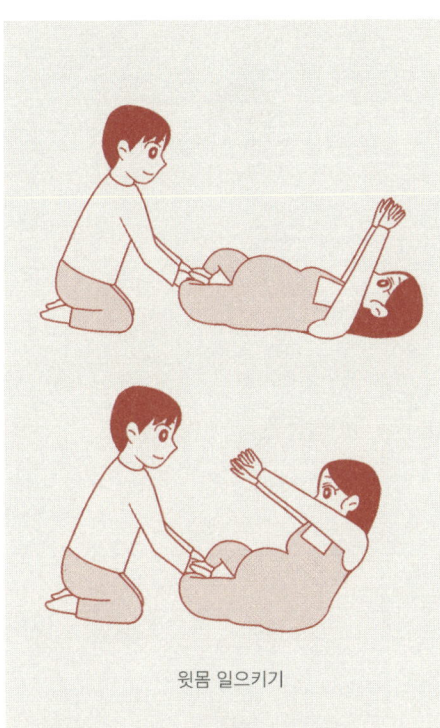

윗몸 일으키기

» 윗몸 일으키기

분만을 쉽게 하기 위해서는 아랫배 복근의 힘만 필요한 것이 아니다. 그보다는 오히려 위쪽 복근에 적당한 긴장과 이완의 능력이 있어야 한다. 이 운동은 복근의 힘을 기를 뿐만 아니라 만출기에 아이를 밀어내는 감각을 익히는 데 크게 기여한다. 남편의 구령과 격려는 이 동작의 연습을 더욱 효과적으로 해낼 수 있게 할 것이다.

① 산모를 바로 눕게 하고 양쪽 발바닥을 서로 모아 무릎을 벌리게 한다.
② 남편은 손으로 발을 잡아주고 상대방의 호흡과 동작의 완성도를 체크한다.
③ 숨을 마신 채 멈추고 손등을 마주보고 앞으로 하여 일어나도록 한다. 다 일어나면 숨을 내쉬게 한다. 일어나지 못하더라도 일어나려고 하는 그 자체가 운동이 된다.
④ 동작을 한 번 할 때마다 무릎을 구부린 채 그대로 두고 발바닥의 간격을 약간씩 벌려주면서 시킨다.

» 쟁기 자세 도와주기

균형을 잡아주는 자세로 10번째 동작인 쟁기 자세를 남편이 도와주는 것이다. 이 동작은 임신으로부터 오는 척추의 하중을 해소하고 혈행을 촉진하여 쾌적한 몸 상태를 유지하는 데 도움을 준다. 그러나 배에 지나친 압박이 오면 하지 말아야 한다.

① 산모가 발을 중앙으로 들어올리는 데까지는 스스로 하도록 한다.
② 내쉬는 숨에 맞추도록 하여 발을 머리 쪽으로 자연스럽게 당기면서 엉덩이를 받쳐준다.
③ ②의 상태로 약 3-4초간 있다가 숨을 마시면서 돌아오게 한다.
이때 엉덩이가 바닥에 쿵 떨어져 몸에 충격이 오지 않도록 발을 잡아준다.
④ 내쉬는 숨에 맞추어 스스로 천천히 발을 내리도록 한다.

자, 이제 앞에서 배운 대로 삼법의 내용에 입각하여 임신 전, 임신중 건강한 생활을 유지하고 쾌감 분만에 성공하기 위한 구체적인 내용을 시기별로 알아보도록 하자.

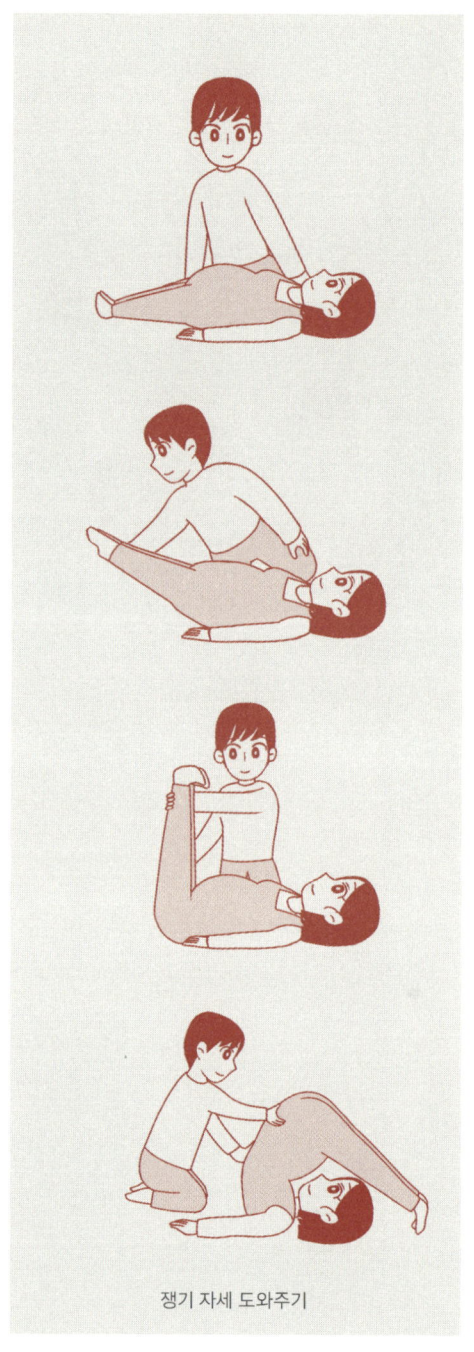

쟁기 자세 도와주기

제3부

임신준비기, 태교의 시작은 임신 전부터

<임신준비기 예비 아빠, 엄마를 위한 삼법요가> 동영상

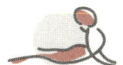 ## 예비 아빠, 엄마를 위한 삼법요가

　　삼법요가는 동작을 바르게 하여 호흡을 맞추고 거기에 정신을 집중하는 운동이다. 또 이것은 자연과 인간의 조화와 통일이 이루어질 때 생명이 살아날 수 있다는 사실을 깨닫게 하는 수행이기도 하다. 몸으로 진리를 깨닫게 하는 삼법요가는 새로운 생명을 생산하려는 부부에게는 임신 전 태교가 될 수 있다.

　　임신 전 삼법요가는 휴식법에 대한 충분한 이해를 전제로 한다. 매 동작마다 동작을 실시한 시간만큼 몸을 충분히 이완시키는 휴식 동작이 중요하기 때문이다. 앞에서 소개한 호흡법을 충분히 익혀 모든 동작에 호흡이 잘 맞도록 하기 바란다.

예비 아빠의 몸만들기

세상의 모든 부모가 바라는 아이는 훌륭한 씨에서 비롯된다. 훌륭한 씨란 저 홀로 뿌려져 저 홀로 거둔 열매가 아니다. 인간의 맑은 정신과 탄력 있는 몸이 만들어내는 씨앗이자 열매이다. 임신 전 남성이 맑은 정신과 탄력 있는 몸을 가진 준비된 아빠가 되기 위해서는 무엇보다 생활이 건강해야 한다.

임신 전 남성을 위한 삼법요가 수련의 일차적 목표는 훌륭한 아이를 생산해 낼 수 있는 좋은 몸을 만드는 일이다. 아래에 제시한 프로그램은 기본적으로 임신 전 남성들을 위한 것이지만, 설사 아내가 아이를 가졌다 하더라도 중단하지 말고 지속적으로 훈련해야 한다. 생활의 내용을 건강하게 만드는 일이 반드시 아내의 임신 전에만 필요한 것은 아니기 때문이다.

» 일일 요가 계획

기초 운동

허리의 정돈에서 허리 틀어 풀기, 다리 들어 틀기, 허리 들어 틀기, 허리 들어올리기로 몸을 푼다.

본 요가

척추의 힘과 유연성을 기르는 동작, 양발 벌리고 전굴 자세에서 방아 자세까지의 모든 동작을 실시한다(매 동작은 2회 이상 하지 않는다).

기초 운동

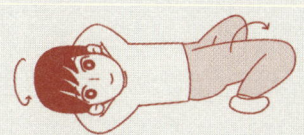
허리 틀어 풀기

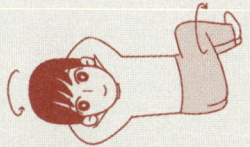
다리 들어 틀기

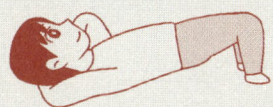
허리 들어올리기

본 요가

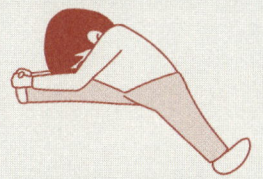
양발 벌리고 전굴 자세

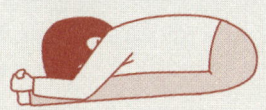
양발 모으고 전굴 자세

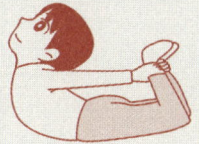
활 모양의 자세

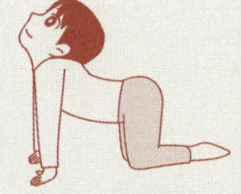
고양이 자세 1

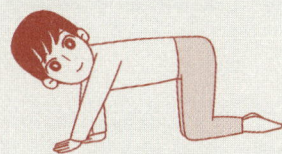
양발 고양이 자세 2

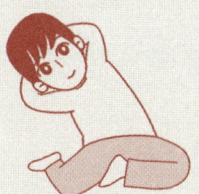
방아 자세

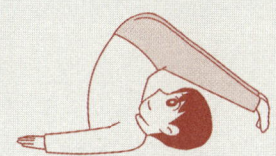
쟁기 모양의 자세

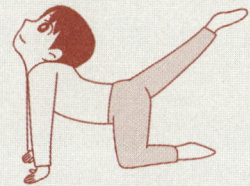
메뚜기 모양의 자세

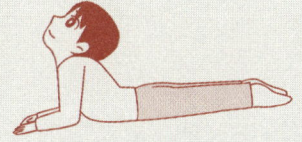
뱀 모양의 자세

마감 운동

정좌 호흡을 실시하며 2-3분간 명상으로 마감한다. 전체 요가 시간을 약 20-30분 정도로 구성한다.

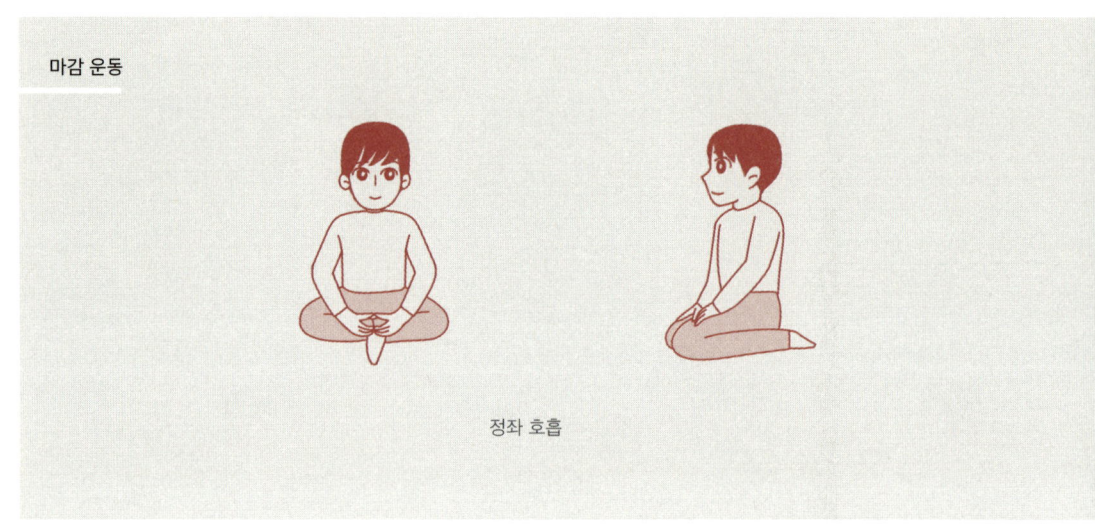

정좌 호흡

예비 엄마의 몸만들기

아이를 가지려는 임신 전 여성에게 가장 필요한 것은 몸과 마음의 평화를 얻는 일이다. 평화의 땅에 오곡이 풍성하듯, 여성의 몸과 마음에 평화가 깃들면 자궁은 생산 시스템을 활성화시키기 시작한다.

따라서 임신 전 여성을 위한 삼법요가의 가장 중요한 목표는 몸과 마음의 평화를 회복하여 정상적인 배란을 돕고 아이가 자랄 자궁 환경을 정돈하는 일이다.

» 일일 요가 계획

기초 운동

안쪽 다리 근육 운동, 다리 운동과 팔굽혀 펴기, 벽 밀기등의 팔 운동으로 몸을 정돈한다.

본 요가

골반 정돈 운동을 위주로 몸의 균형을 유지하도록 한다. 체력의 정도에 따라 여기에 활 모양의 자세나 메뚜기 모양의 자세를 더 추가할 수도 있다.

마감 운동

누워서 하는 호흡으로 2-3분 정도 안정을 취한 뒤에 마친다.

기초 운동

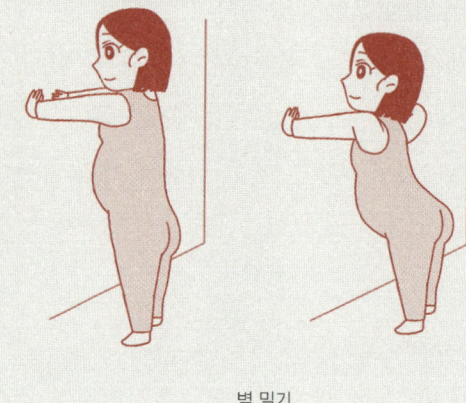
벽 밀기

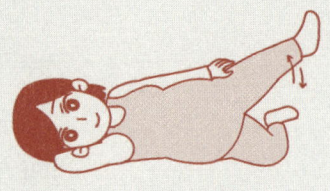
안쪽 다리 근육 정돈

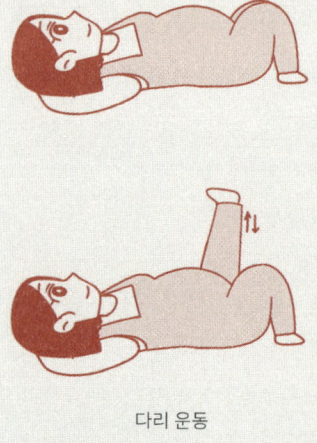
다리 운동

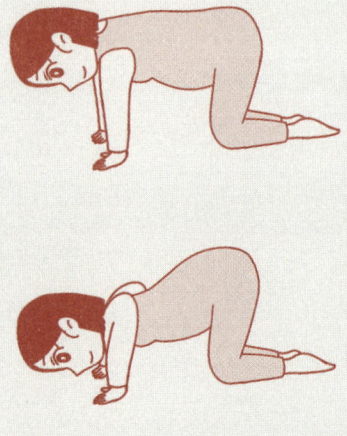
팔굽혀 펴기

본 요가

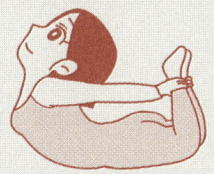
활 모양의 자세

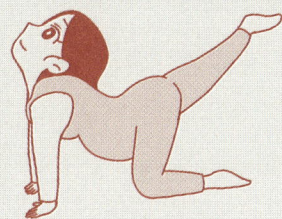
메뚜기 모양의 자세

마감 운동

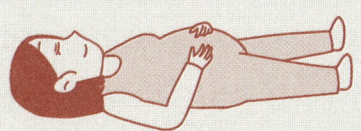
누워서 하는 호흡

진정한 태교의 출발은 임신 전부터

태교의 중요성

최근 '태교'에 대한 관심이 고조되면서 각종 태교 상품이 범람하고 있다. 태교의 진정한 의미를 오도하는 한심한 상혼商魂이 아닐 수 없다. 태아를 위한 임산부 영어교실이 붐비는가 하면, 임산부 악기교실도 연일 만원사례다. 영어나 악기를 배우는 게 정말 태아에 도움이 될까. 태교의 근본은 이런 지엽적인 방법에 있는 게 아니라 아이를 가진 예비 부모의 기본적인 마음자세에 있는 것이다.

현대 의학이 태교의 과학성을 입증하기 전까지만 해도, 사실 태교는 동양의 미신과 같은 것으로 치부되어 왔다. 태교에 대한 이러한 편견은 교육 받은 사람일수록 심했다. 서양적 사고에 익숙한 사람들은 옛사람들이 '배 속의 열 달'을 한 살로 대우하는 속뜻을 쉽게 이해할 리 없다.

그러던 것이 초음파를 비롯한 각종 첨단 장비를 통해 태아가 외부의 자극에 민감하게 반응하는 모습을 감지할 수 있게 되자 뒤늦게 태교의 중요성을 인정하기 시작한 것이다. 태교가 미신이 아니라 과학적인 근거가 있는 것임을 깨닫게 된 것이다. 그러나 다양한 채널을 통해 전통 태교의 과학성이 속속 입증되기 시작하자, 또 다른 문제가 발생하기 시작했다. 사람들이 진정한 태교의 의미에 다가가기도 전에 가히 태교 상업주의라 불릴 만한 산업이 발 빠르게 우리 주위에 똬리를 틀기 시작한 것이다.

이 장에서는 우리 조상들의 지혜와 슬기가 녹아 있는 전통 태교의 진정한 의미를 파악하고, 그것을 바탕으로 오늘날 우리의 처지와 환경에 맞는 태교법을 제시해 보기로 하자.

예부터 동양에서는 건강하고 올바른 정신을 지닌 총명한 아기를 낳기 위해 음식 옷차림 몸가짐 행동거지 등에 특별한 주의와 정성을 쏟았는데 이 모든 것이 태교를 중히 여겼던 까닭이다.

동양의 태교법은 임산부에게 바람직하지 못한 행동을 금하는 내용이 주를 이루고 있다. 물론 주술적인 요인도 많이 있고, 현재 우리의 실정에 맞지 않는 내용들도 많이 들어 있다. 그러나 전통 태교를 모두 고리타분한 잔소리로 치부해 버린다면 큰 잘못이다. 전통적인 태교법이 하나씩 과학적으로 증명되고 있는 것을 볼 때 선조들의 지혜가 실로 놀라울 뿐이다. 실천할 수 있는 것은 적극적으로 실천하는 지혜가 필요하다.

» 중국의 태교

태교의 시작은 역시 중국에서 찾아야 할 것이다. 중국의 태교법은 『열녀전』에 처음 등장한 이래 주자의 『소학』에 그대로 인용되었고, 우리나라에 전해져 후대에까지 많은 영향을 주었다.

『소학』에 등장하는 주나라 문왕의 어머니 태임은 약 2,800년 전의 인물이다. 이로 미루어 중국 태교의 역사가 3,000년 전으로 거슬러 올라간다는 것을 짐작케 한다. 문헌에 나타난 중국의 태교는 대체로 왕실에서 이루어졌다. 왕실에서 먼저 태교를 중시했기 때문에 민가에서는 자연적으로 따라서 태교를 귀히 여겼음을 알 수 있다.

약 2,000년 전쯤의 마왕퇴馬王堆의 묘에는 「태산출胎産出」이라는 조각문이 있는데, 그 내용은 이러하다.

수태한 후 1, 2개월의 태아는 젤리 상태로 있으니 임부는 조용하게 지내며 부부 생활을 금해야 한다. 3개월이 되면 지방 덩어리처럼 되니 토끼고기를 먹지 마라. 먹으면 언청이를 낳는다. 4개월이 되면 물이 들어와 혈관이 생기니 피를 깨끗이 하기 위해 쌀 보리 신선한 물고기를 먹어라. 6개월이 되면 금이 들어와 근육과 다리의 힘줄이 생기니 걸어 다니는 개나 말을 쳐다보라. 그러면 근육과 힘줄이 튼튼해진다.

2,000년 전에 이미 태교의 중요성을 깨닫고 이를 후대에 알리기 위해 묘 벽에 기록했다니 실로 놀라운 일이다. 최근에 발견된 『태교』라는 책에는 음식과 관련한 태교법이 기록돼 있는데, 다음과 같은 구절이 있다.

임신부는 항상 화평한 기분으로 태아를 길러야 한다. 신 음식, 기름에 튀긴 음식, 너무 단 음식, 너무 찬 음식은 조심하여야 한다. 신 것을 너무 많이 먹으면 간이 상하고, 쓴 것을 너무 많이 먹으면 심장이 상한다. 단 것을 너무 많이 먹으면 비장이 상하고, 비린 것을 너무 많이 먹으면 폐가 상하고, 짠 것을 너무 많이 먹으면 신장이 상한다. 음식은 먹는 것에 따라 각기 관련된 장기를 손상하게 된다."

» **일본의 태교**

일본 문헌 중 태교에 대해 처음 언급한 것은 에도江戶 시대의 한의서 『증초』이다. 이 책에서는 태교의 개념을 "임신한 줄 안 날로부터는 만사에 조심하고, 티끌만큼이라도 나쁜 마음을 갖지 않도록 마음을 가다듬고, 입으로 하는 말이나 손발로 하는 행동에 과실이 없도록 하며, 순산할 때를 기다려야 하느니라."고 하였다.

일본인들에게 성행하던 민간 태교법 중에 재미있는 것이 있다.

- 불구경을 하면 얼굴에 붉은 점이 있는 아기를 낳는다.
- 높은 곳에 있는 것을 내리면 탯줄이 아기의 목에 감긴다.
- 화장실 청소를 하면 예쁜 아기를 낳는다.
- 쌍밤을 먹으면 쌍둥이를 낳는다.
- 꽁치, 상어, 가지는 먹지 마라.
- 오징어를 먹으면 아기가 떨어진다.

태아에게 좋지 않은 것을 경고하는 내용들이지만, 화장실 청소를 하면 예쁜 아기를 낳는다는 속설은 일본인 특유의 청결 의식을 보여주는 흥미로운 대목이다. 일본인들은 임신을 하면 태어나기 전에 미리 이름을 지어 신사 참배하는 풍습이 있다. 가문이 좋은 집안일수록 이런 전통을 잘 지킨다.

일본인 태교의 독특한 것 중에 복대腹帶 착용이 있다. 복대는 아기가 아래로 처지는 것을 방지하고, 배 속의 아기를 따뜻하게 보호하기 위한 것이다. 헤이안平安 시대(A.D.794-1192)부터 일반화되기 시작한 복대는 주로 붉은색이 유행이었는데, 이것은 붉은 태양을 상징하는 것으로 힘센 아기를 낳고 싶은 염원에서 비롯되었다. 그런데 이 복대는 신궁神宮에 가서 비싼 돈을 헌납하고 사온다고 한다. 신이 내려 준 복대를 통해 아기가 가호를 받으며 안전하게 자랄 수 있다고 생각하는 것이다.

현대에 와서 일본인의 태교는 국가적인 차원에서 장려될 만큼 중시되고 있다. 우리나라의 『태교신기』를 우리보다 먼저 자국의 언어로 번역 보급해 왔으며, 일본 도쿄 라디오 FM방송에는 임산부가 들을 수 있는 아름다운 멜로디의 태교 음악 프로그램이 있을 정도이다.

» 유태인의 태교

유태인들은 수많은 핍박과 박해 속에서도 세계적으로 우수한 민족성을 유지해 온 것으로 유명하다. 노벨상 수상자의 32%가 유태인이라는 사실만으로도, 유태인들의 태교법과 자녀 교육법은 관심의 대상이 될 만하다.

유태인들은 전 국민이 종교 생활을 하기 때문에 엄격히 절제된 생활을 하고 있다. 아기를 가질 때부터 태교를 시작하는 이들은 부부의 성생활도 일정한 규칙으로 통제하고 있다. 부인의 월경 기간인 5일 동안과 끝난 후의 7일간은 부부 생활을 할 수 없다.

이 기간이 지나면 아내가 배란일에 임박하게 된다. 부인이 깨끗이 목욕을 하고 남편과 잠자리에 들게 되면, 그 동안 참고 기다리던 남편의 정자는 부인의 배란일에 맞춰 사정을 하게 되므로 건강한 아기가 태어날 확률이 그만큼 높아지는 것이다. 임신 전부터 시작하는 태교법을 율법으로 정해 지키고 있는 셈이니 우수한 민족성과 관련이 전혀 없다고 말할 수는 없을 것이다. 또한 유태인들은 『탈무드』의 가르침에 따라 항상 경건한 생활을 유지하고 있을 뿐 아니라 잦은 종교 모임을 통해 항상 가르치고 배우는 기회를 갖기 때문에 온 국민이 태교를 생활화하고 있는 셈이다.

» **우리의 태교**

우리의 선조 역시 태교의 중요성을 일찍부터 강조하여 부부 관계에서부터 출산에 이르기까지 엄격한 수칙을 정해 지키도록 했다. 태교에 관한 가르침이 최초로 등장하는 문헌은 고려 말 정몽주의 어머니 이씨 부인이 쓴 『태중훈문胎中訓文』이다. 다음은 『태중훈문』의 한 대목이다.

> 여자가 아기를 가지면 옛 성인들의 가르침과 지나간 행적을 더듬고, 그에 관한 책을 읽으며, 이를 선망하고 항상 사모하여, 자신도 그와 같은 성인군자를 낳기를 소원하며 마음으로부터 일반 사람이 하기 힘든 일을 해야 한다.

우리 선조들이 일찍부터 태교의 중요성을 알고, 그 가르침에 힘써 왔음은 여러 문헌을 통해 나타난다. 송시열이나 이율곡과 같은 이들도 태교의 중요성을 강조했으며, 『동의보감』이나 『규합총서』, 『태교신기』와 같은 문헌에서도 태교에 대한 가르침이 전해져 내려오고 있다.

특히 조선 영조시대에 쓰여진 『태교신기胎敎新記』는 대부분의 문헌

들이 태교에 관한 내용을 부분적으로 언급한데 비해, 태교의 모든 것을 책으로 엮어내어 눈길을 끌고 있다. 『태교신기』는 『언문지諺文誌』의 저자로 잘 알려진 실학자 유희의 모친 사주당 이씨가 쓴 책으로, 동서양을 막론하고 태교에 관한 최초의 전문 서적으로서 그 가치가 매우 높다.

이씨는 학식이 높고 덕행이 출중하며 글재주가 뛰어난 여성으로, 중국의 관계 문헌을 두루 섭렵한데다 자신이 직접 체험하고 관찰한 것을 토대로 태교에 관한 광범위한 내용을 다루었다. 태교의 효과와 중요성에서부터 임산부의 몸가짐과 마음가짐, 음식물, 금기 사항에 이르기까지 자세하게 소개하고 있다.

본래 한문으로 씌어진 『태교신기』는 일본에서 먼저 번역되어 반향을 일으켰고, 우리나라에서는 1966년에서야 『태교신기』 의역판이 영인본으로 발간되었다. 최근에는 한글판으로 번역되어 나와 있어 누구나 쉽게 읽을 수 있다.

『태교신기胎教新記』에서는 '삼태도三胎道'나 '칠태도七胎道'라 해서 임신한 여성이 지켜야 할 세 가지 혹은 일곱 가지 기본 도리를 설파하고 있다. 삼태도는 남도 지방에서 구전되어 온 것으로 주로 신분이 낮은 집에서 지켰고, 신분이 높은 집에서는 칠태도를 지켰다고 한다.

이에 의하면 임신한 여성은 말이 많아서는 안 되며, 많이 웃거나 울거나 겁을 먹거나 놀라는 일이 없어야 하고, 곡을 해서도 안 된다. 또 삼불三不(나쁜 말은 듣지 말고, 나쁜 일을 보지 말고, 나쁜 생각은 품지도 말라)이라 하여 임신부가 항상 정결한 마음을 갖도록 가르치고 있다. 어머니의 자세가 바르고 단정해야만 반듯하고 기품 있는 아기가 태어난다고 생각한 우리 조상들은 임신부가 그 어느 때보다 몸가짐을 바르게 갖도록 가르쳤던 것이다.

임신한 여성이 반드시 해야 할 일로 미언美言(아름다운 말만 듣는다), 강서講書(선현의 명구를 외운다), 독서讀書(시나 붓글씨를 쓴다), 예악禮樂(품위 있는 음악을 듣는다) 등 임산부의 교양과 품성에 유익한 세 가지 행동을 권장하기도 했다.

'임신 기간 중 부모가 좋은 것을 보고 듣고 느껴야 건강하고 똑똑한 아기가 태어난다'는 것을 핵심으로 하는 전통 태교의 입장은 오늘을 사는 우리 여성들도 진지하게 귀 기울여 볼 만한 대목이다. 임산부가 지나치게 흥분하거나 감정이 격해질 경우, 신체 내 호르몬의 작용으로 혈관이 수축하거나 대사 장애 등을 일으켜 태아에게 해롭다는 것은 이미 현대 의학적으로도 증명된 사실이기 때문이다.

흔히 우리는 태교를 임신부가 음식과 행동을 삼가는 것 정도로 생각하기 쉽다. 그러나 전통 태교의 세목에는 임신 전 마음가짐, 음식, 조심해야 할 행동은 물론, 심지어 아빠 태교의 중요성까지 총망라되어 있어 우리 조상들의 지혜와 슬기를 엿볼 수 있다.

우리 조상들은 임신한 여성에게 잉어, 붕어, 닭, 가물치 등 고단백 식품과 호두, 잣 같은 견과류 섭취를 권장했다. 금해야 할 음식으로는 불결하거나 메밀처럼 성질이 찬 음식, 제사 음식 등 부정 탄 음식을 꼽았다. 또 무분별한 보약 복용이나 익모초 같은 약물의 남용, 침과 뜸을 함부로 맞는 것 등을 금했다.

또 높고 험한 곳에는 오르지 말고, 밤에 외출하지 말며, 찬 바닥에 앉지 않으며, 번개나 벼락, 무지개 등을 보지 말고 술주정이나 욕, 시비 장면 등도 피하라고 하였다. 이는 임신부가 놀라거나 정서적으로 불안정해지지 않도록 하기 위한 것이다.

임신 중에 가려야 할 일과 금해야 할 음식이 많았던 데는 부정한 것을 피하려는 주술적인 요인이 크게 작용했던 것 같다. 먹을 것으로는 오리고기, 토끼고기, 비둘기고기, 닭뼈 등을 가렸다. 오리고기를 먹으면 손가락과 발가락이 오리처럼 붙어 나온다고 해서 가렸으며, 토끼고기는 아이 눈이 토끼 눈처럼 빨갛거나 입술이 두 쪽으로 갈라지는 언청이가 된다고 해서 먹지 않았다. 비둘기고기를 먹으면 아들과 딸 단 둘밖에 낳지 못한다고 해서 가렸고, 닭뼈를 먹으면 아이가 커서 뼈에서 오도독 소리가 난다고 해서 금했다.

전통 태교의 해산달 지침은 현대의 임신 막달 수칙과 신기하게도 일치한다. 순조로운 출산을 위해 해산달에는 임산부가 천천히 몸을 움직여 가사를 돕고, 배를 압박하는 자세로 머리를 감지 말며, 집안을 조용히 걸어 다니면서 몸을 움직일 것을 권하고 있다. 이와 같은 우리 전통 태교법의 근본은 좋은 것을 보고 듣고 느끼며, 심성을 곱게 가지고 몸을 주의 깊게 간직하는 데 있다.

아빠태교, 가족태교

완고한 조선의 가부장제 사회에서도 '아빠 태교'를 매우 강조했다는 사실을 아는 사람은 많지 않을 것이다. 사실 오늘날의 입장에서도, 임신부 혼자 음악 듣고 산책하는 '예비엄마 홀로 태교'는 엄마 혼자 아이를 키우는 가정이 결손가정인 것처럼 '결손 태교'가 아닐 수 없다.

예부터 남편은 아내가 임신한 동안에는 아내가 즐겨 구경할 만한 좋은 물건을 구해다 주고, 잡인을 가까이 하지 않았으며, 지나친 음주나 흡연을 피했고, 색을 탐하지 않고 경건하게 지내는 것을 원칙으로 삼았다. 또한 "아내가 임신을 하면 백정도 쉰다."는 말이 있을 정도로 생명을 해치는 것을 금했다. 남편이 밖에서 개나 돼지, 심지어 닭 잡는 것만 보고 들어와도 집안에 들어오지 못하게 했다. 땔감을 할 때에도 중심 가지를 피해 곁가지를 쓸 정도였다. 이런 아빠 태교는 장차 태어날 아기에 대한 소망과 아버지로서의 자세를 끊임없이 되새기게 한 것으로 오늘날에도 귀감이 될 만한 것이다.

사주당 이씨는 아빠 태교에 대해 다음과 같이 설파하고 있다.

몸에 병이 있거든 아내의 방에 들어가 잠자리를 같이 하지 말고, 상복을 입었을 때는 내침에 들어가지 아니하며, 일식과 월식이 있을 때, 크게 덥거나 크게 춥거나 큰 바람이 불거나 큰비가 오거나 큰 뇌성이 나는 때는 감히 아내 방에 들지 말아야 한다. 허욕이 싹트지 않게 하고 간사한 기운이 몸에 붙지 않게 한 후에 자식을 낳는 것이 아비의 도리이다.

태교의 도가 남녀간의 교합에서부터 시작되며 그 책임이 아버지에게 있고, 아버지가 먼저 자신에게 떳떳하고 부끄럼이 없으면 훌륭한 아이를 낳을 수 있다는 뜻이다.

『태교신기』에서는 태교할 줄 모르면 어머니나 아버지 될 자격이 없다고 했다. 특히 아기를 가진 여인은 10개월 동안은 자기 몸을 자기 몸으로 생각하지 말고 아기를 생각해서 행동해야만 한다고 했다. 모든 나쁜 것은 보지도 듣지도 말하지도 생각하지도 말고, 바르고 아름답고 좋은 것만을 생각하고 행해야 큰 인물을 낳을 수 있다는 것이 선조들의 태교법이다.

태교는 임신부 혼자서만 하는 것이 아니다. 온 집안 식구들이 항상 거동을 조심해야 한다. 임신부에게는 분한 일, 흉한 일, 급한 일을 들려주지 말아야 한다. 임신부가 성내거나 근심하면 태중의 아기에게 나쁜 영향을 끼치기 때문이다.

우리의 선조들은 태교에서 아버지의 역할이 얼마나 중요한지를 일찍부터 깨닫고 가르쳐 왔다. 가부장의 권위가 시퍼렇게 살아 있던 조선 사회에서도 아내의 산고를 공감하고 그 고통을 나누고자 하는 '상투빌이'나 '지붕지랄'과 같은 남편들의 태교 이벤트가 대를 이어 전해져 왔다. 시쳇말로 고통 분담이다.

아내의 진통이 시작되면 남편은 문구멍을 뚫고 상투 머리를 산실 産室로 들이민다. 그러면 산모는 그 상투를 휘어잡고 힘을 쓴다. "우습세라 우습세라 / 젊은 각시 아날 때는 / 제 남편의 상투 쥐고 / 이잉 이잉 힘쓰면서 울콩불콩 낳는다."고 하는 재미있는 민요도 있다. 필사의 안간힘일 테니 오죽 아팠겠는가.

평안도 산간 지방에서는 아내가 진통을 시작하면 남편은 그 산실의 지붕 위에 올라가 용마루를 붙들고 비명을 지르며 나뒹굴어 아내의 고통을 분담하였다고 한다. 이 때 해산과 더불어 지붕에서 굴러 떨어지는데 더러는 다치기도 했다.

이 '상투빌이'와 '지붕지랄'은 '쿠바드couvad'라 하여 전 세계적으로 나타나는 출산 촉진 풍습이지만, 태교의 입장에서 봤을 때 태어날 아기와의 정을 엄마뿐 아니라 아빠에게까지 누리게 하려는 의도가 아니었던가 싶다. 그런 의미에서 이것은 고통 분담이 아니라 행복 나눔이 아닐지.

이제 '나 홀로 태교'는 사라져야 한다. 모든 예비 아빠, 엄마는 아이를 갖기 전부터 데이트하듯 즐겁게 태교를 해야 하며, 그것을 하나의 쾌락으로 즐길 줄 알아야 하고, 소신을 갖고 일상적으로 실천해야 한다.

그러면 삼법의 관점에서 진정한 태교란 무엇인가. 세상의 모든 부모들은 과연 어떻게 해야 건강하고 지혜로운 아이를 생산할 수 있는가. 영어 노래를 들려주고, 모짜르트를 듣고, 보약을 먹고, 예쁜 과일을 골라먹고, 현대 식품 과학이 임신부들에게 권장하는 일일 섭취량에 따라 식사를 조절하면 태교는 완결되는 것인가.

삼법의 관점에서 볼 때, 진정한 태교란 삼법의 실천을 통해 조화롭고 건강한 삶을 영위할 때 비로소 가능한 것이다. 그러면 삼법을 실천한다는 것은 무엇인가. 삼법의 이치를 몸과 마음으로 터득하는 일이다. 우리의 몸과 마음에 건강한 생활의 문이 열리면 그것이 곧 태내胎內의 아이에게는 '태교'가 되는 것이다.

다시 말하면 천·지·인天地人 삼법의 이치에 맞추어 일상 생활을 영위할 때 삶의 건강을 얻을 수 있다는 말이다. 일상에서 삼법을 실천하기 위한 구체적인 방도를 말하기 전에, 독자들의 이해를 돕기 위해 여기서 잠시 삼법의 개념을 현대적 의미로 간략하게 정리해 보기로 하자.

» 생명의 에너지를 마신다—천법天法

천법이란 '생명에 맞춘다'는 것으로, 진리에 맞추어 에너지를 받는다는 말이다. 다시 말하면, 만물을 존재케 하는 하늘의 조화된 이치를 깨닫기 위한 실천 행위라고 할 수 있다.

» 바르게 곧게—지법地法

지법이란 '바른 자세로 행한다'는 것인데, 음양의 균형, 즉 휴식과

일의 조화를 이룰 때 가능한 것이다.

» 즐겁게 신나게-인법人法

인법이란 '즐기는 상태에서 행한다'는 것이다. 어떤 일을 즐기면서 한다는 말은 자신의 일을 신바람 나고 재미있게 함으로써 정신이 그 행위에 몰입되는 경지를 말한다.

그러나 사실 모든 행위가 이와 같이 되기란 매우 어려운 일이다. 그래서 옛사람들은 삼법의 실천을 진리를 구현하기 위한 구도의 길로 생각하여, "수행의 정신으로 행하라."고 말했다. 특히, 톱니바퀴처럼 무미건조하게 맞물려 돌아가는 생활 속에서 이미 삶의 여유를 잃어버린 현대인들에게 무턱대고 '삼법을 실천하라'고 주문한다면, 곧장 "웬 선문답?" 하는 항변이 튀어나올지도 모른다.

그 때문에 더욱 현대인의 실정과 상황에 맞게 삼법을 구현할 수 있는 일상적이고 구체적인 실천 방법을 모색할 필요가 생기는 것이다.

자, 그러면 이제 다시 우리의 화두인 무통 분만을 위한 삼법 태교로 돌아오도록 하자. 무통 분만을 위한 삼법 태교는 임신 전부터 시작된다. 세상의 어느 부모가 훌륭한 아이를 원하지 않겠는가. 그러나 훌륭한 아이를 낳기란 말처럼 그리 쉬운 일이 아니다. 남녀 어느 한쪽의 건강에 문제가 있다면 아이를 가질 수도 없고, 임신을 한다 하더라도 아이의 건강에 문제가 생길 수도 있다. 따라서 임신 전 출산을 위한 준비야말로 부부 자신들의 건강한 생활을 위해서만이 아니라 무통 분만을 향한 첫걸음이다.

무엇을 어떻게 먹을 것인가?

하나의 생명체가 자신의 생명을 유지하는 비결은 바로 호흡법과 식사법에 있다. 널리 알려진 바대로 호흡법과 식사법이란 생명을 유지하기 위해 필요한 힘(에너지)을 공급받는 일이다. 호흡법에 대해서는 다음에 상세히 정리할 기회가 있을 것이므로 여기서는 훌륭한 아이를 갖기 위한 올바른 식사법에 국한하여 이야기해 보자.

먹기란 무엇인가. 생활의 에너지를 공급하는 것이다. 그러나 사람들은 의외로 이 문제에 대해 무지하다. 무엇을, 언제, 어떻게 먹어야 하는지 바른 지식을 갖고 있는 이가 드물다. 그저 몸에 좋다고 소문난 음식을 자주 먹거나, 영양가 있는 음식을 섭취하면 된다고 생각할 뿐이다.

삼법의 천법 수행은 올바른 식문화를 제시함으로써 인간이 어떻게 자연과의 상호 교류를 통해 조화를 이룰 것인지 가르치고 있다. 식생활이란 사람과 음식물 상호간의 대화이자 사람이 몸의 자연성을 회복하고 건강을 유지하기 위한 관건이다. 사람이 어떻게 생명을 유지해 나갈 수 있는지 그 신비의 비밀이 바로 여기 있다.

앞서 말했듯 삼법 태교란 임신 전부터 시작되어야 하는 것이다. 특히 건강한 아이를 생산하기 위해서는 임신 전부터 부부가 먹어야 할 식품을 엄밀히 살펴야 한다. 이것은 남성도 마찬가지이다. 일반적으로 남성은 먹기에 그다지 신경을 쓰지 않는다. 여성들도 임신하기 전에는 먹기에 그리 신경을 쓰지 않는 경우가 많다.

그러나 이것은 매우 잘못된 습관이다. 건강하고 훌륭한 아이를 임신하기 위해서는 부부가 함께 식사에 신경을 써야 한다. 생명을 탄생시키는 작업이란 밭에 씨를 뿌리고 그것을 거두는 농부의 노고와 크게 다르지 않다. 콩 심은 데 콩 나고 팥 심은 데 팥 나는 것은 자연의 이치이다. 농부는 기름진 좋은 밭을 마련하는 일 못지않게 훌륭한 씨를 준비하는 것을 매우 중요하게 여긴다.

아이를 가지는 일도 마찬가지다. 부부가 함께 위에 지적한 기본적인 식품 선택의 내용을 잘 지켜 나가고, 일상의 건강 실현을 위해 노력해야 한다. 평소 음식 섭취와 몸가짐에 주의를 기울여 태아의 생산에 영향을 줄 수 있는 약물이나 음식을 금하는 것도 부부가 공히 유의해야 할 사항이다. 아이를 생산하기 위해 남성이 일정 기간만이라도 흡연, 과음을 금하는 것도 좋은 방안이 될 수 있다.

» **음양의 균형을 따르라!**

많이 알려진 것처럼 현대의 식품 과학은 성분 분석에 기초한 영양가와 칼로리 계산을 토대로 일일 섭취량을 제시한다. 이에 따르면, 체중 1kg당 40kcal가 필요하므로 50kg의 체중을 가진 여성은 2,000kcal를 섭취해야 한다는 결론이 나온다. 그리고 임산부의 경우, 임신 전반기에는 150kcal, 후반기에는 350kcal를 더 섭취해야 한다. 각각의 영양소 역시 그 특성에 따라 일일 섭취량이 결정된다.

이런 식의 먹기는 얼핏 매우 과학적으로 보인다. 그러나 이것은 음식물과 인간의 상호 작용과 관계라는 입장에서 볼 때, 오히려 상당히 비과학적인 먹기의 내용이라 할 수 있다.

모든 음식물에는 어떤 영양소가 딱히 정해져 있는 것이 아니다. 음식물은 저마다 각기 다른 성질과 작용을 가지고 있다. 심지어 같은 음식이라도 조리법에 따라 내용이 달라지는 경우가 많고, 또 어떤 사람에게는 좋은 것이 다른 사람에게는 해로울 수도 있다.

그러므로 우리는 음식물 각각의 성질과 작용을 제대로 파악하여 식품을 선택할 필요가 있다. 자연 속에 존재하는 모든 생명체는 천의 이치, 다시 말하면 자연의 조화와 법칙에 따라 생명을 유지하기 때문이다. 우리 인간이 건강하게 생명을 유지하는 비결은 바로 이러한 원리에 따라 음식물을 제대로 선택하고 섭취하는 데 있다고 해도 과언이 아니다.

» 계절에 맞는 음식 먹기

인간은 선천적으로 체질을 타고나지만 때로 주어진 조건이나 환경에 적응하기 위해 체질이 변하기도 한다. 계절이 바뀌면 체질도 변화하기 마련이다. 체질이 달라지면 몸의 필요와 요구도 달라진다. 우리가 제철 음식을 권장하는 이유가 바로 거기에 있다. 계절에 맞는 음식물이야말로 우리 몸의 요구와 필요를 가장 합리적으로 충족시켜 주는 것이다.

여름은 흡광력吸光力이 적고 물기가 많은 오이나 수박, 참외 등의 음성 식품이 생산되는 계절이다. 이러한 음식은 양기가 승해진 몸을 식혀 주며, 이완 작용을 통해 체온을 조절하여 우리의 건강을 유지시켜 준다. 또 겨울이 되면 우리의 몸은 겨울의 냉기에 적응할 몸을 만들기 위해 양성 식품을 요구한다. 양성 식품이란 태양의 흡광력이 높은 음식물로서 가을과 겨울에 나는 호박, 팥, 콩, 당근과 건조 식품, 육류들이 이에 속한다.

자연은 모든 생물이 살아갈 수 있도록 때와 장소에 적합한 먹이를 적절히 제공해 준다. 특히 계절 식품은 동식물의 상호 생존 관계와 자연의 순리에 부응하는 음식물로서, 이를 섭취하는 것은 식생활의 기본에 해당된다. 음양의 배합이 골고루 이루어져 한쪽으로 편중되지 않도록 하는 것을 조화식이라 하는데, 그 중에서도 우리가 매일 먹는 김치 같은 식품은 옛사람들이 고안해 낸 지혜로운 조화식이다.

» 전체식을 하라!

흔히 체질이 양성陽性인 사람은 양성 식품을 즐기고, 음성陰性인 사람은 그 반대이다. 그러나 입에 당기는 대로 먹다 보면 몸이 한쪽으로 편중되어 이상을 유발하는 원인이 된다. 그러므로 음과 양 어느 한쪽으로 편중된 식사는 바람직하지 않다.

그 해결 방안이 바로 전체식을 통한 조화식調和食이다. 전체식이란 열매, 잎, 줄기, 뿌리를 함께 먹는 것을 말한다. 일반적으로 식물의 잎은 음성이고 줄기는 중성이며 뿌리는 양성 식품으로 분류되는데, 열매, 잎, 줄기, 뿌리를 함께 먹는 전체식을 하면 음성이나 양성 어느 한쪽으로 치우치지 않는 조화식으로 몸의 건강을 지킬 수 있다.

그러면 사람의 체질을 음양에 따라 판별하는 요령은 무엇일까. 일반적으로 양성인 사람은 신체가 실實하며, 추위에 강하고 더위에 약하다. 또 매우 활동적이고 다혈질인 사람이 많다. 음성 체질인 사람은 그 반대로 생각하면 된다.

» 눈이 살아 있는 음식 먹기

눈이 살아 있는 음식이란 현미, 통밀, 보리 등 껍질을 깎아내지 않는 곡식을 말한다. 사실 현대인들이 섭취하는 식품은 대개 눈을 깎아낸 식품이다. 우리의 주식인 흰쌀이나 밀가루가 바로 그 대표적인 식품이다.

자연 식품 연구가들은 삼백三白 식품이라 하여, 흰 백白자가 들어가는 세 가지 식품, 즉 백미, 백설탕, 백분(밀가루)을 피해야 할 무익한 식품으로 보고 있다. 오늘날 우리네 사람들이 만성병이나 성인병으로 고통 받는 원인도 사실상 이 세 가지 음식을 즐겨 먹는 데 있다고 해도 과언이 아니다.

눈이 있는 식품은 음양이 잘 배합되어 있고, 또 눈 속에는 인체가 요구하는 모든 영양소와 비타민이 잘 배합되어 있다. 그러므로 평상시에는 물론 임신을 준비하는 이들은 가능하면 이런 식품을 먹어야 음양의 조화를 이룰 수 있다.

건강한 임신을 위한 생활습관

모든 생명체는 하늘의 이치에 따라 긴장과 이완의 반복으로 생명이 창조되고 소멸함으로써 자신의 몸을 유지해 간다. 생명체의 긴장과 이완이란 인간 생활에서는 일하기와 휴식이며 크게는 음양의 기운에 의한 만물의 생성과 소멸의 이치이다. 그러므로 인간의 생명을 건강하게 유지하려면 노동과 휴식을 바르게 하여 조화를 꾀해야 한다.

이제 임신 전에 부부가 건강하고 훌륭한 아이를 생산하기 위해서는 어떻게 생활해야 하는지 알아보도록 하자.

무통 분만을 위한 삼법 수행이란 단순히 고통 없이 아이를 낳기 위한 방안이 아니다. 임신과 출산이란 무엇보다 민족의 미래를 이끌 훌륭한 몸과 정신을 가진 아이를 낳는 일이다. 앞서 살펴보았듯이 옛 어른들은 이것을 태교라는 이름으로 강조하였다. 옛 어른들이 강조한 태교를 현대를 사는 우리의 실정에 맞게 변주하여 건강 생활을 위한 두 가지 원칙을 세워보도록 하자.

» 일과 휴식의 균형 맞추기

생활 속에서 일과 휴식의 균형을 이루기 위해서는 특히 초저녁에 자고 일찍 일어나는 것이 중요하다. 이것은 매우 중요한 휴식의 내용이다. 요즘 사람들은 대개 늦게 자고 늦게 일어난다. 이러한 습관은 아주 잘못된 수면법이다. 늦게 자고 늦게 일어나면 같은 시간을 자도 피곤이 쉬이 풀리지 않는다.

모든 생명체는 자시子時(밤 11시–새벽 1시)에 수면을 취할 때 가장 완전한 휴식을 얻을 수 있다. 이 때가 가장 음기陰氣가 승하기 때문이다. 예나 지금이나 사람들은 과중한 정신적 육체적 노동에 시달리며 살아가고 있다. 그러므로 잠자는 시간만이라도 자연의 기운을 제대로 알고 이를 활용하여 휴식을 취할 수 있어야 한다. 특히 임신을 준비하는 부부가 이러한 습관을 기르면 좋은 씨앗과 텃밭을 만들어 훌륭한 임신의 열매를 맺을 수 있다.

» 전신의 기능을 활용하라!

대부분의 사람들은 몸의 특정 부분만을 쓰면서 살아간다. 특히 그 현상은 간편함과 편리함을 추구하는 현대인들에게 더욱 극단적으로 나타나 몸의 일부분만 발달하는 결과를 낳고 있다. 그 때문에 체형이 틀어지고 편중되는 신체적 불균형이 야기되고, 병적인 체질로 바뀌게 된다.

훌륭한 아이를 낳으려는 예비 부모들은 모쪼록 생활 속에서 올바른 자세와 지혜로운 생활의 내용을 가질 필요가 있다. 이러한 이치를 깨달은 옛 어른들은 일상 생활 속에서 언제나 바른 자세를 유지했다. 걸을 때나 앉아 있을 때 허리나 어깨를 똑바로 펴서 앞이 전굴되지 않도록 하였고, 운동이나 놀이를 할 때도 대부분 몸 전체를 사용하였다.

그런 의미에서 우리의 전통적인 생활 공간인 초가집이나 한옥은 구조적으로 건강에 가장 좋은 온도, 습도, 산소 공급량을 자연스럽게 유지하여 몸의 전기능이 살아나도록 만들어진 공간이다. 자기도 모르게 신체의 일부분만 혹사하며 살아가는 우리 현대인들은 이제라도 옛 사람들의 지혜를 본받아 주위 환경을 지혜롭게 바꾸는 데 관심을 기울여야 할 것이다.

임신은 우연의 산물이나 행운이 아니다. 사랑하는 두 남녀의 철저한 준비와 긴밀한 협력으로 엮어 가는 대역사이다. 특히 우리가 추구하는 무통 자연 분만에 성공하기 위해서는 여성뿐 아니라 남녀 모두 열심히 노력하는 자세가 필요하다.

위에서 제시한 두 가지 원칙을 명심했다면, 이제 임신을 준비하는 남녀가 꼭 알아야 할 성 생활 원칙과 건강 수칙에 대해 살펴보기로 하자.

자연스러운 남녀간의 성 행위를 사랑을 나누는 것과 생산을 위한 것으로 구분하는 것은 다소 부자연스럽고, 우스꽝스럽게 보일지도 모르겠다. 다만 여기서는 태교에 대한 좀더 효율적인 접근을 위해 생산을 위한 성의 입장에서 이야기하려 하니 그 점 이해하기 바란다. 생명을 창조하고 대를 이을 자손을 낳기 위한 행위는 마음 자세부터 달리 접근되어야 한다고 생각하기 때문이다.

» 부부의 몸을 깨끗하게

여기서 몸을 깨끗이 한다는 것은 단순히 외적인 것을 뜻하는 게 아니다. 몸의 상태를 정상적으로 만드는 것뿐만 아니라 마음을 맑게 정돈함으로써 새 생명의 창조에 대비해야 한다는 것이다. 그러자면 남녀 모두 잘못된 생활 습관이나 태도를 고치고 생산에 임해야 한다.

임신 기간 동안 당신의 생활 습관은 당신의 건강뿐 아니라 아이의 건강 상태에도 많은 영향을 미치게 된다. 생활 습관이란 하루아침에 고쳐지는 것이 아니다. 임신 전부터 자신의 생활 습관을 점검하여 고쳐야 할 부분은 확실하게 고쳐 나가자.

우선 규칙적인 생활을 위해 노력하자. 규칙적인 생활은 몸의 스트레스를 최소한으로 줄여 준다. 건강한 아빠와 엄마에게서 건강한 아기가 태어나는 것은 당연한 일이다. 규칙적인 식사, 충분한 휴식, 적당한 운동, 적당한 시간에 자고 일어나는 것 등 생활 습관을 일신하여 몸을 최상의 상태로 만든 후 임신을 생각하자.

또, 인공 감미료나 카페인을 함유한 기호 식품을 멀리한다. 매일 300㎎ 이상의 카페인을 섭취하면 가임률이 27% 줄어든다. 특히 요즘 젊은 부부들 중에는 담배나 술, 기타 약물을 상습적으로 복용하는 경우가 많다. 임신을 생각하고 있다면 과감하게 끊을 필요가 있다. 자신의 몸을 해치기도 하지만, 아기에게 큰 영향을 주기 때문이다. 특히 임신 후에도 끊지 못한다면 몸이나 두뇌에 이상이 있는 아기가 태어날 수 있다. 임신 전에 담배와 술을 끊어 건강한 몸의 바탕을 만들어야 한다.

단순히 끊는 것만으로는 부족하다. 단식 등의 과정을 통해 몸의 상태를 깨끗이 한 후에 임신을 위한 행위에 들어가야 할 것이다. 유산이나 기형아 출산이 빈번해지는 상황에서 주원인으로 드러난 체내의 독극물 주입은 반드시 단절시켜야 한다. 이것은 새 생명을 준비하는 남녀 모두가 갖추어야 할 당연한 결단이다.

» 척추를 튼튼하게

남성의 힘, 즉 기氣는 척추에서 비롯된다. 튼튼하고 건강한 척추를 가질 때 건강한 씨인 정자를 생산해낼 수 있다. 이 간단한 이치를 사람들은 흔히 간과해 버리는 경향이 있다. 건강한 씨란 기가 살아 있는 것을 말한다. 기란 널리 알려진 바대로 생물의 움직임에 필요한 에너지이다. 이 추진력이 없으면 튼튼한 아이를 임신할 수 없을 뿐만 아니라 심지어 불임을 초래할 수도 있다는 사실을 알아야 한다.

남성의 척추를 튼튼히 하여 건강한 정자를 생산하는 것, 이것이야말로 무통 분만을 위한 대전제이다. 삼법요가 편에 이를 위한 안내가 되어 있으므로 자신의 상태를 점검하고 대처하도록 하자.

» 임신 전, 신체 이상 무無

임신이란 서로 사랑하는 부부의 공동 작업이다. 그러므로 어느 한 쪽의 건강만으로 해결될 문제가 아니다. 부부 모두가 원하는 아이를 생산하기 위해서는 평소에 서로의 건강을 보살피는 노력을 기울여야 한다. 그것이 바로 삼법의 원리에 따른 일과 휴식의 조화이다. 임신 전에 미리 서로의 몸 상태를 점검하여 이를 개선해 나갈 필요가 있다.

특히 부부 어느 한쪽에 당뇨병, 고혈압 등 만성병이나 성인병, 성병 등이 있을 때는 이를 반드시 깨끗이 고친 후에 임신해야 한다. 부부에게 어떤 신체적 이상이 있다면 그것이 태아에게 영향을 미치는 병인지 아닌지 따져봐야 하고, 문제가 있을 때는 임신을 보류하여 이를 완전히 고친 뒤 임신을 시도해야 한다. 고칠 수 없는 병을 가졌거나 그것이 태아에게 영향을 미치는 것이 확실하다면, 임신 자체를 포기하는 것이 부모와 자식을 위해 바람직한 일이다.

» 정자 상태를 점검하라

몇 년 전, 한 여성이 필자를 찾아왔다. 그녀는 삼 년째 아이를 갖지 못한 상태였는데, 자신에게 문제가 있다고 생각하는 눈치였다. 그녀는 다음과 같이 말했다.

남편은 아이를 갖지 못하는 것이 틀림없이 내가 허약하기 때문이라는 것입니다. 하긴 요즈음 제가 잔병치레가 많고 상태가 별로 좋지 않은 건 사실이에요. 그래서 수련을 통해 심신을 단련해 보려고 이렇게 수련장을 찾았답니다.

그러나 나의 생각은 달랐다. 남자에게 어떤 특별한 병이 없다고 해서 불임의 원인이 무조건 여자에게 있다고 단정하는 것은 잘못이다. 별 이상이 없어 보일지라도 정밀 검사를 해 보면 여성보다 남편 쪽에 문제가 있는 경우가 더 많기 때문이다.

내 생각을 전해 들은 그 부부는 병원에서 남편의 정자 상태를 검사하기로 했다. 그 결과 불임의 원인은 정자의 양이 부족하기 때문이라는 진단이 나왔다. 이번에는 남편이 도장을 찾아와 열심히 삼법을 수련하였다. 그리고 얼마 후 그에게 임신이라는 기쁜 소식을 들을 수 있었다.

» 정신 질환도 질환이다

의외로 사람들은 건강에 대해 모종의 편견을 갖고 있는 경우가 많다. 신체적으로 이상이 없으면 건강하다고 생각하는 것이다. 그러나 정신적인 질환도 출산 전에 반드시 고쳐야 할 중요한 질병이다. 흔히 별것 아니라고 생각하는 불안 심리나 스트레스, 노이로제 등의 정신 질환도 임신에 상당한 영향을 끼친다.

정신적 이상 상태에 있는 사람들은 일상적 사고가 지극히 개인주의적이어서 남이나 이웃에게 관심과 애정을 갖는 일이 없다. 예컨대 정신병원에 있는 환자는 하나같이 극도의 개인주의나 이기주의에 빠져 자기만을 생각한다. 그래서 전문가들은 환자들이 얼마나 타인과 이웃에 관심을 갖느냐로 병의 호전 정도를 측정한다고 한다.

오늘날 우리 사회는 갈수록 공동체 의식이 실종되고 극도의 개인주의와 이기주의에 빠져 간다고들 한다. 그러나 훌륭한 아이를 낳고자 하는 부부라면 이러한 시류에 편승하지 말고 이웃을 생각하는 마음을 가져야 한다. 가족 이기주의나 집단 이기주의는 정신병의 초기 증세를 만드는 요인들과 무관하지 않다. 수많은 고질적 정신병자들로 인해 이 사회가 점점 반생명적, 이기적인 풍토로 변질되고 있다. 이러한 우리의 정신적인 토양을 변화시키는 것도 훌륭한 아이를 낳고자 하는 부부가 가져야 할 건강한 마음가짐이라 하겠다.

» 텃밭을 다듬어라

텃밭이 잘 다듬어지지 않은 상태에서는 아무리 좋은 생명의 씨가 있어도 소용이 없다. 임신을 바라는 여성이라면 무엇보다 정상적이고 건강한 배란이 이루어지도록 노력해야 한다. 배란이 잘 이루어지지 않는다면 올바른 식사와 적당한 운동, 휴식을 통해 임신 전에 반드시 몸의 상태를 바로잡아야 한다. 무엇보다 편식하는 습관을 버리자. 편식 습관은 고른 영양 섭취를 방해하여 영양의 불균형과 결핍을 초래한다.

골반의 상태 역시 중요하다. 여성의 자궁을 받쳐 주는 곳이기 때문이다. 골반이 안정되어야 임신도 쉽고 임신이 된 후에도 태아가 잘 자랄 수 있다. 최근 젊은 여성들 중에는 잘못된 자세와 생활 습관으로 인해 몸이 한쪽으로 틀어져 있는 경우가 많다. 이런 여성들은 골반의 상태를 바로잡기 위한 삼법요가를 열심히 시행할 필요가 있다.

몸의 자연성을 회복하라

앞에서 말한 것처럼 인법 수행이란 하늘과 땅, 즉 자연과 인간과의 관계를 생명적으로 통일시키기 위해 마음을 다스리는 법이다. 그런데 우리 인간의 삶이란 본래 자연과의 관계 속에서 이루어지는 것이므로 결국 인법 수행은 우리의 생활 속에서 실천해야 하는 것이다.

인법 수행을 다른 말로 하면 삼매법이다. 흔히 독서 삼매경이라고 할 때의 삼매는 일반적으로 어떤 행위를 할 때 그 일과 자신이 하나가 되어 거기에 몰입되는 상태를 뜻한다. 그러나 삼법에서 말하는 삼매란 삼법이 하나로 통일되는 경지를 만들어가는 인간의 집중된 정신 상태를 말한다. 진리를 실천하는 행위에 오롯이 정신을 모아 그 과정에서 발생하는 어떤 어려움이나 고통도 여유 있게 즐길 수 있는 마음 상태를 만드는 수행인 것이다.

그런 의미에서 부부가 일상생활에서 삼매법을 실천하는 일은 매우 훌륭한 태교라 할 수 있다. 특히 임신 전, 하나의 생명을 창조하려는 시점에서 삼매법을 실천한다면 더욱 근본적이고 영향력 있는 태교가 될 것이다.

그러면 아이를 낳으려는 부부는 어떻게 자신들의 일상 생활을 즐겨야 할까. 오늘날 대다수의 사람들은 자신의 일을 즐기며 살아가지 못한다. 다른 생명체들이 자연의 법칙이나 순리에 따라 본능적으로 움직이고, 살아가는 반면에 인간은 자연을 개척하고 끊임없이 새로운 것을 추구하며 창조하여 왔다. 그리하여 다른 동물들은 꿈도 꾸지 못할 찬란한 문명을 창조했던 것이다.

그런데 어느 날부터인가 인간은 스스로 만든 이 문명을 회의적으로 바라보게 되었다. 오늘날 인류가 피땀 흘려 일궈낸 문명은 도리어 거대한 공룡처럼 인간을 위협하고 있다. 그것은 인간이 지금껏 갈구해 온 사랑과 평화가 충만한 세상을 열어주지 못했을 뿐만 아니라, 인간을 더욱 더 고립시키고 소외시켜 왔다. 그러다보니, 생활이 즐겁기는커녕 미래에 대한 극심한 불안과 공포에 사로잡혀 자기 삶의 근본적인 목적과 가치마저 뿌리째 흔들리는 양상이 벌어지는 것이다. 도대체 왜 이렇게 되었을까?

앞에서도 말했거니와 통증 없는 출산을 위한 가장 기본적인 조건은 자연성의 회복이다. 그것은 바로 자연체로서의 여성의 몸을 되찾아야 한다는 것이다. 자연이란 과연 무엇일까? 자연이란 음과 양의 기운이 치밀하게 균형을 이룬 상태이다. 동양인들은 이 이론을 인체에 적용하여 오랜 기간 임상 실험으로 그것을 입증했고, 이제는 공인된 의학으로 체계화시켰다.

음양 학설에서 우주란 양의 동적인 것과 음의 정적인 것이 번갈아 나타나 끊임없는 반복 속에서 만물의 생성과 소멸이 지속적으로 이루어지는 것을 말한다. 생명체 역시 그러한 자연의 이치에 따라 암컷과 수컷의 상호 결합과 조화 속에서 창조되고 종을 이룬다. 이 균형과 조화가 잘못되면 멸종의 비운을 겪게 되는 것이다.

인간의 몸에도 이 원리가 그대로 적용된다. 동의학에서는 인체를 대자연의 이치인 음양이 가장 치밀하게 조합되어 운용되는 축소된 우주로 보고, 치병治病의 이론과 방법도 이 음양의 원리에 비추어 유추해 내고 있다.

인간의 건강도 역시 동일한 원리를 적용할 수 있다. 즉 일하기가 양의 상태라면 쉬는 것은 음의 상태이며, 이것이 조화를 이룰 때 생명을 건강하게 유지할 수 있다는 것이다. 따라서 무통 분만이란 남녀가 건강한 가운데 임신하고 출산할 때 얻어지는 결과일 수밖에 없다. 따라서 일과 휴식의 균형과 조화는 임신을 준비하는 부부가 반드시 유념해야 할 중요한 부분이다. 자, 그렇다면 오늘날 우리는 어떻게 살아가고 있는가.

자연은 낮과 밤의 길이를 같게 하여 낮에는 일하고 밤에는 그 시간만큼 쉬라고 가르쳐준다. 자연 속에 사는 동물들은 대부분 자연의 순리에 따라 낮과 밤을 지킨다. 그러나 인간은 어떠한가. 쉬지 않고 밤늦게까지 일하는 사람이 있는가 하면, 하루 종일 할일 없이 빈둥대며 노는 사람도 있다. 대개의 현대인들은 몸뿐만 아니라 정신까지 혹사하며 살아간다. 끊임없는 정신적 긴장과 갈등, 불안 등으로 정신적 휴식을 얻지 못하고 살아가는 것이다. 인간의 정신도 일과 휴식의 균형이 이루어져야 한다.

사실 오늘날 많은 사람들이 겪는 병은 쉴 시간이 부족해서라기보다는 쉴 수 있는 마음의 여유를 갖지 못한 데서 비롯되는 경우가 많다. 이렇게 마음이 편하지 않은 상태에서는 육체의 휴식도 정신적 긴장과 불편을 지속하는 노동일 수밖에 없다. 따라서 진정한 몸의 자연성을 회복하기 위해서는 정신적으로 충분히 생활을 즐기는 참다운 휴식을 가질 필요가 있다.

현대 사회에서 남성은 자신이 꿈꾸는 힘과 권력, 그리고 돈을 얻기 위해 미친 듯이 경주해야 하는 형편에 놓여 있다. 최근 들어 이러한 사정은 비단 남성들만의 문제에 국한되는 것이 아니다. 여성들의 일과 휴식의 부조화는 우리가 추구하는 무통 분만의 성취와 직접적으로 관련된 내용이다.

원초적 본능 - 성생활 삼매

독서삼매도 아니고, 염불삼매, 요가삼매도 아니고, 성생활 삼매라니, 별 해괴한 소리 다 들어보겠다고 투덜거리는 사람이 혹시 있을지도 모르겠다. 또 어떤 이들은 즐겁지 않은 성생활이 어디 있겠느냐고 반문할지도 모른다. 그러나 사실은 그렇지 않다. 사랑의 행위는 올바른 방법을 찾지 못하면 그것을 충분히 즐길 수 없다.

요즈음 주변을 둘러보면 남녀가 사랑한다는 구실로 상대방을 자신의 소유물인 것처럼 취급하고 구속하는 경우를 종종 목격한다. 특히 여성들은 이것을 당연하고 자연스런 것으로 받아들이는 경우가 많다. 그러나 이것은 이기적 욕심에서 비롯된 왜곡되고 잘못된 사랑이다.

사랑이란 상대의 가치를 인정하고 그것이 발현될 수 있도록 협력하고 힘이 되어 주는 행위이다. 인간의 성 행위는 종족 번식을 위해서만 진행되는 여타 다른 동물들의 교접과는 달리 삶의 기본적인 욕망이자 문화로서 우리 생활의 전반에 영향을 미치고 있다.

우선 사람들은 상대에게 사랑을 확인하고 정을 나누는 수단으로 성 행위를 갖는다. 이 과정이 올바르고 아름다울 때 참으로 즐길 수 있고 역사를 창조할 힘을 얻게 되는 행위가 될 것이다. 그러면 우리의 삶에서 성 행위를 완전하게 즐길 수 있는 조건과 방도는 무엇일까.

» 아타일여我他一如의 정신

성은 인생의 가장 중요한 가치인 아타일여의 정신을 훈련할 수 있는 장이다. 서로 다른 문화권에 살아 온 남녀가 사랑으로 만나 하나가 된다는 것은 인간의 사회생활에서 가장 중요한 공동체 의식을 구체화하는 행위이다. 그러므로 이기적 관점을 버리고 상대의 기쁨과 만족을 위해 헌신적인 노력을 기울이는 태도가 어떤 사랑의 기술보다 우선해야 한다. 그러자면 남녀가 서로 지극히 사랑하는 관계에 있어야 하고, 이때 비로소 생활을 창조할 추진력을 얻을 수 있으며, 상대뿐 아니라 자기 자신도 강렬한 기쁨과 깊은 만족을 느낄 수 있다.

성에 대한 무분별한 욕망은 삶의 전망을 흐리게 하고 무분별한 행동을 유발하게 된다. 결혼을 앞둔 미혼 남녀는 무엇보다 성에 대한 올바른 지식과 관점을 세울 필요가 있다. 부부간의 성 문제 역시 마찬가지이다. 올바른 성 생활을 영위하지 못하면 여러 가지 문제가 발생할 수 있고, 극단적인 경우 결혼 생활이 파국에 이를 수도 있다.

» 함께 하는 생활 속의 성 행위

고등 교육을 받지 못한 20대 후반의 어느 젊은 부부가 있었다. 이들은 툭하면 격렬한 부부 싸움을 벌이곤 해서 동네에서 소문이 자자했다. 시도 때도 없이 폭력이 동원된 난투극이 벌어졌고, 결국 힘이 약한 여자가 번번이 얻어터져 눈두덩이 시퍼렇게 되는 일이 예사였다. 그런데 이상한 것은 여자 쪽의 태도였다. 그렇게 하루가 멀다 하고 전쟁을 치르고 얻어터지면서도 부부 생활에는 매우 만족하는 것처럼 보였던 것이다.

그 점을 이상하게 생각한 이웃집 아낙에게 그녀는 웃으며 다음과 같이 이야기하였다.

- 잠자리에서 그이는 나를 누구보다 행복하게 해 줘요. 그가 얼마나 날 사랑하고 있는지 느낄 수 있을 정도로요.
- 아니 어떻게 해 주는데 그래?

놀랍고 신기해서 되묻는 이웃에게 그녀는 얼굴을 붉히면서 다음과 같이 말했다고 한다.

- 그는 잠자리에서만은 나를 함부로 하지 않아요. 나를 매우 소중히 다루지요. 내가 충분히 달아오를 때까지 열심히 노력하면서 끈질기게 기다리죠. 그리고 내가 정말 요구할 때 비로소 내 속에 들어와요. 그것뿐만이 아니에요. 그는 자기 볼일이 끝났다고 그냥 나가떨어지지 않고 내가 느낄 때까지 억제하고 기다리는 인내심을 갖고 있어요. 그게 어디 쉬운가요. 나는 정말 그를 사랑할 수밖에 없어요.

자, 당신은 이들 부부의 성생활을 어떻게 생각하는가. 분명한 것은 그가 겉으로는 여성에게 폭력을 행사하는 무뢰한이지만 최소한 잠자리에서만큼은 여성이 젖은 상태가 아닐 때 들어가는 것은 비난받아야 할 폭력이다라는 성적 기본 지식을 아는 사람이라는 것이다.

물론 이 부부의 삶에는 분명 문제가 있다. 또 사실 이들은 올바른 성 행위란 무엇인지 잘 모르고 있다. 남녀의 사랑이 꼭 잠자리의 성 행위에서 표현되는 것이라고 착각하고 있는 것이다. 그렇다면 바른 성 행위란 어떤 것을 말하는 것일까?

삼법의 관점으로 보면 남녀가 만나 함께 생활하는 것 자체가 음양의 조화를 이루어 창조적인 삶을 만들어 나가는 성 행위이다. 성 행위 속에서 서로의 기쁨과 만족을 추구해 나가듯이 남녀가 관계를 맺는 일상 생활 역시 같은 내용이 되어야 한다. 따라서 부부 교합에서 상대방을 만족시키는 테크닉만을 자랑하는 것은 바른 성 행위에 대한 무지의 소치이다.

남녀의 성 행위가 완전해지기 위한 기본적인 전제는 사랑이다. 사랑을 바탕으로 서로의 가치를 인정할 수 있을 때만이 새로운 것을 창조할 수 있다. 즉 남녀가 자유로이 자신의 성감을 표현하고 그것이 서로의 특성으로 조화를 이룰 수 있게 되었을 때 비로소 참다운 행위의 기쁨을 얻게 되는 것이다.

» 성 생활의 열쇠는 대화

성 생활을 즐기는 기본은 서로 상대방의 신체 구조에 대한 상식과 이해를 가져야 한다는 것이다. 남녀는 반드시 상대방 몸의 특성이나 그에 따른 자극의 변화 등을 알고 이해할 수 있어야 한다. 행위를 할 때 서로 어떤 느낌을 주는지도 모르고 장님 문고리 잡듯이 진행해서는 안 된다. 성 생활 삼매의 열쇠는 바로 대화에 있다. 대화를 통해 성교에 대한 느낌을 솔직하게 이야기해 보자. 부부가 서로 몸의 느낌을 묻고 대답하는 가운데 더욱 멋진 행위를 즐길 수 있다.

이런 대화를 나누는 자체를 부도덕한 일이거나 체면을 손상하는 일이라고 생각하는 사람이 의외로 많다. 또 자기 아내에게는 성의 기쁨을 알려주어서는 안 된다는 생각으로 의례적인 성 행위만을 나누는 사람도 있다. 이것은 결국 남성 스스로 무덤을 파는 행위다. 이런 생각을 갖고 있는 한, 부부의 화합과 행복이란 요원한 일이 아닐 수 없다.

» 임신을 위한 부부의 태교

아이를 갖는다는 것은 단순히 정자와 난자가 만나 수정을 하는 생리적인 현상만을 가리키는 것이 아니다. 고양된 남녀의 정신과 육체적 에너지가 집중되어 하나의 폭발로서 생명체가 창조되는 일이다. 현대 과학은 수정이 이루어질 당시 남녀의 심적 상태나 조건이 태아에게 큰 영향을 준다는 사실을 입증하고 있다.

그런데 우리의 태교 고전 『태교신기』에서는 이미 수백 년 전에 그 점을 거론하여 우리를 놀라게 하고 있다.

師敎十年 未若母十月之育 母育十月 未若一日之生
출생하여 스승에게 10년 가르침을 받는 것보다 태중의 10개월이 중요하며, 태중의 10개월보다 수정될 때 당일의 부모 상태가 더욱 중요한 태교이다.

이 태중의 10개월이 중요하다는 말을 현대인들이 얼마나 실감할지 모르겠다. 하지만 여기서 우리가 주목해야 할 것은 "태중의 10개월보다 수정될 때 당일의 부모 상태가 더욱 중요한 태교이다."라는 말이다. 다시 말하면, 부부가 교합할 때의 바른 마음이 열 달간의 태교보다 중요하다는 것이다. 그렇다면 임신을 원하는 부부는 구체적으로 어떻게 성 행위에 임하여야 할까.

■ **남성은 이렇게**
- 아이를 갖기 원하는 남성은 생산을 위한 성 행위 이외에는 부부간의 잠자리를 자제해야 한다. 여성이 임신을 하려면 남성의 정자에 기가 실려야 하고 이를 위해서는 잦은 방사를 삼가서 정자의 양과 힘을 비축할 필요가 있다.
- 행위를 할 때는 임신에 도움이 되는 체위를 취하고 난잡한 행위는 피한다. 그리고 완전히 사정할 때까지 자신의 성기가 여성의 몸에서 빠져나왔다가 다시 삽입되지 않도록 주의한다.
- 사정할 때는 잡념을 버리고 정신을 집중하여 자신의 정충이 자궁 속으로 달려가고 있다고 상상한다. 사정 후에도 여성에게서 바로 떨어지지 말고 한동안 포근하게 여성을 안아주어야 한다. 이것은 여성의 자궁 상태를 가장 기분 좋게 만들어주어 임신의 가능성을 높일 뿐만 아니라 여성에게 행복함을 주어 서로의 사랑을 돈독하게 하는 일석이조의 방법이다.

■ **여성은 이렇게**
- 배란일의 측정과 시기의 선정은 전적으로 여성만이 알 수 있는 부분

이다. 여성은 먼저 생리가 일정한 주기를 갖도록 몸을 관리하여 배란일을 정확하게 파악할 필요가 있다.

- 배란일을 따져 임신이 가능한 날짜를 잡았으면, 그 날 이외에는 부부가 잠자리를 같이 하지 않도록 노력해야 한다. 이것은 남성의 적극적인 협조가 필요한 부분이다. 일반적으로 생리 주기가 30일이면 전후 7일을 빼고 14일이 남는데, 다시 앞뒤로 7일을 제하고 남는 날의 전후로 1일씩 더하면 3일이 된다. 이때가 바로 여성이 포태할 수 있는 최적의 시기다.
- 임신을 위한 행위에 있어, 부부는 이제까지의 잘못된 삶을 청산하고 다시 새롭게 시작한다는 마음가짐으로 임해야 한다.
- 행위 시, 자신들이 가장 즐기는 음악을 선정하여 들으면 좋다.
- 임신 전 태교의 진수는 행위의 절정에서 남자의 정자 속에 여성 자신의 정신을 몰입시키는 일이다. 그 때, 자신이 바라는 아이의 상을 머리 속에 그리거나 아름다운 꽃, 소나무, 혹은 푸른 산이나 바다 같은 싱그러운 대상을 머리 속에 그린다. 막연하게 남자 아이를 갖고 싶다는 식의 마음으로 임하는 것은 절대 금물이다.

제4부

임신 사실을 알고부터는 이렇게!

<임신 초기 삼법요가> 동영상

# 임신 초기(-4개월)

임신 초 삼법요가는 휴식 동작과 호흡법을 중심으로 이루어져 무리한 몸놀림을 피하고 몸의 생체 리듬에 맞추도록 되어 있다. 그러나 유산 위험이 있는 여성이라면 좀더 안정을 취한 후 실시하는 게 좋을 것이다. 이 시기에 삼법요가를 실시하려는 사람은 앞에서 소개한 주의 사항을 세심하게 읽고 시작하는 것을 잊지 말아야 한다.

휴식과 호흡법 훈련

기지개 켜기와 누운 자세에서 손발 털기의 쉬기 동작으로 몸을 푼다. 무리하지 않는 범위에서 누워서 하는 호흡과 정좌 호흡을 5분 이상 실시한다.

» **기초 운동**

발목 돌리기, 다리 운동과 팔굽혀 펴기, 벽 밀기, 팔과 가슴 운동, 그리고 허리 틀어 풀기, 다리 들어 틀기, 허리 들어올리기의 허리 정돈 요가를 중심으로 훈련 계획을 짠다.

» **마감 운동**

아이소메트릭Isometric 운동으로 몸의 자연성 회복 운동을 실시한 다음 호흡법으로 휴식을 취하고 마감할 수 있도록 계획을 짠다.

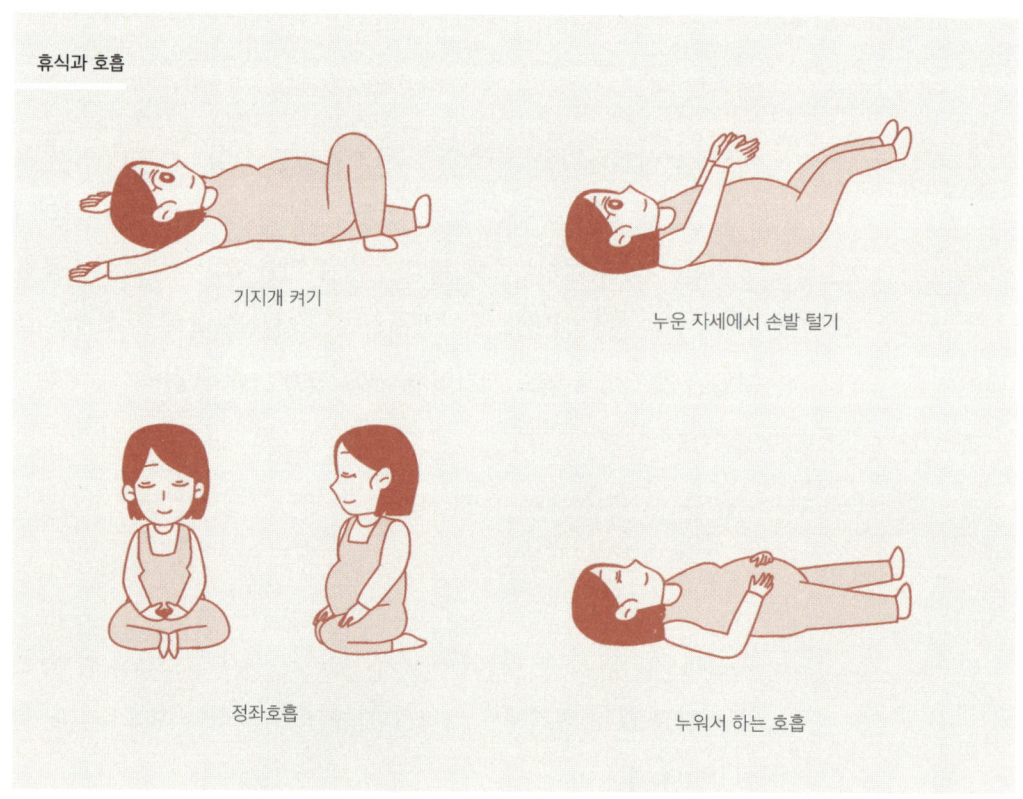

기초 운동

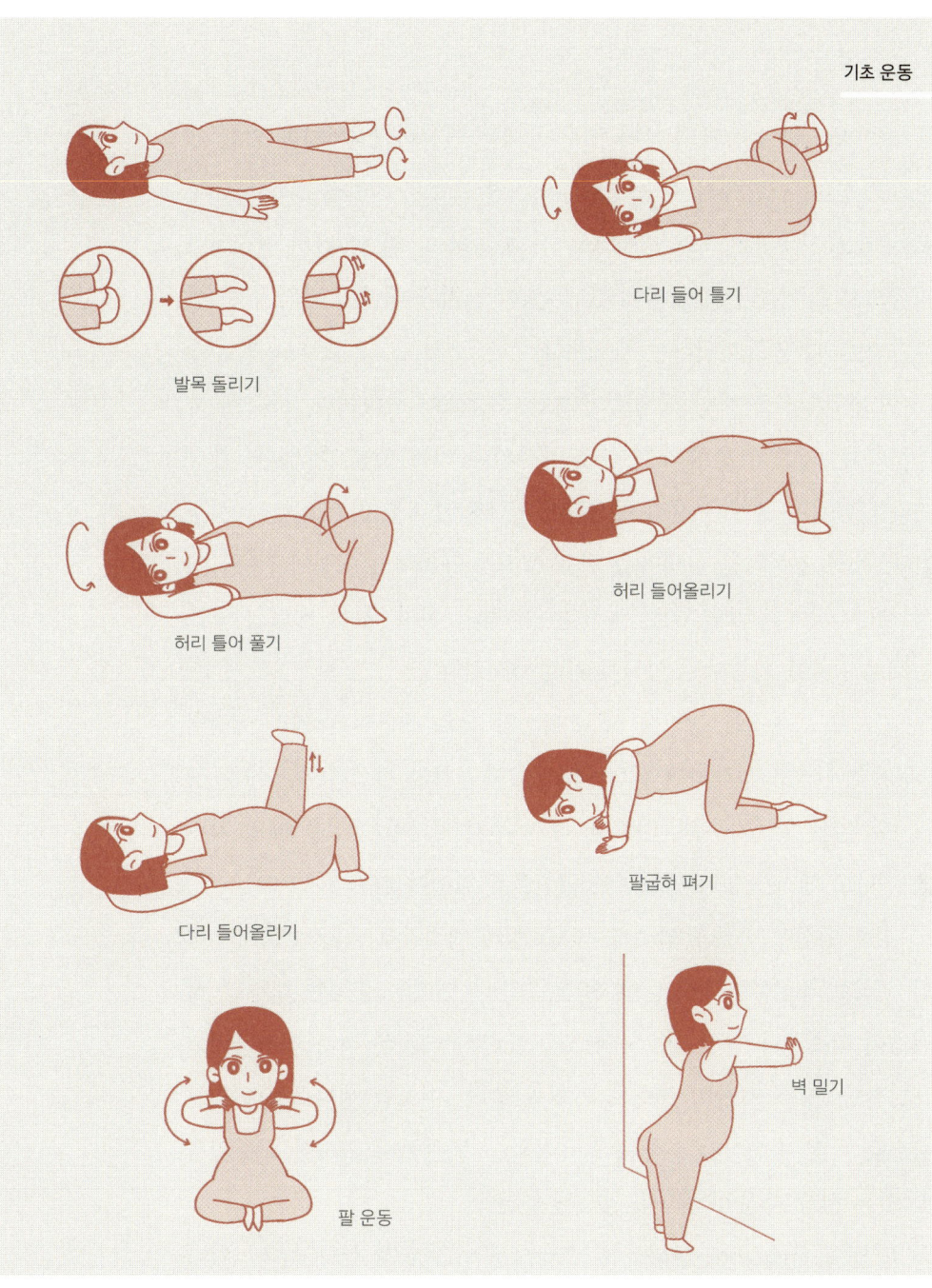

임신 초기에 나타나는 증상들

　일반적으로 수정된 후부터 15주가 되는 임신 4개월까지를 임신 초기라고 한다. 난관에서 수정이 이루어지면 그것은 기하급수적으로 세포 분열을 진행하여 하루 만에 난관을 통과하여, 열 달 간의 안식처인 자궁으로 들어간다. 유념해야 할 것은 이 시기에 태아의 뇌와 신경 섬유가 거의 다 만들어진다는 사실이다.

　여성이 임신을 하면 대체로 비슷한 증상들이 나타난다. 사람에 따라 느끼는 정도나 증상의 종류에 약간의 차이는 있을 수 있다. 가장 먼저 나타나는 증상은 생리 예정일이 지나도 생리를 하지 않는다는 것이다. 특히 정상적인 성생활을 하고 생리가 규칙적인 여성이 1주일 이상 생리가 늦어진다면 우선 임신을 의심해야 한다. 특히 배란일을 즈음해서 관계를 가졌다면 임신이 거의 확실하다.

　참고로 규칙적인 생리를 하는 여성의 경우 배란일은 생리 예정일 2주일 전이라고 생각하면 된다. 생리가 불규칙한 여성의 경우에는 생리 예정일을 알기가 쉽지 않지만, 생리 주기가 가장 길었을 때의 기간을 지나도 생리가 없다면 일단은 임신을 의심해야 한다.

　간혹 임신이 되었음에도 불구하고 생리 예정일에 출혈이 있어서 정상 생리로 오인하는 여성들이 있다. 그러나 이때의 출혈은 대부분 생리양이 평소보다 훨씬 적으며 산모들은 흔히 이것은 피가 비친다라고 표현한다. 생리 기간도 평소보다 훨씬 짧다. 이처럼 생리로 오인되는 출혈을 착상 출혈이라고 하는데 유산과는 무관하며 일시적으로 있을 수 있는 정상 과정의 하나로 생각하면 된다.

　임신 초기에 흔히 나타나는 증상으로는 구토와 헛구역질이 있다.

보통은 이 증상을 입덧이라고 한다. TV 드라마를 보면 입덧을 임신을 암시하는 대표적인 증상으로 표현하곤 한다. 하지만 그 내용은 실제보다 과장된 면이 없지 않다. 입덧은 사람에 따라 정도의 차이가 심하다. 가벼운 메스꺼움 정도에 그치는 여성이 있는가 하면 물도 마시지 못해 입원을 해야 하는 여성도 있고, 임신 후 식욕이 더욱 왕성해지는 여성도 있다. 입덧의 원인으로 흔히 융모성선자극호르몬의 증가 문제가 거론되곤 하지만, 확실치는 않다.

임신 초기에 미열이 나고, 몸이 나른해지며, 쉽게 피곤해 진다고 호소하는 사람이 많다. 이것은 황체호르몬의 증가로 인한 것이다. 황체호르몬은 인체의 체온을 상승시키는 효과가 있어 기초 체온이 증가하게 된다. 열이 난다고 해서 감기약을 복용하는 경우가 있는데 주의해야 한다.

임신이 되면 유방에도 변화가 나타난다. 임신 직후에 유방이 아플 수도 있고, 그 시기가 지나면 유방이 커지게 된다. 유방의 피부 밑에 있던 작은 혈관들이 육안으로 보이기도 된다. 유두는 크기가 현저히 커지면서 색이 짙어진다. 임신 2-3개월이 되면 유방 마사지를 할 때 끈적끈적한 노란색의 초유가 나오기도 하는데, 흔히 있는 증상이므로 걱정할 필요는 없다.

임신이 되면 자궁이 커져, 방광을 압박하게 된다. 소변도 자주 보고, 소변을 보고 난 후에도 시원하지 않다. 하지만 임신 초기를 지나 자궁이 더욱 커져 골반 밖으로 나가게 되면 이 증상은 자연히 없어진다. 임신 초기에 나타나는 증상은 상당히 광범위하다. 그밖에도 냉의 증가, 기미나 주근깨 같은 것이 나타날 수도 있고, 임신 이후 신경이 예민해져서 우울증이나 스트레스를 호소하는 사람이 있을 수도 있다.

이처럼 임신의 제 증상들이 나타나면 바로 산부인과에 가야 한다. 이들 중 몇 가지 증상은 생리 직전과 유사하여 생리전 증후군과 혼동하는 경우가 있는데, 가임기 여성이고 생리 예정일이 지났다면 일단은 임신을 의심해야 한다.

산부인과에서는 임신 여부의 확인과 함께 자궁외 임신이나 계류유산과 같은 비정상 임신은 아닌지, 정상 임신이라면 몇 주인지 진찰과 검사로 확인해야 한다. 그리고 이들 초기 증상이 너무 심한 경우에는 전문의의 도움을 받을 수도 있다.

그러면 무통 분만을 원하는 예비 엄마 아빠는 임신 초의 신체적 상황과 몸의 변화에 어떻게 대처해야 할까. 임신 초 산모의 신체적 변화와 태아의 성장 내용을 시기별로 정리한 다음의 내용을 참조하기 바란다.

» 배아기-임신 2개월(4-7주)

임신하면 가장 먼저 산모의 기초 체온이 올라가고, 헛구역질이 나며, 신 것이 먹고 싶은 등 여러 가지 이상 반응이 나타난다. 이것은 산모의 몸이 태아를 길러낼 비상 체제에 들어가고 있다는 것을 의미한다. 배아기라 부르는 이 시기에 새로운 생명체의 크기는 약 2.5㎝ 정도 된다. 이것은 매일 1밀리미터씩 매우 빠르게 성장한다. 산모는 전문의의 진찰을 받아야 하고, 바이러스의 감염이나 방사선에 노출되는 것을 조심해야 한다.

» 태아기-임신 3개월(8-11주)

임신 3개월쯤 되면 태아기로 접어든다. 태아는 키가 약 9㎝ 정도로 커지고 무게는 20g이나 된다. 피부가 유리와 같이 투명하고 피하의 혈관도 드러난다. 척추동물로서의 제 모습을 갖추게 되면서 서서히 얼굴, 몸통, 사지가 생기고 구부러졌던 머리가 바로 서기 시작한다. 산모의 몸에서 배출되는 분비물이 많아지면서 혈액량도 늘어, 휴식을 취하고 있어도 힘들게 일하는 것처럼 맥박수가 증가한다. 소변을 자주 보는 것도 이 시기의 특징이다.

자궁은 아기를 기를 만반의 조치를 강구하여 필요한 호르몬을 만들어낸다. 태아의 성이 구별되는 것도 이 시기이며, 이때 태아는 스스로 움직이면서 자신을 돌보게 된다. 특히 에스트로겐과 프로게스테론이라는 호르몬이 평소에 비해 거의 절반 이상 많아져 산모는 메스꺼움을 느끼거나 짜증을 자주 내는 등 육체적, 정신적으로 과민 반응을 나타내게 된다. 이것이 소위 입덧이라는 증세이다.

» 성장기-임신 4개월(12-15주)

임신 4개월의 태아는 키가 약 18cm, 무게는 약 120g이 된다. 태반이 완성되고, 인체의 모든 기관이 구성되어 태아가 본격적인 성장 발육을 시작하는 시기로 산모는 특별히 균형 있는 섭취를 해야 한다. 이 시기에는 산모도 입덧이 거의 가라앉고 예전의 입맛이 돌아오는 경우가 많다.

임신 초기 식생활 개선

현대 식품 과학은 산모나 태아에게 필요한 영양이나 칼로리를 계산하여 필요한 열량에 맞춰 영양가 있는 음식을 먹으면 된다고 생각한다. 그러나 이것은 위험한 발상이다. 임산부가 올바른 식생활을 유지한다는 것은 그리 간단한 문제가 아니다. 올바른 식품의 선택뿐 아니라 먹는 방식과 태도 역시 중요하기 때문이다. 인간이 먹는 행위는 인간과 자연의 상호 교류를 통해 이루어져야 하며, 그것이 바로 자연성 회복의 길이다.

» 영양의 균형 맞추기

임신 초기는 수정체가 기하급수적으로 세포 분열을 하여 뇌와 중추신경을 만드는 중요한 시기이다. 이 때, 산모의 몸은 엄청난 변화를 감당해야 한다. 이와 같은 경이로운 발육은 전적으로 모체로부터 공급되는 영양에 의존한다. 그러므로 이 시기의 산모는 세심하게 영양 섭취를 해야 한다.

임신 초기에는 평소보다 20퍼센트 이상의 영양을 더 섭취해야 한다. 여기서 중요한 것은 역시 양보다 질. 영양을 보충한다며 억지로 과식을 해서는 안 된다. 임신 초기에는 입덧으로 인해 영양분을 많이 섭취할 수 없는 경우가 일반적이다. 식사량을 올바로 정하기 위해서는 임산부가 입맛에 좌우되지 말고 배胃의 느낌으로 판단해야 한다.

특히 임신 초기에는 몸에 필요한 단백질, 그리고 필수아미노산과 비타민, 철분 등이 풍부하게 포함된 식품을 적절히 선택하여 먹는 것이 중요하다. 계절에 따라 나오는 채소와 김, 미역, 멸치와 같은 해조류 등의 자연식을 편식하지 않고 골고루 먹는 것이 좋다. 그리고 임신 초기 산모의 주식으로는 앞에서 말한 것처럼 눈이 살아 있는 식품을 섭취하는 것이 좋다. 현미에 보리를 6:4의 비율로 섞어 입맛에 맞게 취사하여 먹는다. 밀가루로 만든 빵이나 과자는 임신 초기에는 입에 대지 않도록 한다. 이들 식품은 몸에 이로울 게 없는 산성 식품으로 칼로리 섭취 이외에 얻을 수 있는 것이 없다.

임신부에게 과일이 좋다고 잔뜩 사 나르는 남편이 많은데, 과일은 대개 음성 식품이고 당분이 많아 입덧을 오히려 심하게 만들 수도 있으므로 주의해야 한다. 임신부도 사다준다고 해서 너무 많이 먹지 않도록 한다. 특히 풋과일이나 푸른 열매처럼 설익은 과일은 극음 식품으로 절대 피해야 한다.

그러나 과일이 빨갛게 익으면 양성화되고 있다는 신호이므로, 임신부가 과일을 먹고 싶어 할 경우에는 잘 익은 것을 골라 준다. 임신 초기는 부종 걱정이 없는 시기이기 때문에 수분을 많이 취하는 것은 좋다. 그러나 너무 맵고 짠 자극성 있는 음식이나, 차가운 음료는 피하는 것이 좋다. 특히 찬 음료는 임신 초기에 나타나기 쉬운 유산과 밀접한 관계가 있다.

» 신토불이 식품 먹기

"사람의 몸과 땅은 둘이 아니다."라는 신토불이의 뜻을 가장 명심해야 할 사람이 바로 산모들이다. 산모는 반드시 자기가 발을 딛고 선 곳에서 생산되는 것을 섭취해야 한다. 식물뿐 아니라 인간도 자신의 성장 환경(기후 조건과 지질, 풍토)에 적응하여 성장하게 되어 있다. 이질적인 환경에서 자란 식물을 장기간 섭취하는 것은 자신이 살아가는 자연 환경과 유리되는 결과를 낳을 것이고, 그것이 배 속의 생명에 좋지 않은 영향을 미칠 것은 명약관화한 일이다.

우리나라에서 나는 인삼을 미국에 심었더니 크기만 무처럼 커지고 인삼의 효능은 사라져 버리더라는 이야기는 동일한 종의 식물이라도 기후와 지질 조건에 따라 판이한 결과가 나올 수 있다는 사실을 보여주는 좋은 예이다. 따라서 임신부는 다른 나라에서 생산되는 식품을 먹는 것이 태아에게 어떤 영향을 미칠지에 대해 심각히 고민해야 할 필요가 있다.

» 공해식품은 노(No)!

이렇게 말하면 누가 일부러 독물을 먹겠느냐고 반문할 사람이 있을 것이다. 그러나 따지고 보면 현대인은 무의식적으로 일상 생활 속에서 많은 양의 독극물을 체내에 집어넣고 있다. 대개는 오염된 환경과 공해 식품 때문이지만, 개인의 좋지 않은 생활 습관에서 비롯된 것도 있다.

우리 주위에는 아무 이유도 없이 몸이 아파 고생하는 사람이 많다. 이것은 대부분 몸에 쌓인 독소들에서 비롯된 것이다. 급증하는 유산이나 기형아 출산의 원인을 제공하는 것도 바로 이것이다. 임신 초기의 산모는 최소한 다음의 내용만은 생활 속에서 반드시 실천해야만 한다.

첫째, 담배 연기를 마시거나 약의 복용을 삼간다. 니코틴이 산모와 태아에게 미치는 영향에 대해서는 이미 널리 알려진 사실이므로 새삼스레 언급할 필요는 없을 것이다. 임신이 되면 담배를 피우던 여성은 물론, 산모와 함께 생활하는 사람도 마땅히 담배를 끊어야 한다. 산모와 태아에게 유독가스를 뿜어 대는 꼴이 되기 때문이다. 양약도 어쩔 수 없는 경우를 제외하곤 먹지 말아야 한다. 감기나 두통, 설사 등 신체적 이상이 생겼을 때는, 적당한 휴식과 몸의 정돈으로 증상을 완화시키면서 기다리는 것이 산모의 지혜이다. 어떤 형태의 약이건 그것은 태아에게도 흘러들어 간다는 사실을 명심할 필요가 있다.

둘째, 수입 식품을 조심해야 한다. 공해 식품이란 방부제나 화학 물질이 섞인 유해 가공식이나 농약으로 오염된 식품을 말한다. 이런 공해 식품의 무서운 점은 다른 독물처럼 먹는 즉시 반응이 나타나지 않으므로 사람들이 그것을 쉽게 무시해 버리는 데 있다. 이것이 인체에 축적되면 체력을 서서히 떨어뜨리고 병에 대한 저항력을 감소시키는데, 일단 병이 들면 원인을 찾기 힘들어 치료가 더욱 어려워진다.

이 공해 식품 중 가장 대표적인 것이 수입 식품이다. 미국 같은 나라에서 자신들이 먹을 음식물과 수출용 음식물의 농약 사용 허용 기준을 다르게 측정한다는 사실은 이미 잘 알려진 사실이다. 게다가 수출을 할 때 운송 과정에서 식품의 변질을 방지하기 위해 각종 방부제와 소독제 같은 화학제를 다량으로 살포한다. 대표적인 식품이 밀이다. 우리나라에서는 밀의 전량을 수입에 의존하는데, 이것을 하역하는 부두의 인부들은 방독면을 쓰지 않고는 일할 수 없는 지경이라고 한다. 우리는 바로 그 수입 밀로 만드는 국수나 빵 등을 먹고 있다.

특히 임산부는 이 수입 밀로 만든 음식들을 먹어서는 안 된다. 최근 들어 유산이나 불임, 그리고 기형아 출산이 기하급수적으로 늘어가고 있는 것은 공해 식품과 밀접하게 연관이 있다고 본다. 아무쪼록 임산부는 식품 선택에 만전을 기해야 할 것이다.

사실 임신 초기에는 먹거리 선택에 못지않게 음식을 먹는 방식과 마음을 바르게 하는 것이 중요하다. 그래야 생활도 바로잡히고 식품의 기를 올바로 받을 수 있기 때문이다. 그러면 임신 초의 산모는 어떤 마음으로 어떻게 먹어야 할까.

» 편식은 금물!

흔히 사람들은 맛있는 음식을 주로 찾는다. 맛난 음식을 대하면 과식을 하기도 하고, 먹고 싶은 것만 골라 편식을 한다. 임산부의 경우 이러한 식사법은 반드시 바로잡아야 한다. 일례로 임신 초기의 어느 여성이 다른 것은 쳐다보기도 싫고 과일만 당긴다고 그것만 계속 먹었다고 한다. 그런데 이상하게 입덧이 가라앉지 않고 갈수록 더욱 심해지는 것이었다. 나중에 원인을 알아보니 과일 속에 든 당분을 지나치게 섭취하여 영양 실조에 걸린 것이었다. 임산부에게 필요한 영양을 적절히 공급받기 위해서라도 절대 편식을 하지 말아야 한다. 음식을 조금씩 골고루 덜어 상에 차려놓고 전부 먹는 습관을 들이는 것도 편식을 막는 한 방법이 될 수 있을 것이다.

» 음식의 맛 음미하기

꼭 누가 쫓아오는 것처럼 허겁지겁 서두르며 밥을 먹는 사람이 있다. 생활이 바빠 식사 시간을 절약하는 것이라고 변명하지만, 결국 이것은 식사 시간만을 단축시키는 것이 아니라 자신의 수명까지 단축시키는 지름길이다. 서두르지 않고 천천히 먹는 식사 습관을 갖는 것은 임신부에게 매우 중요한 일이다.

식사 시간을 되도록 길게 잡고 오래 씹어 먹는 버릇을 가지자. 이런 식사법은 음식의 맛을 찾게 해줄 뿐만 아니라, 위의 부담을 줄이고 음식 속에 있는 영양을 제대로 공급받을 수 있는 지혜로운 식사법이다. 또 이것은 적은 식사로도 충족감을 얻게 하여 식사를 즐기면서도 과식을 피할 수 있게 해 준다.

» **감사하는 마음으로 먹기**

즐기면서 먹어야 몸에 보補가 된다. 먹는 즐거움이란 감사하는 마음으로 음식을 대할 때 비로서 얻어지는 감정이다. 먼저 자연의 신에게 감사하고, 다음으로 우리의 이웃에 감사하라. 만약 이들의 땀과 수고가 없었다면 이 음식물들이 어떻게 생산되고 어떻게 운송되어 우리 앞에 놓여질 수 있겠는가.

감사의 마음은 자연과 사회의 관계를 깨닫게 하고 이를 다시 되돌려줌으로써 다른 생명도 살아나갈 수 있다는 평범한 진리를 깨우쳐 주는 계기가 될 것이다. 먹는 일을 바로 인식하기 위한 감사의 마음은 오늘날 최대 가치인 공동체 의식을 몸으로 터득하는 길이기도 하다.

예비엄마의 생활지혜

임신 초기 예비 엄마들은 일과 휴식에 적절한 균형과 조화를 이뤄야 한다. 그래야만 일상 속에서 충분한 휴식과 적당한 노동을 리드미컬하게 반복할 수 있는 힘을 얻을 수 있다. 앞서 말했듯이 임산부의 모든 신체적 이상은 일과 휴식의 균형을 잃는 데서 비롯된다. 생활상의 이유로 너무 무리하게 일하는 것도 나쁘지만, 임신했다고 해서 지나치게 몸을 사리는 것도 몸의 각 기능을 떨어뜨리는 결과를 초래한다.

그러나 사실 일과 휴식의 균형을 맞추기란 매우 어려운 일이다. 그러면 여기서 임산부가 꼭 알아야 할 몇 가지 생활의 지혜에 대해 알아보기로 하자.

» 일찍 자고 일찍 일어나기

요즘은 늦게 자고 늦게 일어나는 생활이 몸에 밴 사람들이 많다. 그러나 이러한 생활 습관은 일과 휴식의 균형을 깨는 주범이다. 똑같은 시간을 자더라도 늦게 자고 늦게 일어나는 것과, 일찍 자고 일찍 일어나는 것은 천지 차이다. 자연의 기운이 이미 정해 놓은 휴식의 때를 놓쳐 버리고 늦잠을 자면 충분한 휴식을 누릴 수가 없다. 산모의 건강을 위해서는 최소한 8시간 동안의 깊은 수면이 요구되는데, 만일 늦게 자고 늦게 일어난다면 별다른 효과를 얻지 못한다.

최소한 10시 이전에는 잠자리에 드는 연습을 하자. 그래야 6시 이전에 일어날 수 있다. 6시 이전의 새벽은 산모나 태아에게 싱그럽고 활기찬 기운을 제공하는 시간이다. 과학적으로도 이 시간은 대기가 하루 중 가장 신선한 산소를 인체에 공급할 수 있는 시간이다.

수면 시간을 바로잡지 못하고 늦게 자고 늦게 일어나는 악순환이 계속되면, 임산부는 만성적인 수면 부족에서 헤어나기 어렵다. 산모가 일상의 피곤을 해소하지 못하면 저항력이 약해져 바이러스성 감기 등에 노출될 위험이 상당히 높다. 임신중 감기처럼 골치 아픈 것은 없는 법이다.

» 일과 휴식의 균형유지

임산부들은 보통 임신 초기에는 몸을 잘 움직이려 하지 않는다. 고

대하던 임신이니만큼 몸을 조심한다는 측면에서 이해는 할 수 있다. 하지만 지나치게 편안한 생활은 산모에게 결코 이로울 게 없다.

임신 초에 겪는 심한 입덧도 지나친 몸의 이완에서 비롯되는 경우가 많다. 그러므로 임신 초기의 산모는 몸의 긴장과 이완, 일과 휴식이 제대로 조화를 이루고 있는지 자신의 일상 생활을 세심하게 점검하여 적극적으로 바로잡을 필요가 있다.

여건상 불가피하게 불균형적인 생활을 할 수밖에 없다면, 다음 장에서 소개할 삼법요가를 꾸준히 실천해야 한다. 삼법요가를 꾸준히 수련하면 임신 초 생활의 균형을 되찾을 수 있을 뿐 아니라, 신체적 이상을 바로잡아 잘못된 자세를 고쳐 나갈 수 있다.

동의학에서는 임신 2-3개월 동안에는 성 생활을 금해야 한다고 말한다. 임신 초기가 아니라 하더라도 임신 중에 깊게 삽입되는 체위나 과격하고 부자연스런 성 행위를 하지 말아야 한다는 것은 상식이다.

임신 초기 몸의 이상과 대처법

생활의 불균형에서 오는 임신 초기의 신체적 이상과 그에 따른 대처법에 대해 구체적으로 알아보기로 하자.

» 몸이 나른하고 메슥거린다고요?

임신 2개월 정도가 되면 가슴이 메슥거리고 몸이 나른해지며 토하거나 음식을 가리는 현상이 나타난다. 이것은 소위 입덧이라 불리는 증세다. 대개의 사람들은 입덧을 모든 산모들에게 자연스럽게 나타나는 현상이라고 생각하지만, 그것은 잘못된 생각이다.

사실 입덧은 일과 휴식의 불균형에서 오는 신체적 이상이다. 육체와 정신의 통일체인 인체는 정신적으로도 일과 휴식의 적절한 균형을 요한다. 그런 의미에서 입덧이란 정신과 육체의 지나친 이완 상태에 다름 아니다. 입덧이 병적으로 심해지는 현상을 임신 오조라고 한다. 병원에서도 임신 3개월이 지나도록 계속 되는 심한 입덧 현상은 질병의 일종으로 간주한다.

사실 정상적인 생활을 유지하는 건강한 여성이나 직장에 다니는 여성들은 심한 입덧을 하지 않는다. 또 미혼 상태에서 임신한 여성의 경우도 입덧을 하는 예가 거의 없다. 그러나 정상적인 정신과 몸의 균형을 잃어버린 현대 여성들에게 입덧은 어느새 일반적인 현상이 되고 있다. 그러면 적당한 일과 휴식의 균형으로 건강한 몸을 되찾기 위해서는 어떻게 해야 할까.

뭐니 뭐니 해도 삼법요가로 몸을 정돈하는 게 제일이다. 입덧은 일과 휴식의 부조화와 몸의 틀어짐으로 인해 발생한다. 척추에 힘이 빠지거나 뒤틀림이 있을 때 입덧은 더욱 심해진다. 그러므로 임신 초기에는 삼법요가를 열심히 하여 체형을 바로 잡고, 잘못된 생활 습관들을 고쳐 나가야 한다. 또 일상생활 속에서 일과 휴식의 균형이 이루어지도록 임신부가 할 만한 일을 찾는 것도 도움이 된다. 힘들어도 자기 일을 가지고 열심히 일하는 여성의 경우에는 입덧이 거의 없거나 있어도 아주 경미한 것이 일반적이기 때문이다.

» **허리가 뻐근하고 아랫배가 아프다고요?**

임신 초기에 여성을 가장 공포에 몰아넣는 것은 최근 더욱 빈번하게 발생하고 있는 자연 유산이다. 따라서 임신 초 출혈이나 복통 증세가 있다면 즉시 진찰을 받아야 한다. 현대 의학은 아직까지 유산의 원인을 정확히 규명하지 못하고 있다. 다만 산모의 태반이나 탯줄, 양수에 이상이 있거나, 태아 쪽에 문제가 있을 때 발생되는 결과가 아닌가 하고 짐작될 뿐이다.

여러 가지 복합적인 원인이 있겠지만, 일차적으로 유산은 여성의 몸, 특히 자궁의 상태가 생명이 자랄 만한 정상적인 상태가 아니기 때문에 야기된 현상이다. 따라서 자궁의 집이라 할 수 있는 골반의 상태를 안정시키는 것은 매우 중요한 유산 예방법이다. 이를 위해서는 척추의 상태를 바르게 유지하고 골반의 균형을 잡기 위한 요가로 몸을 정돈하는 등 적극적인 노력이 있어야 한다.

만약 당신의 아내가 계속해서 3회 이상 유산한다면, 일단 습관성으로 보고 대처하는 것이 좋다. 현대 의학은 습관성 유산의 원인을 대체로 경관 무력증으로 보고 있다. 부부가 임신 전부터 미리 건강에 유의하여 삼법에 따라 생활을 정돈하고 건강한 생활을 실천한다면 유산은 얼마든지 예방할 수 있다. 특히 산모에게 질병이 있는 경우에는 평소 적당한 운동과 섭생으로 건강을 회복하여 출산에 대비해야 할 것이다. 유산의 기미가 있을 때는 보통 출혈을 동반하게 된다. 유산의 두드러진 징후로는 허리가 뻐근해지고 아랫배 통증이 일어나는 것이 가장 일반적이다. 다음은 유산의 징조가 보일 때 재빨리 대처할 수 있는 민간요법이다.

① 산모의 배를 따뜻하게 한다

이 방법은 부작용 없이 누구나 할 수 있는 민간요법이다. 산모의 배를 덮을 만한 삼베자루를 준비하여 그 안에 생강과 익모초를 넣는다. 이것을 찜통에 얹어 중탕을 한 다음 뜨겁게 된 자루를 산모의 배에 얹는다. 두 개를 만들어 번갈아 하면 편리하다. 아침저녁으로 약 10분 정도씩 실시한다.

② 파를 달여 먹는다

뿌리가 달린 파 20개 정도를 10㎝ 길이로 잘라 물과 파의 비율을 4:1로 넣고 달인다. 물과 파의 비율이 1:1 정도로 졸아지면, 체에 걸러 그 물을 한 번에 마시게 한다. 만약 아랫배가 조금씩 아프면 한 번에 50㎖씩 마신다. 배 속의 아이가 이미 죽지만 않았다면 곧 안정될 것이고, 배 속의 아이가 이미 죽었다면 곧 몸 밖으로 나오게 된다. 한 번에 효과를 보지 못했다면 다시 한 번 달여 먹도록 한다.

» 기형아 발생 방지하기

의학적으로 임신 13일-56일까지는 기형아가 발생할 수 있는 가장 예민한 시기이다. 과학적으로 정확히 규명된 것은 아니지만, 현재까지 기형아 발생의 원인은 대체로 세 가지로 파악된다.

첫째, 풍진과 바이러스 균에 의한 것
둘째, 유전적인 요소
셋째, 화학 약품이나 공해에 의한 것

바이러스에 의한 풍진, 헤르페스 등은 보통 어린이에게 많이 발병하나 어른들이 보균하고 있는 경우도 적지 않다. 만약 임신 3개월 이내에 발병하면 조산이나 사산, 또는 정신박약아가 생길 수 있고, 백내장, 귀머거리, 심장 결손의 아이가 출산될 확률이 높은 무서운 질환이다. 그러므로 유전적인 요인에 대해서는 어쩔 수 없더라도 약물에 의한 기형아 발생만은 반드시 막아야 할 것이다.

한 연구 결과에 의하면 우리나라 여성의 약 10퍼센트는 면역이 전혀 없고, 또 15퍼센트 정도는 면역이 매우 약한 것으로 드러났다. 특히 임신 초기에는 예방 주사만으로도 기형이 나타날 수 있으므로 결혼 전에 미리 면역 여부를 검사하거나 예방 주사를 맞아둬야 한다.

오늘날 현대인들은 많은 화학 약품에 노출되어 있다. 일상 생활에서 사용하는 살충제는 물론, 진정제, 마이신 계통의 약품도 인체에 해로운 영향을 미친다. 방사선도 위험하긴 마찬가지다. 임신 가능성이 있는 여성이 X-레이 검사를 받아야 할 경우 전문의와 충분히 상의해서 결정해야 할 것이다.

» 번지수가 달라요

자궁외 임신이란 자궁 이외의 장소에 수정란이 착상한 것을 말한다. 대부분 난관에서 착상되는데, 그 좁은 난관에서 태아가 자라다 보면 언젠가는 터지게 마련이다. 적기에 발견하지 못하면 출혈로 사망하는 사례도 있다. 최근에는 다행히 각종 검사법의 발달로 난관이 파열되기 전에 조기 발견하는 경우가 많고, 또 파열되었다 하더라도 재빨리 수술로 제거할 수 있게 되었다.

자궁외 임신은 난관 염증의 후유증으로 오는 경우가 가장 많다. 난관 염증의 원인은 또 무엇인가? 동물들이 자궁외 임신이 되는 경우는 없다는 점과 우리 사람도 얼마 전까지는 이런 병을 거의 찾아볼 수 없었다는 점을 생각하면, 어느 정도 추측이 가능하리라고 본다. 요즘 자궁외 임신이 점차 늘어나고 있는 현상은 성적 문란함으로 인해 여성의 자궁 및 그 부속 기관이 약해지고 있다는 사실과 깊은 관련이 있다.

자궁외 임신의 반수 이상이 인공 임신 중절을 경험한 사람에게서 나타난다. 수술이 잘못되어 자궁에 염증이 생기면 수정체가 난관을 통과하기 어렵기 때문이다. 이밖에 자궁이나 난관의 발육 부진도 자궁외 임신의 원인이 될 수 있는데, 이 역시 무절제한 생활로 인한 신체적 부조화에서 비롯된 것이라고 볼 수 있다.

자궁외 임신이 되면 예전에는 개복 수술을 해서 임신된 부위를 제거하는 것이 일반적이었지만, 최근에는 개복 수술을 하지 않고 제거하는 방법이 개발되었다고 하니 그리 무서운 병은 아닐 터이다. 또 난관이나 난소의 한쪽을 제거한다 해도 나머지 한 쪽이 건강하다면 임신이나 분만에는 별다른 지장이 없으므로 너무 당황할 필요는 없다. 그러나 언제든지 최선책은 예방에 있다. 가물기 전에 우물을 파고, 전쟁 나기 전에 무기를 준비해 놓아야 하듯이, 미리미리 조심하고 건강 생활을 실천하여 불임을 자초하는 일이 없어야겠다.

» **참을 수 없는 괴로움-두통과 불면증**

임신 초 두통은 입덧 증상의 하나로 나타날 수도 있고 혈압이 높거나 시력의 이상으로 발생하기도 한다. 또, 뇌의 혈액 순환이 제대로 이루어지지 않아 산소 부족의 결과로 올 수도 있다. 불면의 경우는 임신, 분만, 육아에 대한 불안 등 정신적인 요인으로 인해 발생하기도 하지만, 보다 근본적인 원인은 생활상의 문제에서 비롯되는 것이다.

생활이 한쪽으로 치우치면 체형도 틀어지고, 그에 따라 뇌신경의 안정이 방해받기 때문이다. 그러므로 자신에게 맞는 삼법의 동작을 통해 몸의 긴장과 이완의 지혜를 터득하여 일상에 응용하면 두통과 불면증쯤은 쉽게 예방 치료할 수 있다.

» 임산부의 적-빈혈과 현기증

임신 초기의 임산부 중에는 현기증에 시달리는 사람이 많다. 자궁이 커지기 시작하면 심장이 압박을 받게 되고, 혈액량이 늘어나 심장의 부담이 커지기 때문이다. 심해지면 신진대사의 진행이 어려워져 빈혈을 초래하기도 한다.

현기증이 일어날 경우에는 갑자기 일어선다든가 급박한 동작을 취하지 말고, 상체를 반쯤 일으킨 자세로 안정을 취한다. 옆으로 엎드리면 심장에 압박을 가해 더욱 고통스럽다. 빈혈이 원인인 경우에는 조혈제 등을 복용한다.

이상으로 임신 초기 몸의 변화와 대처법에 대해 이야기해 보았다. 건강한 임신기를 보내기 위해서는 무엇보다 충분한 영양을 섭취하고 조화로운 생활을 하는 게 중요하다. 이 시기를 슬기롭게 보내고 임신 중기로 접어들면, 입덧과 유산의 위험이 격감되고 심리적으로도 안정을 얻을 수 있을 것이다.

산모는 평소 목욕을 자주 하고, 의복도 깨끗한 상태를 유지하는 것이 좋다. 목욕을 할 때는 세균 감염의 위험이 있으므로 질 세척은 가급적 피한다. 임신 초기에 적합한 삼법요가를 규칙적으로 실시하면 태아에게 충분한 산소를 공급해 줄 수 있다. 그 뿐 아니라 수련 시간 자체가 배 속의 아이와 대화하는 시간이 되어 보다 의미 있는 태교를 할 수 있을 것이다.

몸으로 말하기

임신 초기의 여성이 일과 휴식을 즐기며 살아간다는 것은 어려운 만큼 중요한 일이다. 임신한 여성은 생리적으로 엄청난 변화를 맞게 되기 때문에 감정의 흐름이 상당히 예민해져 있다. 그러므로 훌륭하고 영특한 아이를 갖고자 하는 여성은 예비 엄마로서 어떤 마음 자세와 생활 태도를 가져야 할지 늘 심사숙고하여 태교에 임해야 할 것이다.

임신 3개월이 되면 태아의 뇌는 제 모습을 갖추어 외부 자극을 어느 정도 기억하게 된다. 임신 4개월이 되면 뇌는 가장 크게 발달한다. 기쁨이나 슬픔, 불안 같은 감정 역시 이 때 생기는 것으로, 엄마는 항상 즐겁고 편안한 기분을 유지해야 한다.

요즘은 기형아를 낳아 평생 부모의 가슴에 못을 박는 경우도 많고, 정상적인 아이를 분만해도 몸이 허약하거나 잦은 병치레로 부모 속을 썩이기 일쑤이다. 이러한 불행을 미연에 방지하기 위해서는 임신 초기의 태교와 삼법요가를 열심히 수련해야 한다. 다음은 건강하고 훌륭한 아이를 낳기 위한 임신 초 태교의 구체적인 내용이다.

» 섹스는 금물?

부부가 생활을 즐긴다는 것은 올바른 사랑의 실천을 통해 이루어진다. 결혼과 동시에 한 팀을 이룬 부부는 임신을 통해 일상 속에서 서로의 가치가 빛을 발하도록 배려하는 연습을 하게 된다. 새로운 생명체를 창조하는 임신이란 신비한 과정은 예비 엄마 아빠로 하여금 자신의 역할을 정립할 수 있는 좋은 기회가 될 수 있다.

결혼 전까지 각기 다른 공간과 시간에 태어나 이질적인 문화 속에서 성장해 온 두 개체가 행복을 일구며 함께 살아가기 위해서는 무엇보다 깊은 사랑이 전제되어야 한다. 그 교감의 실질적인 내용은 성 행위가 될 것이다. 성 행위를 통해 부부는 서로의 가치를 인정하고, 깊은 이해와 양보, 그리고 서로 봉사하는 관계를 만들어갈 수 있다. 이러한 과정이 원만하고 올바르게 진행될 때, 남녀는 정신과 육체의 긴장과 이완이 조화를 이루는 행복한 생활을 만끽하게 될 것이다.

임신 중 부부 관계를 가지면 아기 지능이 나빠진다는 속설은 근거 없는 낭설이다. 오히려 머리 좋은 아기를 가지려면 임신 중 성 행위를 즐겁게, 자주 할 필요가 있다는 연구 결과가 있다. 사정된 정자는 질 입구를 통과해 시속 100km가 넘는 속도로 돌진하면서 자궁 속 양수를 흔들어 태아를 부드러우면서도 강렬하게 자극한다고 한다. 또 엄마의 오르가슴은 뇌를 강렬하게 자극해 태아에게 그대로 전달된다.

물론 임신 초기 출혈이 있거나 전치태반의 경우, 조기 진통이 오고 조산기가 있는 경우는 마땅히 성 행위를 피해야 한다. 또 남성의 일방적인 욕망의 분출은 절대 금물이다. 충분한 대화와 동의에 기반하지 않은 일방적인 성 행위는 아이에게도 산모에게도 바람직하지 않다.

<임신 중기 삼법요가> 동영상

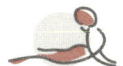 # 임신 중기(5-7개월)

　임신 중기는 여성의 태반이 안정되고 입덧도 사라져, 웬만한 움직임이라면 산모와 태아에게 큰 무리를 주지 않는 시기이다. 그러므로 더욱 적극적인 자세로 요가에 임할 필요가 있다. 이 시기가 지나면 몸의 움직임이 둔해져 분만에 대처할 몸을 만들기가 쉽지 않다. 임신 후기에 나타날 수 있는 여러 가지 신체적 이상을 미리 예방하는 차원에서도 이 시기의 삼법요가는 중요하다.
　그렇다고 너무 무리할 필요는 없다. 자신의 체력에 맞게 욕심내지 않는 범위 안에서 꾸준히 실천하면 된다. 임산부가 자신의 체력 정도에 따라 운동의 강도를 선택하고 조절할 수 있도록 여기서는 두 가지 타입의 훈련 계획을 제시하기로 하겠다.
　주의할 것은 임신 중기의 산모일지라도 삼법요가를 처음 시작하는 사람은 반드시 임신 초기의 동작으로 운동에 적응한 다음 중기의 동작으로 진입해야 한다는 사실이다. 그리고 중기 동작에 들어갈 때는 약한 동작부터 시작하여 운동 강도를 조절하고, 몸에 무리가 따르지 않도록 해야 한다.

체력이 약한 경우

» 기초 운동

- 먼저 삼법요가의 기지개 켜기, 누운 자세에서 손발 털기, 휴식 요가로 충분히 몸을 풀고 시작한다.

» 준비 요가

- 다음으로 정좌 호흡, 누워서 하는 호흡법의 연습, 발목 돌리기, 다리 운동, 어깨 풀기로 준비 요가를 마감한다.

기초 운동

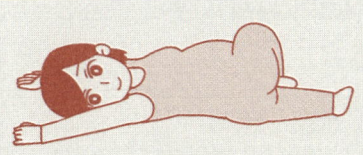
기지개 켜기

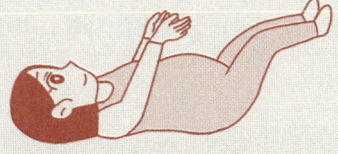
누운 자세에서 손발 털기

준비 요가

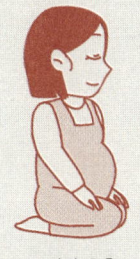
정좌 호흡

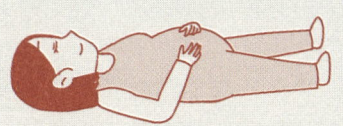
누워서 하는 호흡

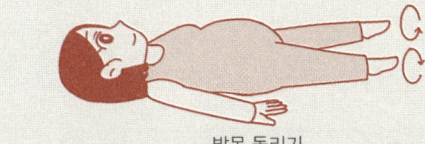
발목 돌리기

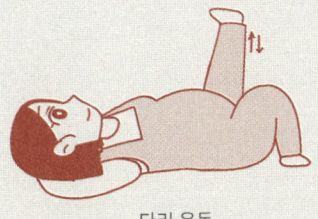
다리 운동

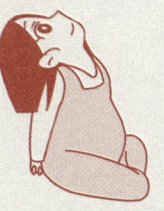
어깨 풀기

» 본 요가

- 삼법요가의 바른 자세 만들기, 전굴 자세, 고양이 자세 등을 실시한다.
- 골반 정돈 동작들 중 방아 자세, 나비 자세, 물고기 자세 등을 실시한다.
- 삼법요가의 골반저근운동 중 합장합척 운동, 케겔 운동과 벽 밀기, 몸 틀기 등을 실시한다.

» 마감 운동

- 삼법요가의 누워서 하는 호흡법으로 2-3분간 안정을 취한다.

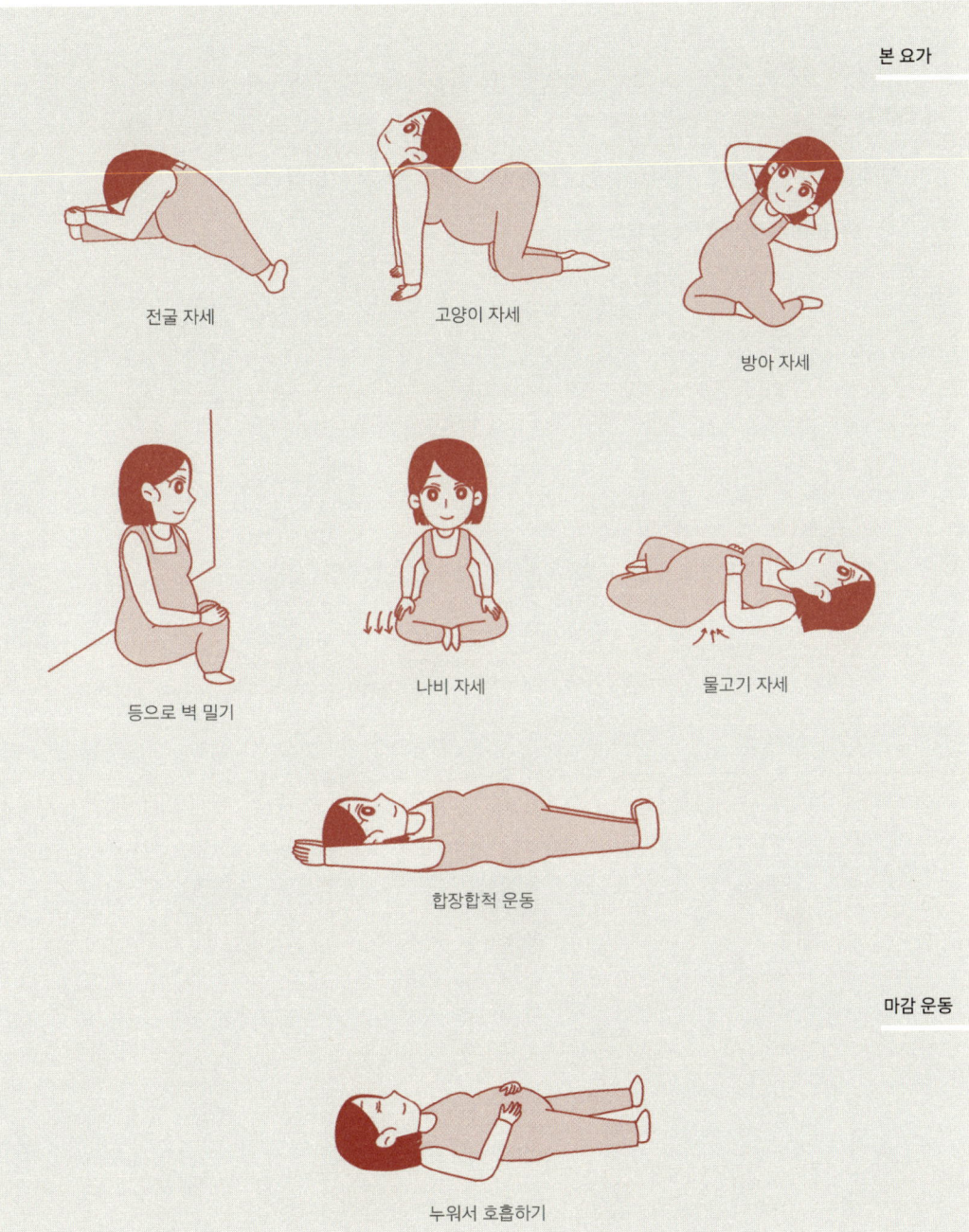

체력이 강한 경우

» 기초 운동

- 삼법요가의 기지개 켜기, 누운 자세에서 손발 털기의 휴식 요가로 충분히 몸을 푼다.

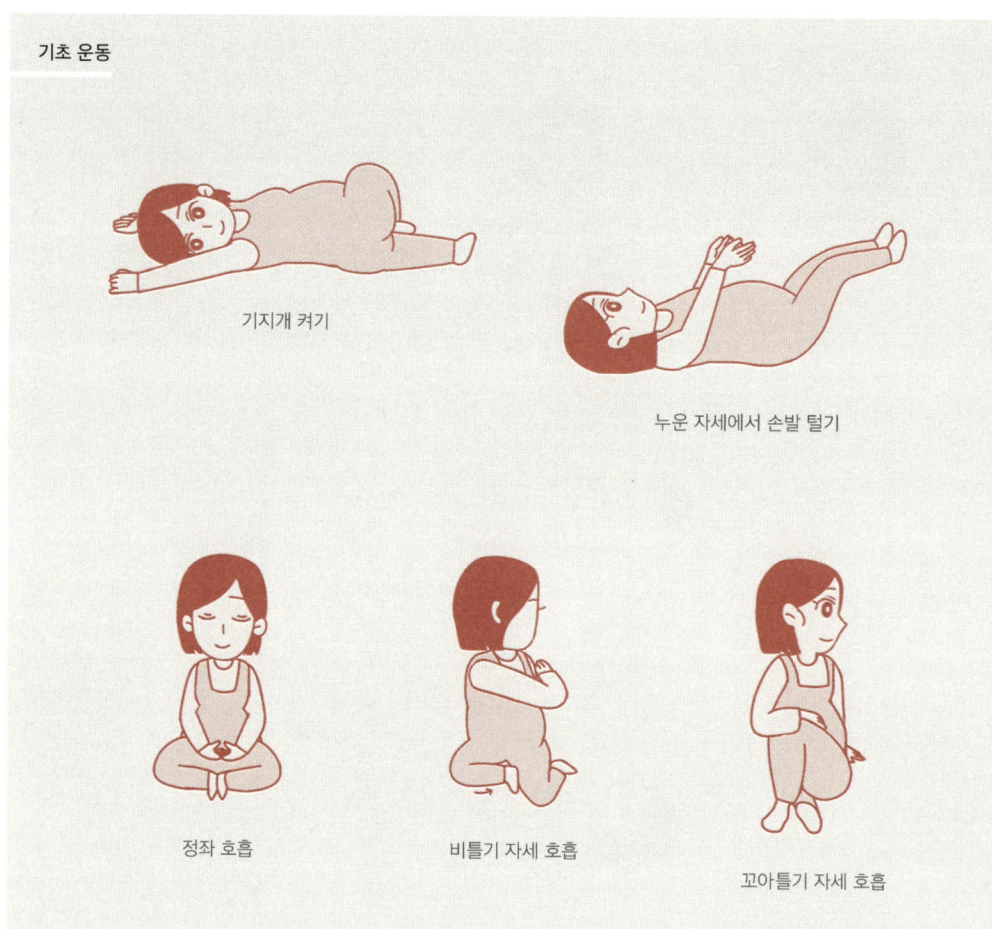

- 삼법요가의 정좌 호흡, 비틀기 자세 호흡, 꼬아틀기 자세 호흡법 연습, 발목 돌리기, 허벅지 근육 정돈, 안쪽 다리 근육 운동, 다리 운동을 실시한다.
- 삼법요가의 어깨 풀기, 팔굽혀펴기로 준비 요가를 마감한다.

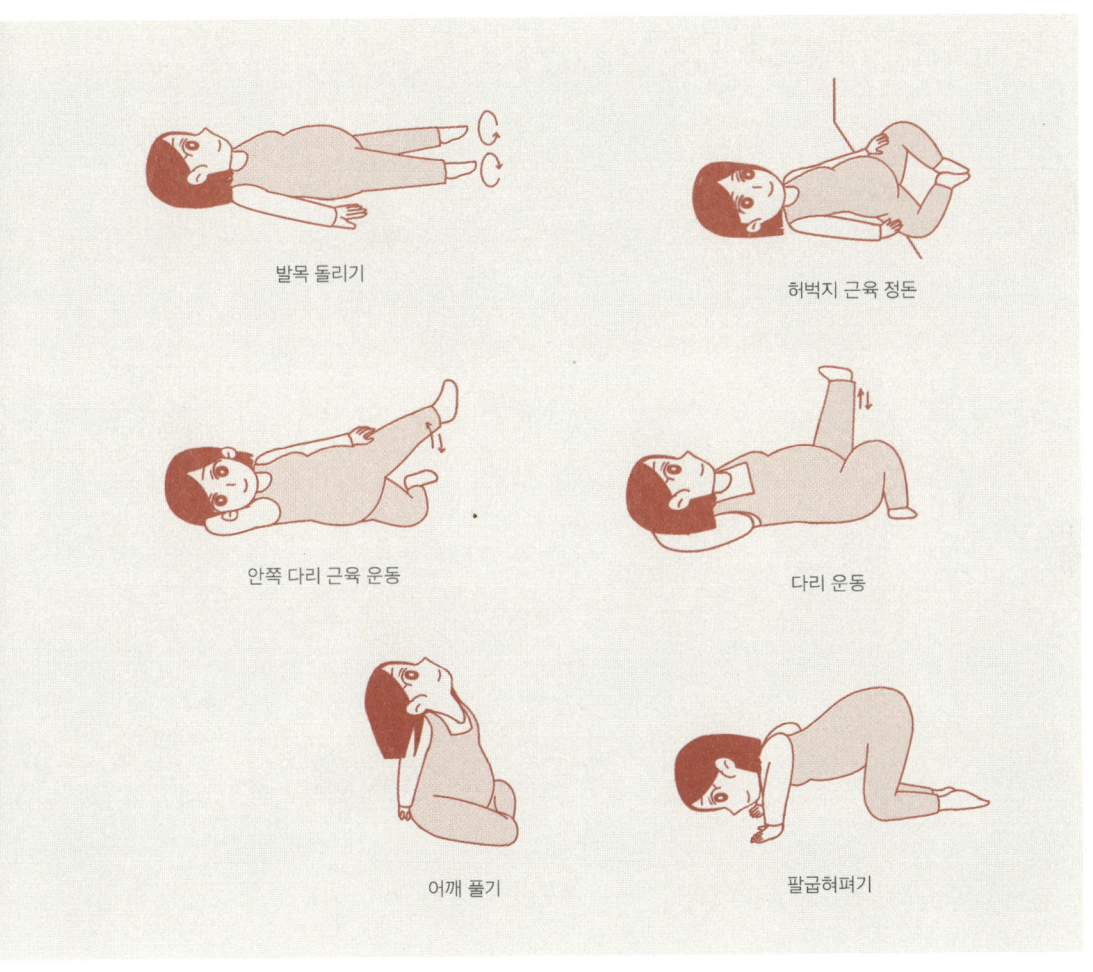

» **본 요가**

- 삼법요가의 전굴 자세, 고양이 자세, 쟁기 자세, 메뚜기 자세 등을 행한다.

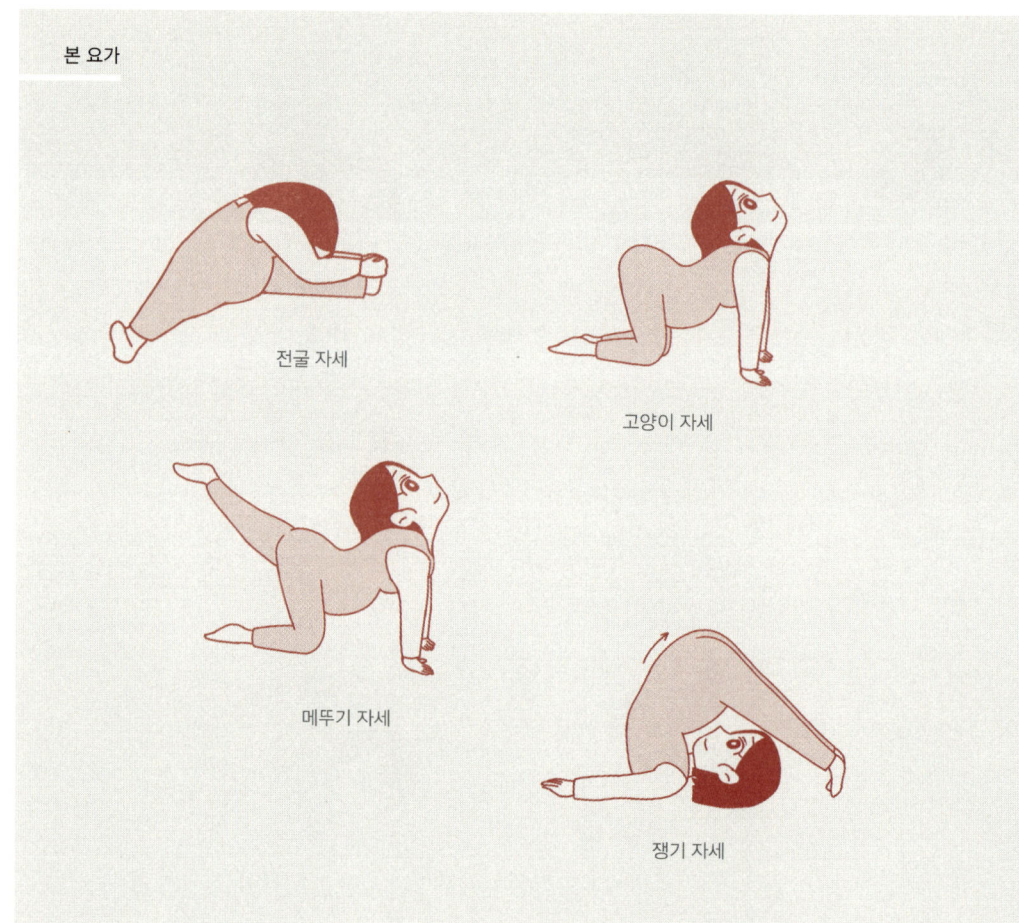

- 삼법요가의 골반 정돈 운동 중 방아 자세, 오리걸음, 나비 자세, 물고기 자세를 하고 휴식을 취한다.

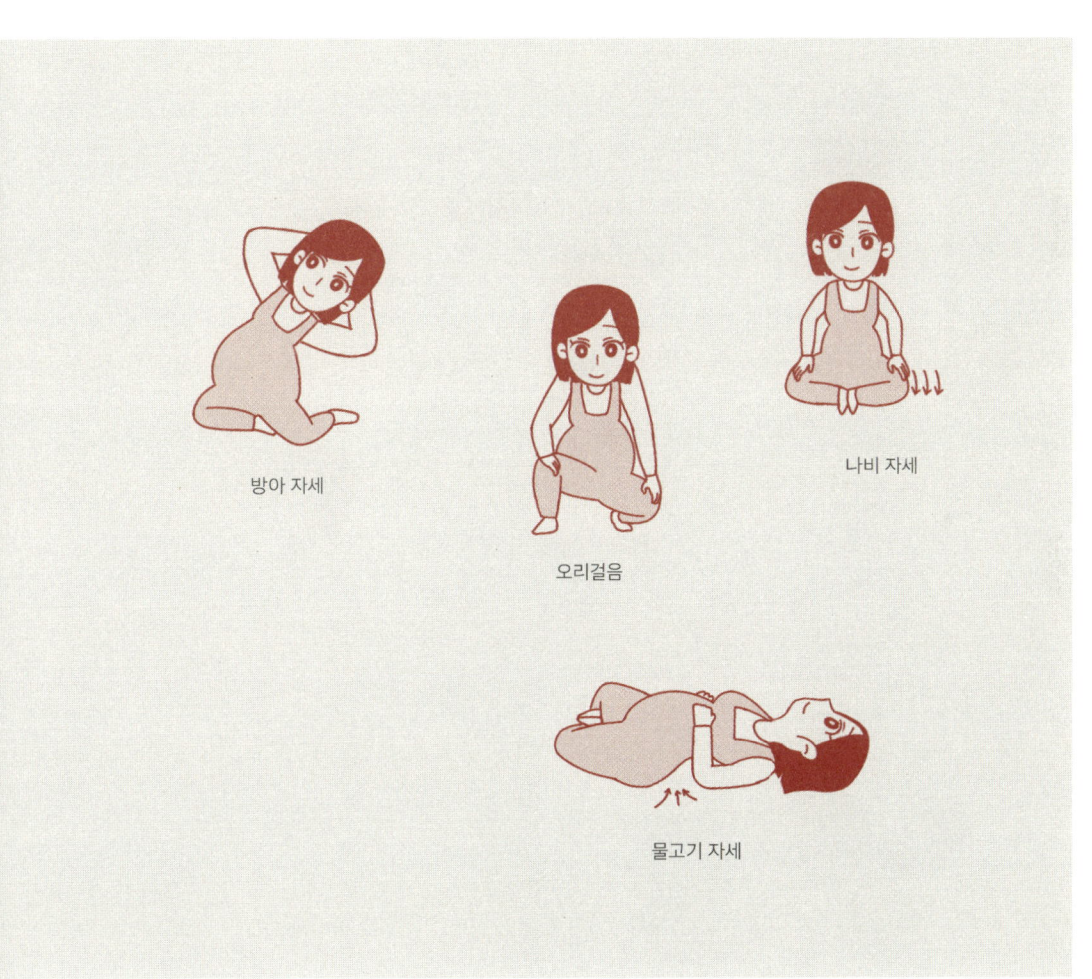

- 삼법요가의 골반저근 힘 기르기인 합장합척 운동부터 케겔 운동까지 실시한다.

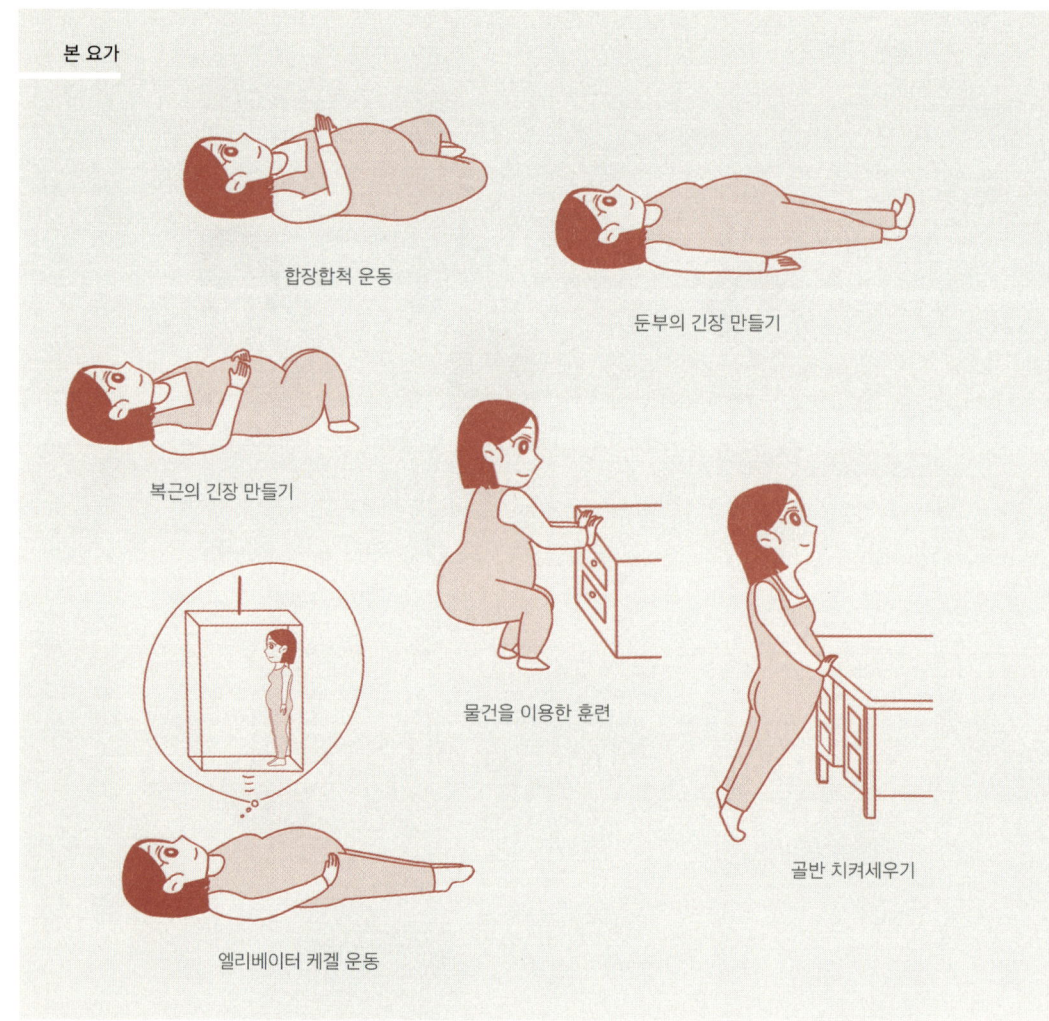

- 삼법요가의 복근 운동 중 등으로 벽 밀기에서 일어나기까지 실시한다.

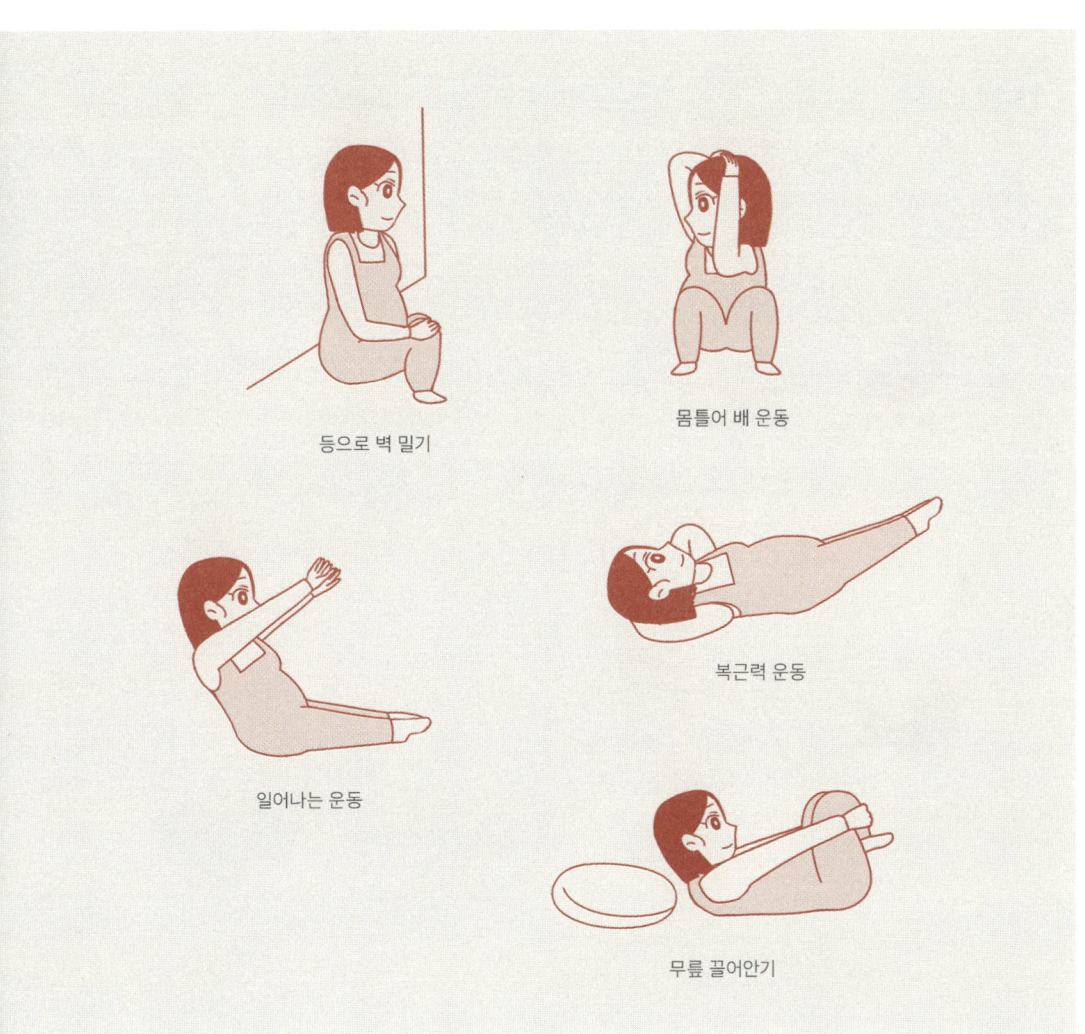

» **마감 운동**
- 허리 들어올리기와 누워서 하는 호흡으로 2-3분간 안정을 취한 다음 마친다.

마감 운동

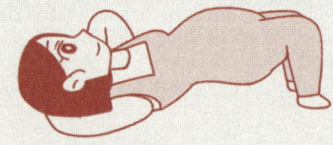

허리 들어올리기

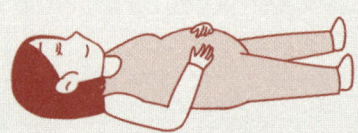

누워서 하는 호흡

임신 중기 신체변화와 먹거리

일반적으로 수정된 지 16주가 되는 임신 5개월부터 27주인 7개월까지를 임신 중기로 본다. 자궁에 완전히 자리를 잡은 태아는 모체로부터 안정적으로 영양을 공급받으며 급격히 성장한다. 이 시기 태아의 뇌는 골격이 거의 완성된다.

임신 중기는 초기에 산모를 괴롭히던 입덧도 끝나고 식욕이 되살아나는 시기이다. 임신 초기의 몸을 회복시키는 한편 태아가 올바로 성장할 수 있도록 하기 위해서는 어떤 음식을 선택해야 할까. 두말할 것도 없이 천天의 이치에 따라 음양의 균형이 잡힌 음식을 먹어야 한다. 독자들의 이해를 돕기 위해 임신 중기의 신체 변화와 먹거리에 대해 시기별로 세분하여 정리해 보도록 하자.

» 임신 5개월(16-19주)

이 시기에 태아의 키는 벌써 25cm에 이르고 몸무게도 약 150g 가량에 이른다. 얼굴의 윤곽도 확실하게 되고 머리털을 시작으로 전신에 털이 생기기 시작하며, 눈꺼풀이 열리게 된다.

때를 같이 하여 산모의 젖은 팽팽해지고, 식욕이 왕성해지며 체중도 쑥쑥 늘어난다. 산모는 너무 먹어 체중이 지나치게 늘지 않도록 주의해야 한다. 또 이 시기에 산모는 태아의 움직임을 조금씩 느낄 수 있다. 남편이 산모의 복부에 귀를 대면 태아의 심장박동을 미약하게나마 들을 수 있을 것이다.

» **임신 6개월(20-23주)**

이때 태아의 키는 약 30㎝에 이르고 체중도 600g에 다다르게 된다. 산모가 직접 태아의 태동을 느낄 수 있어 마음의 대화가 가능해 지는 시기이다. 태아 스스로 체온을 조절할 수 있고, 호흡 중추가 작동되기 때문에 좀 위험하긴 하지만 세상 밖에 나와도 생존이 가능하다. 이 시기에 태아의 면역성이 증가하기 시작하는 것도 우연은 아닐 것이다.

산모의 하복부가 눈에 띄는 시기이기 때문에, 이때쯤이면 임부복을 착용하기 시작해야 한다. 유즙이 나오는 경우도 있다. 태아가 스스로 체온을 조절한다는 것은 산모의 정서와 밀접한 연관이 있는데, 흔히 말하는 스킨십의 시발은 이때부터라고 생각하면 된다.

세상에서 가장 포근한 것이 어머니의 품이라는 말은 어쩌면 태중에서 태아가 스스로 체온을 느끼고 조절할 수 있는 이 시기에서 비롯된 정서적 감정일 수도 있을 것이다. 그러므로 이 시기에 태아와 산모가 함께 느끼고 공감할 수 있는 음악이나 영화 등의 감상으로 정서적인 공감대를 도탑게 하는 것도 좋을 것이다.

» **임신 7개월(24-27주)**

이 시기 태아의 키는 약 35㎝, 몸무게는 1kg에 이른다. 임신 초기가 태아의 두뇌 발달을 이루어지는 때라면, 임신 중기는 정서의 발달이 이루어지는 때라고 할 수 있다. 따라서 이 시기에 산모는 더욱 정서적, 심리적으로 안정하도록 해야 한다.

산모는 배의 윗부분이 불룩해진다. 이때쯤 골반 운동을 중심으로 한 삼법요가를 열심히 실시하여, 요통이나 변비, 부종에 걸리지 않도록 대비해야 한다. 너무 살찌지 않도록 식사에도 주의해야겠다. 조산을 예방하려면 장시간 오래 서 있거나 무거운 물건을 드는 일을 피해야 한다. 유방 마사지도 잊지 말아야 할 것이다.

» 위의 2/3만 채운다는 느낌으로

임신 중기에는 식욕이 왕성해져 과식하기 쉽기 때문에 체중이 너무 늘어 분만에 지장을 초래하는 경우가 많다. 배 속에 한 사람이 더 있으니 많이 먹어야 한다는 생각처럼 위험한 게 없다. 그렇다고 일률적으로 기준을 정해놓고 누가 많이 먹느니 적게 먹느니 하는 것도 잘못이다. 식사량이란 그 사람의 노동 강도나 삶의 내용, 체격 조건에 따라 다를 수밖에 없는 것이기 때문이다.

사람에게 필요한 영양이 식사량만으로 결정되는 것은 아니다. 주어진 형편과 내용에 맞는 적절한 식사량을 정하는 것이 중요한 것이다. 일반적으로 위의 2/3 정도를 채웠을 때가 가장 이상적이며, 이때 먹기를 가장 즐길 수 있다. 임신중인 여성은 더욱 명심할 일이다.

» 즐기면서 먹기

인체란 몸과 마음의 조화체이다. 어떤 행위든 즐거운 마음으로 행할 때 몸에도 좋고 추진력도 생긴다. 먹기의 경우도 마찬가지이다. 위란 뇌신경과 밀접한 관계를 맺고 있어 심리 상태에 따라 매우 민감하게 반응한다. 우리는 종종 기분이 나쁘거나 다른 것에 신경을 빼앗겼을 때 식욕을 잃곤 한다. 심지어 속이 불편하거나 배탈이 나기도 한다.

즐거운 마음으로 음식을 먹는 것은 기분 좋게 먹을 수 있는 환경과 조건이 갖추어졌을 때 가능한 일이다. 그런데 여성의 경우 이것이 잘 안 되는 예가 참으로 많다. 특히 옛날 여성들은 남편이나 자식을 위해 식사를 뒤로 미루거나 거르는 경우도 많았고, 식사 후 남는 찌꺼기 음식을 억지로 먹는 일도 흔했다. 현대 여성도 자기 자신을 위해 좋은 음식이나 보약을 먹는 경우는 별로 없다. 사람들은 이러한 희생적 행위를 숭고하고 훌륭한 여성상의 표본으로 치켜세우곤 한다. 그러나 그것은 남성 중심의 사회가 만들어놓은 음모(?)에 불과하며, 그 속에는 여성을 천시하는 사상이 교묘하게 숨어 있음을 깨달아야 한다.

또 어떤 경우엔 먹기가 여성들의 정신적 긴장이나 스트레스를 해소하기 위한 수단으로 사용되기도 한다. 현대의 여성들이 정신적 갈등이나 불안 등을 해소할 다른 사회적 분출구가 없는 상황에서 파생된 안타까운 결과이다. 여성들에게 흔한 소화계 질환이나 비만의 원인이 바로 여기서 비롯된 것이라 해도 과언이 아닐 것이다. 특히 임산부들은 먹기에 대한 올바른 인식으로 먹기를 즐길 줄 알게 될 때, 비로소 고통스럽고 비정상적인 임신과 출산에서 벗어날 수 있을 것이다.

» 양성 식품을 찾아라

태아는 산모의 양기를 흡수하면서 자라난다. 식물의 경우 잎이나 줄기보다는 뿌리 종류가 양성 식품이므로 더덕, 도라지, 감자 등을 다른 식품과 잘 조화시켜 먹는 것이 좋다. 무 같은 야채나 생선 등을 햇볕에 말린 것도 양성 식품이므로 산모에게 적합하다. 육류는 양성 식품이지만 돼지고기는 음성 식품이므로 삼가는 것이 좋다.

임신 초기와 마찬가지로 주식은 보리와 현미에 팥을 섞어 밥을 지어 먹고, 부식으로는 다양한 야채와 함께 등 푸른 생선이나 굴, 바다조개, 다시마, 미역, 파래 등의 해조류를 먹는 것이 좋다. 이것들은 음양의 조화가 이루어진 식품이므로 수시로 먹는 것이 좋다. 육식은 일주일에 한 번 정도가 바람직하고, 계절에 맞는 약간의 과일을 후식으로 먹는 것이 좋겠다.

옛날에는 며느리가 임신을 하면 가지를 절대로 먹이지 않았다. 가지는 대표적인 음성 식품으로 산모의 신체를 냉하게 만들기 때문이다. 그렇지 않아도 산모의 신체는 음성화되기 쉬운데, 가지와 같은 식품은 신체의 이완을 촉진시켜 몸을 나른하게 하고 심한 경우 유산이나 조산의 원인이 되기도 한다. 산성화된 음성 식품으로는 딸기, 감 등을 제외한 과일과 흰 설탕, 아이스크림, 커피, 백미 등이 있다.

» **영양은 Yes, 비만은 No!**

입덧도 끝나고 모체의 상태도 안정되는 임신 중기의 산모는 식욕이 왕성해진다. 우선 초기에 모자랐던 영양을 보충해 주는 일이 중요하다. 그러나 아무리 입맛이 당겨도 늘 약간 모자라는 기분으로 식사를 끝내야 한다. 일정한 양을 정하여 오래 씹어 먹는 것이 충분한 영양을 공급받으면서도 비만을 피할 수 있는 요령이다. 임신 중기에는 영양 결핍보다는 영양 과다로 인한 비만을 조심해야 한다. 산모의 체중이 임신 전에 비해 7kg 이상 올라가지 않도록 주의하자.

임신 중에는 산모와 태아의 건강을 위해 단백질과 철분을 충분히 공급해야 한다. 참고로 현대 영양학에서 말하는 임신 중 섭취해야 할 영양소의 내용을 소개해 보기로 하자.

① 단백질 : 생선, 육류, 콩, 계란, 등에 많이 포함되어 있는 단백질은 태아의 발육에 중요한 역할을 담당하고 있다. 주로 태아의 조직과 태반, 양수를 만드는 데 관여한다. 임신 중에는 평소 필요량인 60g 보다

약 30g 정도 더 추가해서 단백질을 섭취하도록 한다.

② 철 : 조개, 굴, 미역 등의 해조류와 달걀노른자, 시금치, 콩 등에 많이 포함되어 있다. 현대 영양학에서는 일반적으로 여성이 남성보다 철분 손실량이 많으므로, 하루 약 18㎎ 이상은 섭취해야 한다고 말한다. 특히 임신부의 경우는 혈액량이 증가하고 태아에게 필요한 것까지 합쳐 매일 20㎎ 이상의 철분을 공급해야 한다고 강조한다. 산모에게는 철분 조혈 영양제를 권하고 있다.

③ 칼슘 : 우유와 유제품, 멸치 등 뼈째 먹는 식품의 섭취가 요구된다. 임신부의 경우 하루 약 160㎎ 정도의 칼슘이 태아에게로 이전되므로 음식물이 소화 흡수율 50%를 고려하여 약 800㎎ 이상의 칼슘 섭취를 권장한다.

④ 비타민 : 적당량의 비타민 섭취는 임신부에게 중요하다. 비타민 A, B, C는 임신 중 필요량이 급증하는데, 그 중에서도 비타민 C는 부족한 철분의 흡수를 돕고 병에 대한 저항력을 키우는 중요한 요소이다. 현대 영양학은 67-100㎎의 비타민 C 공급을 임신부에게 권장하고 있다.

모유수유를 위한 유방, 유두마사지

임신 중기쯤 되면 태아는 남녀의 성별이 뚜렷해지면서 세상 밖에서 살아갈 수 있는 몸이 되도록 훈련을 시작한다. 눈꺼풀을 움직이는 연습이라든가, 양수를 마신 후 위와 장으로 보내 소화 기능이 작동되도록 하는 훈련, 배설 훈련 등이 바로 그것이다. 또 운동도 열심히 해서

거꾸로 서기도 하는데 아침 내내 서 있다가 저녁이면 제 위치로 돌아오기도 한다. 태아가 이처럼 자라나고 있을 때, 산모 역시 적잖은 신체적 변화를 겪는다. 그 첫째가 유방이다.

임신 중기 산모의 유방은 매우 커지고, 그것을 짜면 묽은 젖이 나오기도 한다. 이때 반드시 필요한 일이 유방 마사지와 유두의 손질이다. 이것을 소홀히 하면 아기를 낳은 후 젖이 잘 나오지 않는다든가, 유두가 헐어 아기에게 젖을 먹이지 못하는 일이 생기게 된다. 그러면 유방 마사지법과 유두 손질법을 구체적으로 알아보기로 하자.

» 젖길을 터주는 유방 마사지

유방 마사지는 혈액 순환을 도와 출혈을 막을 뿐만 아니라 젖샘을 발육을 촉진하여 아기가 먹게 될 젖의 양을 풍부하게 해 준다. 보통 임신 25주가 지나면 유방 마사지를 시작한다. 목욕 후 물기를 없앤 다음 유방과 유두에 마사지크림을 발라 부드럽게 마사지한 뒤 유즙을 두세 방울 짜낸다. 이때 유두 주위의 거무스름한 부분도 함께 짜주어야 한다. 그래야 출산 후 젖이 쉽게 나오게 된다. 출산 후에도 젖을 먹일 때 마사지를 해주면 젖 분비에 도움이 된다.

» 유두 손질법

유두는 피부가 약해 아기가 젖을 먹을 때 자주 헐게 된다. 유두 마사지를 해 두면 출산 후 아기가 빨아도 헐거나 갈라지는 트러블을 미리 막을 수 있으므로 미리 대비를 해두어야 한다. 유방 마사지를 실시한 후 이어 유두 마사지를 하는데, 유방과 유두의 손질을 너무 심하게 하면 조산의 우려가 있으므로 주의하여야 한다.

임신 중기의 증상과 대처법

» 신체 변화

① 충치

임신 중에는 충치가 많이 생긴다. 식욕이 당겨 수시로 음식을 먹게 되는데, 이 때마다 매번 이 닦기가 쉽지 않아 그냥 방치하게 되기 때문이다. 또 생리적으로도 타액이 산성화되고, 끈적끈적해져서 음식의 찌꺼기가 이 사이에 눌러 붙기 쉽다. 따라서 임신 중에는 입안을 잘 닦고, 손질해야 하며, 특히 무엇을 먹은 후에는 반드시 이를 닦도록 해야 한다. 웬만한 충치 치료는 임신 중에 해도 괜찮다. 임신중이라 해서 뒤로 미루다 보면, 출산 후 이를 빼내야 할 만큼 심각하게 악화되는 경우가 있다.

② 변비

임신 중기에는 자궁과 골반 사이, 말기에는 태아의 머리와 골반 사이의 직장이 압박을 받아 변비 증상이 일어나기 쉽다. 입이 자주 마르는 것도 이 변비 때문이다. 가급적 음식을 싱겁게 먹도록 하고 의식적으로 변을 자주 보도록 하는 것이 좋다. 편식을 주의하고 신선한 야채와 과실들을 충분히 섭취해야 한다. 아침에 일어나 물이나 우유를 마시는 것도 변비 예방에 좋다.

③ 치질

임신 중기에는 골반 밑 근육이 약해져 그 근육을 가로지르는 정맥이 확장되게 된다. 거기에 아기의 체중까지 압력을 가해 골반 부분의 정맥피가 일부 차단된다. 그 결과 항문의 정맥피가 부분적으로 출혈되는데, 이것이 임신중 발생하는 치질의 원인이 된다. 이를 예방하기 위해서는 평소 삼법요가를 통해 골반 밑 근육을 강화시켜야 한다.

④ **쥐나 저림**

쥐는 무거운 자궁이 신경을 자극하여 발생하는 것으로 주로 야간에 일어난다. 비타민 B_1이나 칼슘의 부족 때문이므로 비타민과 칼슘을 충분히 섭취하고 다리를 마사지해 주는 것도 좋은 방법이지만, 더 중요한 것은 삼법요가를 열심히 하여 자연스레 없어지게 하는 것이다.

⑤ **요통**

임신 중기에 주로 발생하는 요통은 골반 관절이 늘어져 일어나기도 하지만 대부분 잘못된 자세에서 비롯되는 것이다.

⑥ **부기**

부기는 임신 중기 특히 7개월 이내에 많이 발생한다. 무거운 자궁의 압박으로 아랫다리의 혈액과 임파액의 흐름이 나빠지기 때문이다. 부기가 생기면 가급적 누워서 쉬도록 하고 염분 섭취를 적게 하며, 임신 중독증에 의한 부종과 구별하기 위하여 단백뇨 검사, 혈압 측정 등을 정기적으로 해야 한다. 또 삼법요가 동작을 자신의 신체 조건에 맞추어 지속적으로 해 준다.

⑦ 가슴저림

일명 작렬감이라고도 부르는 가슴저림은 초기에는 입덧 때문에 생기며 후기에는 무거워진 자궁의 압박이나 음식을 충분히 소화시키지 못해 발생하는 것으로 알려져 있다. 중요한 것은 이런 증세를 호소하는 사람들의 몸이 대개 전굴되어 있다는 점이다. 이런 잘못된 체형은 입덧 치료를 위한 식이요법과 식사를 조금씩 여러 번 나누어 오래 먹는 습관을 들이고, 삼법요가를 병행하면 간단히 시정할 수 있다.

» **생활 관리**

삼법에서 가장 강조하는 것은 자연스러운 일상 생활이다. 자연스러움이란 무엇인가. 주변 환경과 자신이 조화를 이루는 일이다. 이를 위해서는 자신의 행위에 무리가 따르지는 않는지, 바르게 되고 있는지 끊임없이 살펴야 한다. 또 어떤 일을 억지로 행하지 않고, 즐거운 마음으로 행하여야 한다. 특히 임산부의 일상은 그대로 태아에게 영향을 미치고 몸 상태도 평시와 다르므로 다음의 내용에 유의할 필요가 있다.

① 일상 활동을 80%로 줄인다

이것은 성 생활도 마찬가지이다. 태반이 안정되어 유산의 위험은 적어졌지만, 하복부를 압박하는 무리한 자세를 피하고, 횟수도 줄이는 것이 좋다. 유두와 유방의 적당한 애무는 임신 중기 성 생활의 지혜일 것이다.

② 균형이 흐트러지지 않도록 자세를 잘 잡아야 한다

자리에서 일어나거나 어떤 물건을 들어올릴 때 선 채로 하지 말고 무릎을 구부려 들고, 다리의 힘으로 지탱한다. 남편은 임산부의 몸에 무리가 갈 만한 일은 도와주어야 한다. 급격한 동작을 피하고, 신중하고 서서히 행한다.

③ 오래 서서 일하지 않도록 한다

오랫동안 서서 일하면 몸의 긴장이 지속되어 무리가 온다. 부엌일을 할 때도 시간이 걸리는 일은 의자에 앉아서 해야 한다. 서 있을 때는 두 발을 모으는 것보다 한 발을 조금 앞으로 내밀고 있는 게 편하다.

④ 급격한 운동이나 편중된 몸놀림은 피한다

삼법요가 외에는 수영 같은 운동이 권할 만하고, 테니스나 조깅 등 반복되는 운동, 그리고 자신을 잃어버리는 춤 같은 것은 피해야 한다.

⑤ 가급적 전신을 사용하여 생활하라

현대인들은 대부분 몸의 일부만 사용하며 생활한다. 이러한 생활이 지속되면 몸의 자세가 틀어지고, 몸의 골격 구조가 틀어지게 된다. 척추가 비틀리면 장기가 제 기능을 잃어버리고, 어깨나 목의 틀어짐은 뇌신경에 영향을 미쳐 두통, 불안, 흥분 상태의 지속 등 여러 가지 정신적 이상을 야기한다. 또 골반이 틀어지면 한쪽 다리가 짧아져 생활하면서 쉽게 피곤해지고, 임산부의 경우 자궁의 안정을 해치게 되어 유산의 원인이 되기도 한다. 이것을 바로잡기 위해서는 삼법요가를 일상적으로 실천하여야 한다.

태동의 환희

꼼지락꼼지락…… 통통통……. 임신 5-6개월에 이르면 어느 순간 배 속에서 물방울이 움직이는 듯한 느낌이 들 때가 있다. 이것이 바로 태동의 시작. 그러나 아기가 보내는 이 신호를 금방 알아차리는 사람은 많지 않다. 태동이 시작되는 시기도 산모에 따라 다르다. 보통 임신 20주를 전후해서 느끼게 되는데, 대체로 전체 임신 기간의 한가운데에 속하는 시기이다.

일반적으로 피하 지방이 적은 사람이나 경산부는 태동을 빨리 느낀다. 태아는 처음에는 몸을 실룩이는 정도로 약간씩 움직이다가 10주째부터는 손발을 움직이고 15주가 되면 입도 움직일 수 있다. 16주 정도부터는 양수 속에서 자유롭게 움직이기 시작하여 조금 더 시간이 지나면 임신부가 태아의 움직임을 알아차릴 수 있게 된다.

» 다양한 반응의 태동

태동의 첫 느낌은 작고 딱딱한 공이 물 위에 둥실 떠 있는 것 같다고 한다. 하루에도 몇 번씩 태동을 느낀다면 그만큼 아기가 건강하다는 증거가 된다. 어른과 마찬가지로 아기도 배 속에서 자고 깨는데, 대개 20-40분 간격으로 반복된다. 태동은 아기가 깨어 있을 때 느끼는 것으로, 낮보다는 밤에 더 잘 움직인다. 아기가 잠에서 깨어나 몸을 틀거나 머리와 엉덩이 방향을 반대로 바꿀 때 움직임이 크며, 엄마가 음식을 먹은 후에도 많이 움직인다. 음식물이 소화될 때 위와 장에서 소리가 나는데 태아가 이 소리를 듣고 반응하기 때문이다.

처음에는 배 아래쪽이 콩콩거리거나 지렁이가 기어가는 것처럼 근질거리는 느낌이 들다가 임신 6-7개월이 되면 더 넓은 범위에서 본격적인 태동을 느낄 수 있다. 이 때 태아는 엄마의 배꼽 위에까지 올라와 있는데, 몸을 약간 오므린 상태에서 팔다리를 구부리거나 펴기도 하고 목이나 손을 움직여 보기도 한다.

회전을 하며 움직이던 태아는 임신 8개월이 되면 머리를 아래로 향한 채 자리를 잡는다. 발이 위쪽으로 가 엄마의 가슴 아래를 차게 되며, 근육이 생겨 태동이 제법 강하게 느껴진다. 임신 9개월이 되면 눈으로 보아도 알 수 있을 정도로 태동이 활발하고 움직임이 크다. 임신 10개월에 들어서면 신경 기관의 발달로 태내에서 재채기를 해 산모가 놀라기도 한다. 출산이 가까워지면 태동이 줄어드는데 이는 태아가 골반 속으로 내려가기 때문이다. 태동이 전보다 약해지거나 줄어들면 분만이 가까워졌다는 신호. 하지만 개인에 따라서는 예정일이 되어도 태동을 느끼는 경우가 있다.

» **태동의 강도와 횟수**

엄마가 느끼는 단위 시간당 태동을 자각 태동이라고 하는데, 이 자각 태동 횟수가 많으면 많을수록 태아는 건강한 것이다. 분만 전에는 태동계가 붙은 분만 감시 장치를 이용하여 자가 태동 횟수와 아기가 움직일 때마다 증가하는 심장 박동 수로 건강 상태를 검사하기도 한다. 태동이 많은 것은 그만큼 아기가 건강하다는 증거이므로 걱정할 필요는 없다. 하지만 유난히 태동이 심하거나 태동을 느낄 수 없다면 문제가 된다.

임신 중기까지 검진에서 아무런 이상이 없다면 태동이 그다지 느껴지지 않더라도 걱정할 필요는 없다. 하지만 임신 30주에 태동이 극단적으로 약해지면 주의해야 한다. 특히 어제까지는 잘 움직이다가 오늘은 한 번도 태동이 느껴지지 않는다면 바로 진찰을 받아야 한다. 배 속 아기에게 산소와 영양이 충분히 전달되지 않거나 태아가 자궁 안에서 사망하는 경우도 있기 때문이다. 이상하다고 생각되면 조용히 배에 손을 대고 한 시간에 몇 회 정도 태동이 있는지 확인해 본다. 태동이 강하고 약한 정도보다는 평소 움직임에 비해 어떤지 판단하는 것이 중요하다.

임신 중기의 태교

태동을 통해 태아의 존재를 느끼는 그 순간, 여성에게는 어머니로서의 생생하고도 구체적인 자각이 싹튼다. 태아 역시 뇌의 80%가 성장해 어른과 비슷한 기능을 하게 된다. 청각 기능 또한 어른과 비슷해져 엄마 목소리나 외부 소리를 들을 수 있다.

외부의 사건들에 반응하는 모체의 감정과 육감이 태아에게 그대로 전달되기 때문에 이 시기의 태교는 매우 중요하다. 모체와 태아와의 상호 교감이 이루어지는 이 시기야말로 다른 어느 때보다 본격적이고 적극적인 태교가 필요한 때이다.

음악을 들려주거나 태담을 함으로써 태아의 심신을 편안하게 하고, 기억 창고에 좋은 정보를 심어 주는 것도 좋다. 임신 중기에 태아의 각 기능이 발달한다고 '5개월부터 시작해야지' 하고 방심하다가 갑자기 시작하려면 의외로 어색한 경우가 많다. 임신 초기부터 아이와 감정의 교류를 나눈다는 마음가짐으로 꾸준히 대화를 이끌어 가는 자세가 필요하다.

임신 중에 자연을 많이 접하면 태아에게 시 청각적으로 좋은 태교가 된다. 빗소리나 새소리, 겨울을 지내고 나무에 새순이 돋아나는 모습, 색이 고운 꽃 등을 들여다보면서 '겨울인데도 나무가 참 씩씩하게 견디고 있어. 우리 아기도 항상 튼튼하고 건강하게 자라겠지?'라는 식으로 이야기를 이끌어 가는 것이 좋다. 좋은 풍경이나 명화를 보면서도 이야기를 한다.

엄마의 일상을 꼼꼼하게 설명하는 것도 좋은 태담이 된다. 외출을 할 때나 밥을 먹을 때, 집안일을 할 때에도 엄마는 끊임없이 이야기를 들려줄 수 있다. 배 속에 있는 아기와 대화를 할 때에는 무엇이든 차근차근 그림을 그리듯 자세하게 설명해 주는 습관을 기른다. 항상 태아를 염두에 두고 대화하는 방식으로 이야기를 끌고 가는 것도 태담의 기본 요령이다. 엄마는 태아가 알아듣고 함께 보고 느낀다고 생각하여 말한다. 말을 할 때에는 태아의 반응에 대해서도 잊지 않고 한마디씩 해 준다.

» 간식으로 오전에 우유를 마시면서

아가야, 너 배고프지 않니? 엄마는 배가 약간 고프거든. 그래서 이제 투명하고 예쁜 컵에 하얀색 우유를 따라 마실 거야. 한꺼번에 많이 먹으면 안 되니까 반 컵만 마실까? 그게 좋겠지? 우유를 마신 후에는 엄마랑 같이 산책하면서 싱그러운 나무 냄새도 맡고 파란 하늘도 한번 보고 올까?

» **그림책을 읽어 주면서**

아가야, 이제 그림책을 읽어 줄게. 제목은 「아기 토끼」란다. 그럼 어떤 내용인지 읽어 볼까? 어머, 이 책에는 토끼가 아주 예쁘게 그려져 있네. 토끼가 정말 귀여워 보인단다. 아마 토끼가 주인공인가 봐. 눈처럼 하얀 토끼가 풀밭 위를 깡총깡총 뛰어가는 그림이 그려져 있구나.

» **움직이는 태아와 놀이하듯이**

어? 우리 아기가 움직이네! 그럼 엄마랑 함께 놀아 볼까? 아가야, 엄마가 한 번 손으로 칠 테니까 너도 한 번 따라 발로 차 볼래? 자, 시작! 그래, 그래. 정말 잘했어. 이제는 두 번 차 볼까? 한 번 두 번 차 보렴. 이야, 우리 아기 정말 잘하는데?

엄마의 목소리 외에 아기가 태어나서 계속 접하게 될 친근한 목소리를 들려주는 것도 좋다. 아빠의 목소리, 친하게 지내는 이웃과 친지의 목소리처럼 태어나서도 꾸준히 들을 수 있는 소리는 태아에게 좋은 자극이 된다.

동서양의 클래식이나 엄마의 노랫소리도 태아를 편안하게 한다. 음악은 아기를 편안하게 해 주고, 태어나서도 꾸준히 들을 수 있어 엄마 목소리를 대신할 수 있다. 음악 대신 엄마 목소리로 잔잔하게 노래를 불러 주어도 좋다. 엄마 자신도 클래식을 즐겁게 들어야 태아에게 좋은 효과를 볼 수 있다.

그러나 다양한 경험을 쌓아 준다고 흔히 듣기 어려운 소리를 들려주면 나중에 아기가 태어나서 혼란을 겪을 수 있다. 음악도 랩이나 하드록 등 요즘 라디오에서 많이 나오는 음악은 불협화음이 많아서 별로 좋지 않다. 한 연구 결과에 의하면, 혼란스러운 불협화음에 지속적으로 노출되면 태아의 뇌 구조가 나쁘게 바뀔 수 있다고 한다. 식물도 이런 종류의 음악은 싫어해서, 집에서 키우는 화초도 하드록보다 클래식 음악을 들을 때 더 잘 자란다는 것이다.

배 속 아기의 환경은 곧 모체다. 태아는 빛에 직접적으로 반응하기도 하지만, 간접적으로 엄마의 눈을 통해 받아들여진 좋은 느낌이 뇌로 전달되고 이것은 다시 아기의 뇌로 전달되기도 한다. 따라서 임신 중에 싱그러운 자연을 접하거나 좋은 영화를 감상하는 기회를 자주 가지면 배 속의 아이도 감수성 풍부한 아기로 태어나게 된다.

그러나 주의해야 할 것은, 모든 동물이 그렇듯 인간 역시 밝음과 어두움에 대한 일종의 신체 리듬을 갖고 있다. 텔레비전을 하루 종일 본다든가, 밤을 새운다든가 하는 것은 이 신체 리듬을 깨뜨림으로써 정신적, 육체적인 스트레스를 초래한다. 하루 종일 컴퓨터 모니터를 주시하는 것도 좋지 않다. 임산부는 아무쪼록 컴퓨터를 대하는 시간이 6시간을 넘지 않도록 하는 것이 좋다.

요즈음은 영상 태교라 해서 의식적으로 명화를 보거나 그림책을 읽어주는 임산부를 자주 볼 수 있다. 그러나 자기 아기가 남들보다 빨리 말하게 된다거나 그림을 잘 그릴 것이라고 기대하는 것은 좋지 않다. 오히려 이런 엄마의 욕심이 태아의 정서 함양에 역효과를 가져올 수도 있기 때문이다.

<임신 후기 삼법요가> 동영상

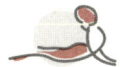 임신 후기(8-10개월)

임신 후기에 태아는 한 인간으로서 완전한 모습을 갖추고, 외부에서 일어나는 사건이나 소리 등에 민감하게 반응한다. 따라서 이 시기에는 부부의 일상 생활을 더욱 정돈하여, 즐겁게 살아가는 모습 자체가 최선의 태교다.

출산이 가까워짐에 따라 태아는 바깥 세상에 나올 더욱 완전한 준비에 돌입한다. 33주-34주에 이르면 태아는 매일 약 20g 이상씩 피하 지방을 축적하기 시작한다. 또, 세상 밖에서 강하게 살아남을 수 있는 면역성을 갖추게 되고, 호흡을 담당할 폐 조직을 만드는 작업에 박차를 가한다. 자칫 잘못하여 조산이 되면, 이 모든 작업이 중단되는 결과를 초래한다. 그러므로 임신 후기의 여성은 올바른 생활과 철저한 건강 관리를 통해 조산의 위험성으로부터 태아를 보호해야 한다.

태아가 바깥에 나오기 위한 마무리 작업에 열을 올리는 임신 후기에 산모는 많은 불편을 겪게 된다. 아기가 커짐에 따라 몸의 중심이 변하기 때문에 신체적 균형이 무너져 자세가 흐트러지기 쉽다. 그러므로 임신 후기의 산모는 적당한 일과 휴식의 조화를 통해 좋은 자세를 갖기 위해 노력해야 한다.

임신 중기에 자궁과 횡경막 사이에 있는 위를 누르고 압박하던 태아는 말기가 되면 밑으로 내려오므로 위가 한결 편해지고 식사량도 늘게 된다. 근육의 힘도 세져서 태아의 움직임은 상당히 격렬해진다. 태동이 너무 지나칠 때는 배를 가볍게 두드리며 말을 걸어 진정시킬 필요도 있다.

때로는 아기의 성장에 의한 압력으로 위산이 식도로 밀려올 수 있다. 이것이 내막을 자극하고 가슴앓이를 야기하기도 하는데, 산모가 평소에 바른 자세로 서고 꼿꼿이 앉는 법을 익힌다면 얼마든지 방지할 수 있다. 또 임신 후기에는 자궁이 수축을 위한 연습에 돌입하는데, 진짜 자궁의 수축은 아니므로 그럴 때는 잠시 모로 누워 휴식을 취하면 곧 편해진다. 피로할 때는 다리를 이불이나 의자 등에 올려놓고 휴식을 취하는 것이 좋다. 자궁이 아래로 내려오면 이전보다 가슴도 편하고 호흡도 잘 되겠지만 방광 부분에 하중이 실려 자주 소변을 보게 된다. 그럼 이제부터 임신 후기 삼법요가의 훈련, 호흡법, 이완법에 대해 상세히 알아보기로 하자.

임신 후기 삼법요가

이제 하루하루 분만의 날이 다가오고 있다. 출산은 그 자체로도 신체적으로 엄청난 노동이다. 그러므로 이에 대비하여 몸에 충격을 주지 말고 차분히 힘을 축적해야 할 것이다.

임신 후기의 삼법요가는 라마즈에서 개발한 임산부 요가의 내용을 상당 부분 수용한 것이다. 출산에 따른 체력을 유지하고 골반과 늑골의 개폐력을 높이는 데 주안점을 두었다는 점에서 상당히 바람직한 내용이기 때문이다.

다음에 제시하는 삼법요가는 임신 후기에 처음 임산부 요가에 임하는 사람도 큰 무리 없이 적응할 수 있도록 짜여진 것이다. 임신 중기의 프로그램과 마찬가지로 두 가지 형태의 운동 계획을 마련하였으므로, 본인의 체력과 정도에 맞게 점진적으로 운동량을 늘려가기 바란다. 또, 수련자의 상황에 따라 이를 하루씩 번갈아가며 실시하는 방법도 좋을 것이다.

체력이 약한 경우

» ① 기초 운동

- 기지개켜기, 누운 자세에서 손발 털기의 휴식 동작법으로 몸을 푼다. 그리고 기초 운동으로는 발목 돌리기, 다리 운동, 벽 밀기, 등척성 운동의 팔과 가슴 운동 등을 선택한다.
- 아이소메트릭Isometric 운동도 기초 운동으로 바람직하다.

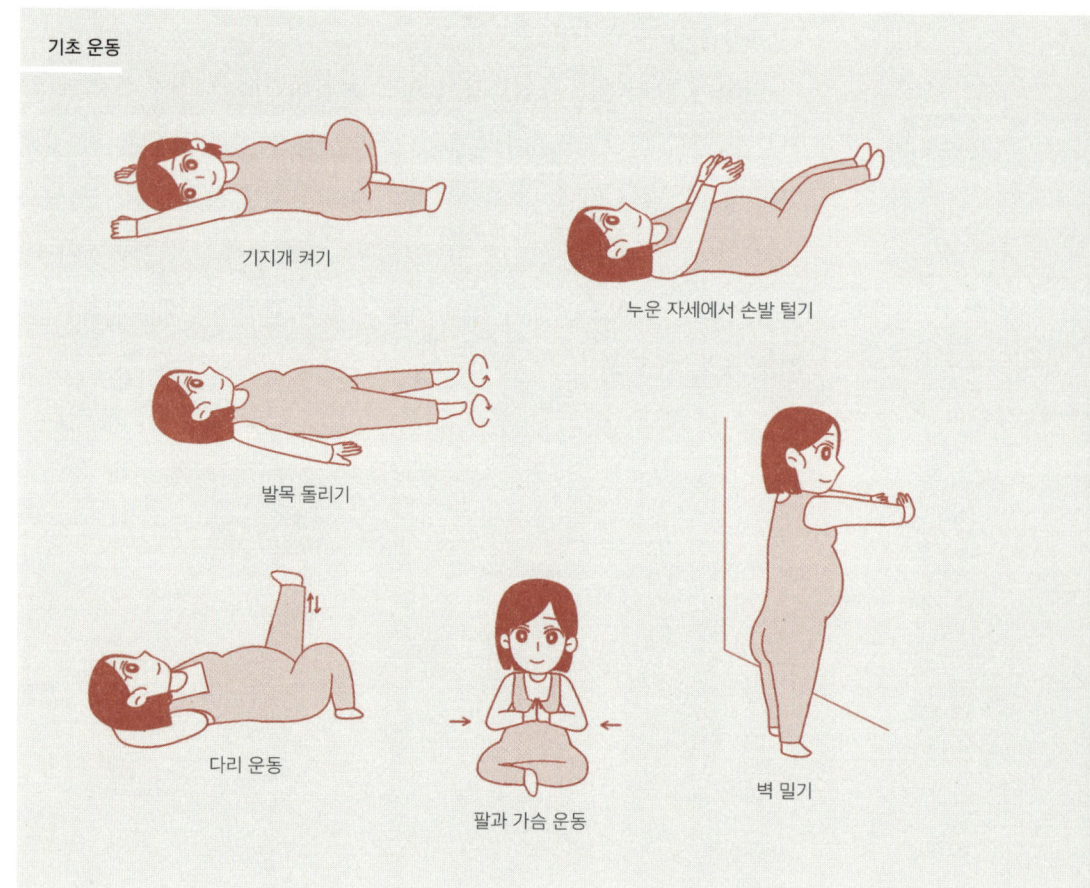

기초 운동

기지개 켜기

누운 자세에서 손발 털기

발목 돌리기

다리 운동

팔과 가슴 운동

벽 밀기

» ② 본 요가

- 자세 교정법과 고양이 자세 그리고 골반 정돈 자세 중 방아자세, 물고기 자세 등을 실시한다.
- 골반 저근 운동 중 복근의 긴장 만들기, 둔부의 긴장 만들기의 배와 둔부의 탄력을 기하는 운동, 그리고 케겔 운동(질운동)을 실시한다.

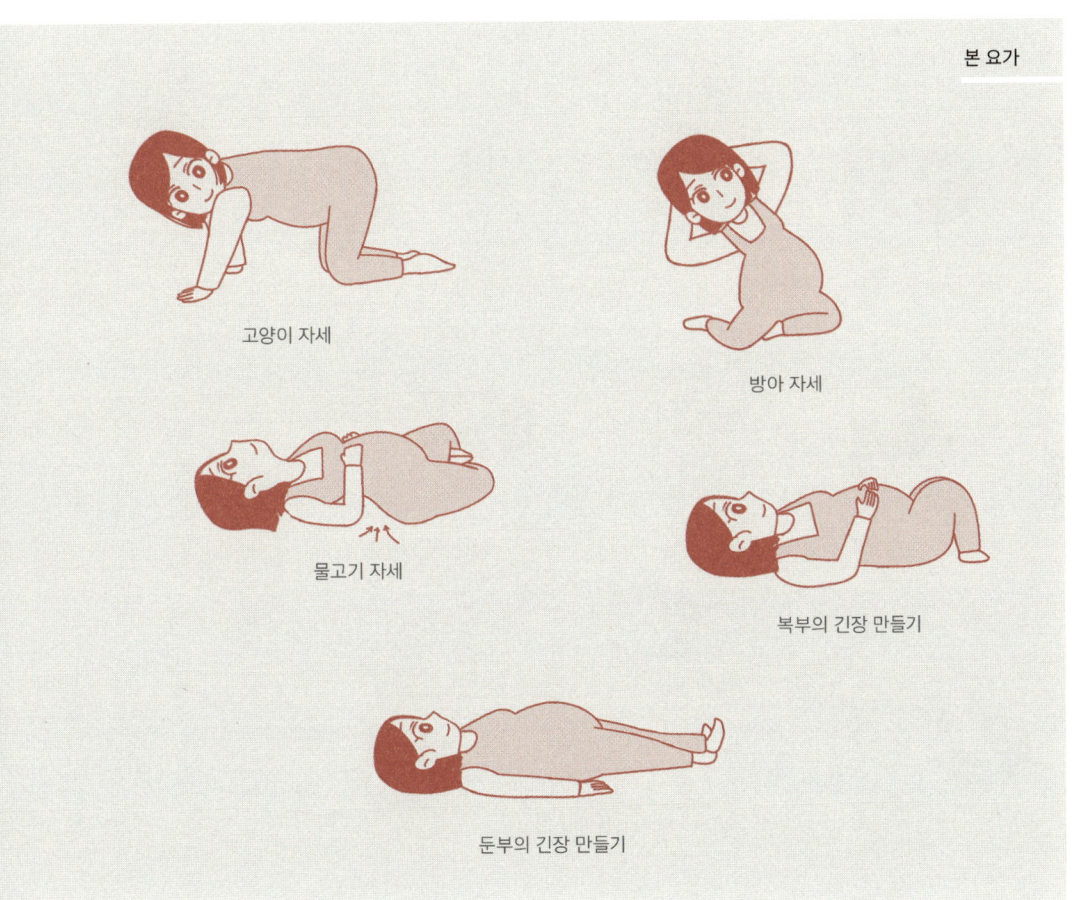

본 요가

» ③ **마감 운동**

- 허리 틀어 풀기, 다리 들어 틀기, 허리 들어올리기의 허리 틀어 풀기와 벽을 이용하여 쉬기, 아기 자세, 엎드려 쉬기의 자세로 몸을 안정시키고 마감한다.

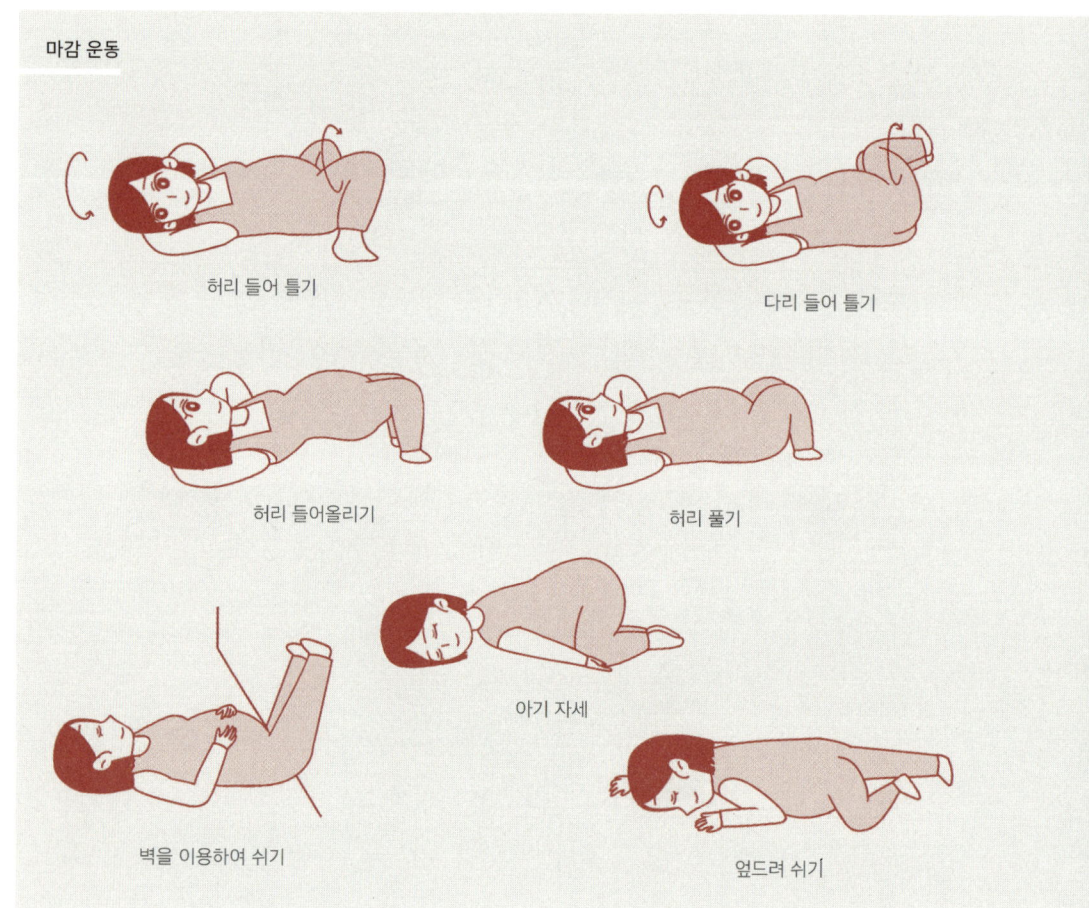

체력이 강한 경우

» ① **기초 운동**
- 기지개켜기, 누운 자세에서 손발 털기의 휴식 동작으로 몸을 안정시킨다.
- 촛불 끄기 호흡법과 허벅지 근육 운동, 안쪽 다리 근육 강화 운동, 그리고 팔 운동, 팔굽혀펴기의 팔 운동을 실시한다.

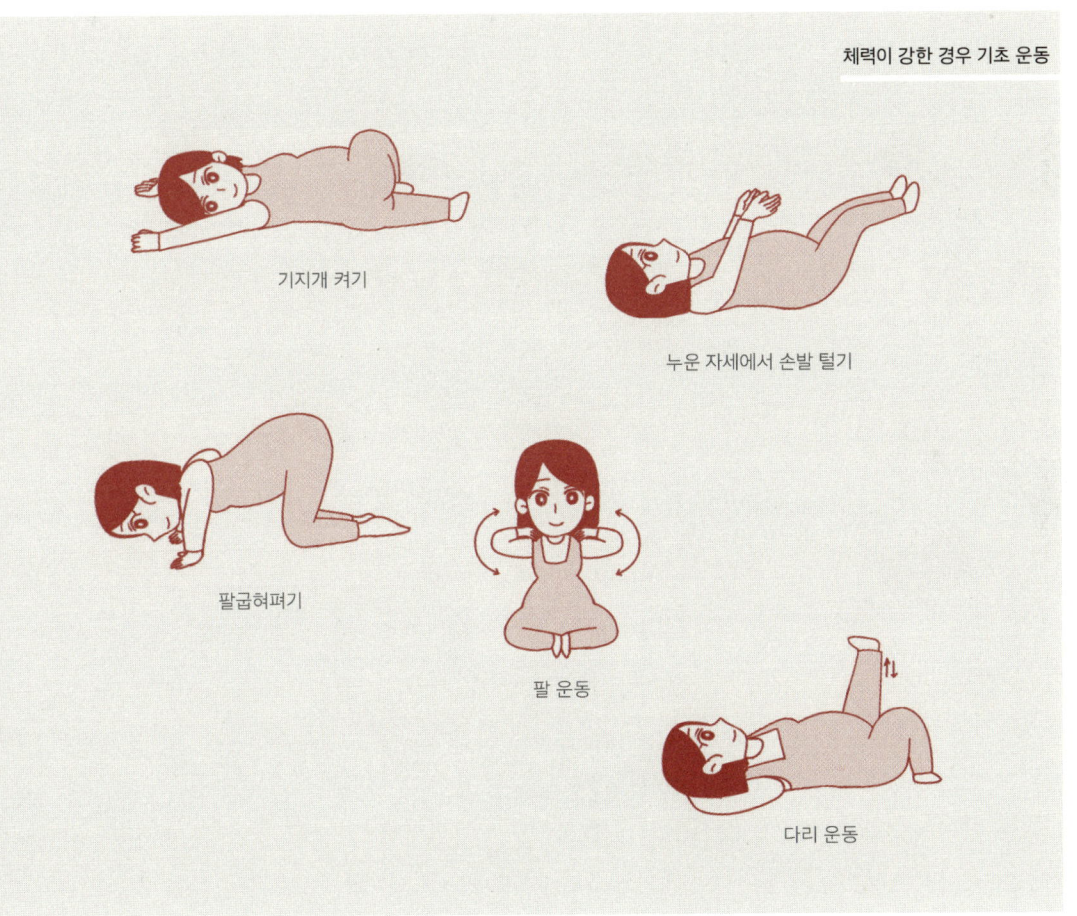

체력이 강한 경우 기초 운동

» ② 본 요가

- 양발 벌린 전굴 자세, 고양이 자세 등을 실시한다.
- 골반 정돈 자세 중 잘 안 되는 동작을 실시한다.
- 골반 저근 운동 중 합장 합척 운동, 그리고 복근 운동 중 복근력 운동, 일어나기 운동 등을 실시한다.
- 엉덩이와 골반 힘 기르기의 모든 동작을 실시한다.

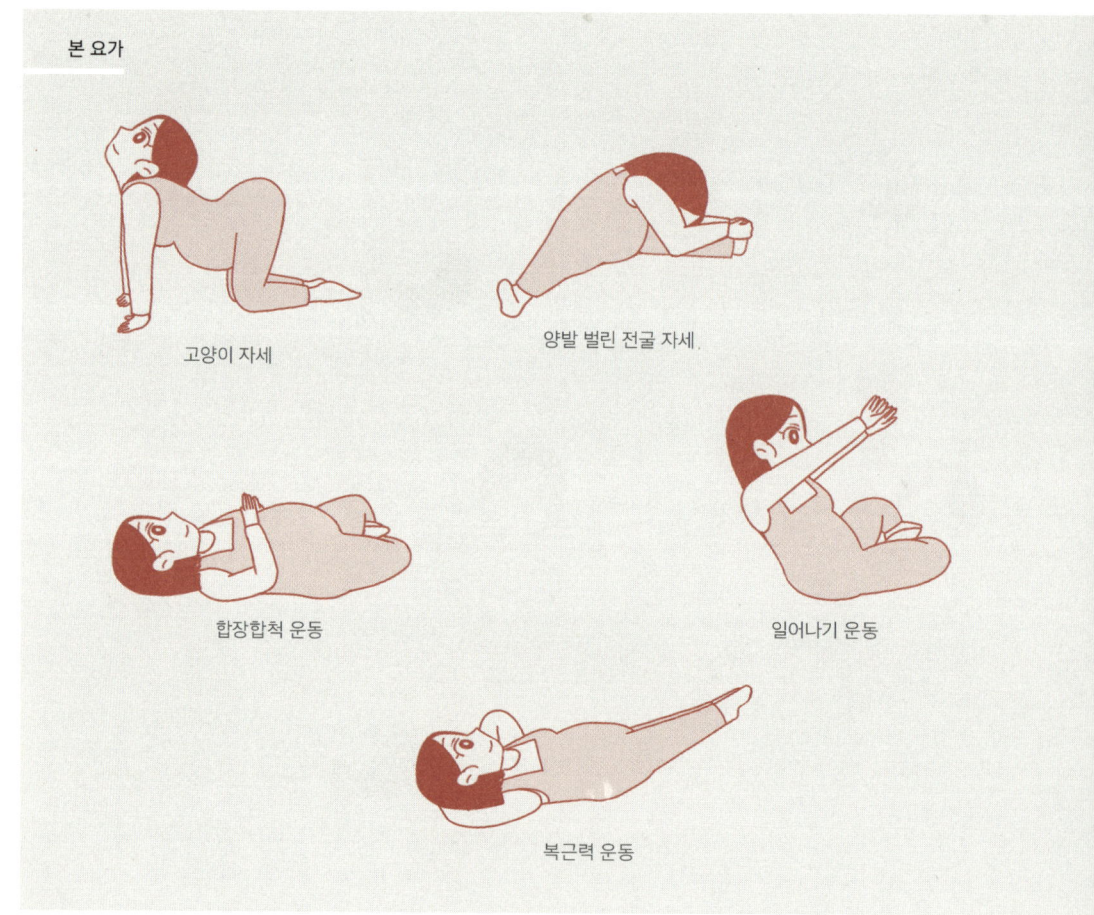

» ③ **마감 운동**
- 휴식 동작과 호흡 동작으로 심신을 안정시킨다.

마감 운동

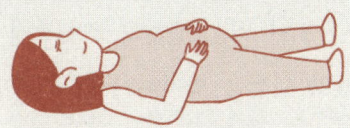
누워서 하는 호흡

임신 후기 몸의 변화

분만이 가까워지는 임신 후기가 되면 태아는 성장의 완성 단계에 돌입한다. 남자아이는 고환이 처지고, 여자아이의 경우에는 좌우 대음순이 접촉되어 성기가 완성된다. 빛을 비추면 눈을 가릴 줄도 알게 되며, 물체를 잡을 수도 있게 된다. 신체의 발달로 자궁 안에서 자유로이 몸을 돌릴 수는 없지만, 두정頭丁 자세로 자궁을 떠날 차비를 갖춘다. 그러면 이제 임신 후기의 개월수에 따른 내용을 개괄적으로 점검해 보자.

» 임신 8개월(28-31주)

이 시기에 태아의 신장은 약 40㎝, 몸무게는 약 1.5-1.8kg이 된다. 산모의 유방에는 임신선이 생기고, 새로운 혈관과 유관들이 자라 커지면서 부드럽게 된다. 임신중독증을 예방하기 위해서는 2주에 1회 정도 정기 검진을 받는 것이 좋다. 부부의 성생활도 조심스럽게 행하고, 가급적 자제하여야 하며, 조산의 위험을 방지하기 위해 적당한 운동, 특히 몸 전신의 기능을 높일 수 있는 삼법요가가 요구되는 시점이다.

» 임신 9개월(32-35주)

태아의 신장은 약 47㎝, 몸무게는 약 2.2-2.5kg 가량이 된다. 산모는 위의 압박감이 강해지고, 피로를 느끼거나 심하면 가슴앓이를 하는 경우도 있다. 또한 점액도 늘어나게 되므로, 긴 외출은 피하는 게 좋다. 과식을 주의하고, 삼법요가로 몸을 정돈하여 출산 준비를 위한 호흡법이나 이완법을 부지런히 연습해야 한다.

» 임신 10개월(36-39주)

이 시기에 태아는 신장이 약 50㎝에 이르고, 체중도 3-3.2kg이 되어 완전한 몸으로 살도 토실토실 쪄 있다. 이제 세상 밖으로 나갈 준비를 갖추고 있는 상태이다. 출산이 가까워오면서 산모는 위와 가슴의 압박이 줄어드는 것을 느낀다. 분비물도 많아지고 오줌도 많이 나오면서 배가 당기고 대하가 증가한다.

이러한 현상들은 특별히 몸에 이상이 있는 것이 아니라 산모의 몸이 출산을 위해 준비하는 것이므로 안심해도 된다. 그러나 출혈이나 파수 혹은 복부의 강한 통증 등이 있으면 즉시 의사에게 연락하여야 한다. 목욕은 간단하게 그리고 길게 하지 않는다. 분만에 대비해 호흡법과 이완법을 연습하고, 삼법요가로 몸을 정돈하도록 한다.

임신 후기의 증상과 대처법

임신 후기의 산모는 인대, 힘줄, 근육의 무력증에 시달리기 쉽다. 이는 호르몬과 수분이 증가하여 야기되는 현상으로 다리와 발목, 손가락, 얼굴 등이 부어오르는 등의 증세를 말한다. 또 임신 기간 중 체내 칼슘치가 떨어져 다리에 근육 경련이 생기기도 한다. 이럴 때는 삼법요가의 전굴 자세 등으로 부드럽게 발을 쭉 펴면서 발끝을 천천히 위로 잡아당기는 동작을 여러 번 반복한다. 칼슘 섭취량을 증가시켜 다리 경련을 예방하는 것도 좋은 방법이다.

» 정맥류

늘어난 자궁이 골반의 혈관을 압박하면 다리의 정맥압이 증대하여 정맥류 현상이 나타난다. 증세가 심할 때는 누워 쉬도록 하며, 걸터앉을 때는 발끝을 높게 하여 혈액 순환을 원활하게 한다. 옷을 입을 때도 허리 아랫부분을 졸라매지 않도록 주의한다. 삼법요가 중에서 골반 개폐력을 높여주는 자세를 꾸준히 하면 이런 현상을 예방할 수 있다.

» 임신 중독증

임신 중독증은 부종과 고혈압, 단백뇨가 각각 단독으로 나타나거나 어울려서 나타나는 증세로, 오줌의 양도 줄어든다. 이러한 증상이 더욱 악화되면 자간, 태반 조기 박리, 폐수종 등의 증세로 발전할 가능성도 있다. 다리의 정강이를 세게 눌렀을 때 자국이 나거나, 오줌량이 현저하게 줄어든 경우에는 임신 중독증을 의심해 볼 수 있다.

일단 임신 전에 비해 체중이 10kg 이상 증가했다면 부종을 의심해 봐야 한다. 고혈압의 경우 자각하지 못하는 경우가 많은데, 두통이나 어깨 결림, 눈앞이 아른거리는 증상이 나타날 때는 고혈압의 가능성이 있으므로 의사와 상담하는 것이 좋다.

임신 중독증이 이미 악화된 뒤에는 치료를 해도 효과를 기대하기 어렵다. 올바른 건강 관리와 식사를 통해 평소에 예방해야 한다. 식사할 때는 염분과 수분을 억제하고 단백질을 많이 섭취해야 하며, 주식은 줄이고 부식을 풍부히 먹는다. 동물성 지방과 자극이 강한 향신료는 피하는 것이 좋다. 일상 생활에서는 피로를 피하고 적절히 휴식을 취해야 한다. 임신 중독증이 도시보다 농촌에서 많이 발생하는 주된 원인은 과중한 일과 피로 때문인 것으로 알려져 있다.

» 치질

무거워진 자궁이 골반 안의 혈관을 지속적으로 압박하면 직장의 정맥이 붓고 커져서 치질이 생겨난다. 일단 치질이 생기면 변비로 발전하지 않도록 조심해야 하며, 심하면 수술을 하기도 한다. 분만 후에는 대개 저절로 낫는 경우가 많다.

» 전치 태반

임신 초기부터 태반이 자궁의 아래쪽을 가로막는 모양으로 붙어 있는 것이 전치 태반이다. 이 상태로 임신 후기를 맞아 자궁구가 열리면 태반이 자궁벽에서 벗겨져 심한 출혈을 보게 된다. 그러므로 미리 의사의 내진이나 초음파 진단, 뢴트겐 검사를 받는 것이 좋다. 전치 태반이 된 임산부는 출혈을 일으키지 않도록 심하게 흔들리는 것을 타거나 복부를 압박해서는 안 되며, 층계를 오르내릴 때 세심한 주의를 기울인다면 태아의 발육은 가능하다.

» 태반 조기 박리

태반 조기 박리는 복부의 충격과 같은 외부적 원인에서 비롯되기도 하지만, 대부분 임신 중독증으로 인한 태반의 변화로 발생한다. 갑자기 복통이 일어나고 가슴이 답답해지면서 구역질과 진땀이 나며 출혈이 시작되는 증세가 나타난다. 그리고 자궁 내벽에서 태반이 떨어져 나오게 되는데, 이것이 태반 조기 박리이다. 태반 조기 박리가 오면, 모체를 구하기 위해 제왕절개로 태아를 꺼내기도 한다.

» **자간**

임신 중독증의 중증으로 의식을 잃고 쓰러져 경련을 일으키는 병이다. 발작이 일어나면 먼저 혀를 깨물지 않도록 가제를 감은 소독저를 이빨 사이에 끼우고 어두운 방에 가만히 눕힌다. 자간 발작은 임신 중독의 세 가지 증상인 부종, 단백뇨, 고혈압 증세가 극심할 때 오는 것으로, 혈압이 160을 넘으면 위험하므로 지체 없이 입원시켜야 한다.

임신 후기의 먹거리 선택

출산이 다가오면 힘의 비축이란 측면에서 적당한 영양 보충이 필요하다. 그러나 너무 여기에 매달리면 영양의 과다 공급으로 산모뿐 아니라 태아도 살찌게 되어 출산의 고통을 가중시킨다. 따라서 체중이 12kg 이상 늘지 않도록 조심할 필요가 있다.

또 말기에는 임신 중독증의 우려가 있으므로 된장, 간장 등 염분이 많은 식품은 피하도록 한다. 수분의 섭취도 가급적 줄여야 하므로, 전날 소변량에 500㎖를 더한 것 이상은 먹지 않도록 한다. 또 분만일이 다가오면 지나치게 차게 먹거나 배부르게 먹지 말아야 한다. 그러면 임신 후기의 먹거리 선택법에 대해 알아보자.

» **근육이 좋아하는 먹거리**

머지않아 맞게 될 진통에 대비하여 근육의 탄력을 높이는 식단을 짠다. 비타민 C와 E가 많이 들어 있는 연밥, 연근, 뱀장어, 두부, 해삼, 홍합, 참기름, 우유 등의 식품을 적절히 배합하여 섭취한다.

» **주식과 부식의 배합**

출산 후 빈혈에 대비하려면 주식보다는 부식을 풍부하게 먹을 필요가 있다. 동물성 지방과 자극이 강한 향신료는 피하고, 기력을 잃지 않도록 편식하지 말고 골고루 먹는다. 임신 후기에 단백질이 결핍되면 부종이 생기기 쉬우므로, 철분과 칼슘이 풍부하게 함유된 식품을 선택하는 것이 태아에게도 좋다.

무통분만을 위한 바르고 편한 자세

바른 자세는 산모뿐 아니라 일반인에게도 기분을 좋게 해줄 뿐 아니라 편안함을 유지시켜 준다. 임신중 겪게 되는 대부분의 통증이나 불편함은 서거나 앉을 때 바른 자세를 취함으로써 충분히 예방할 수 있다. 때로는 부적절한 자세로 인해 요통 등의 통증에 시달릴 수 있다.

임신중의 바른 자세는 근육과 관절 및 인대의 긴장을 완화하고, 자궁의 위치를 적절하게 유지시킨다. 다음은 바른 서기와 바른 앉은 자세에 대한 설명이다.

» **서있는 자세**

- 우선 머리끝에 줄이 달려서 위에서 들어주고 있다는 상상을 하며 머리를 들어 올린다. 이때 아래턱 부분은 약간만 열리도록 주의하여야 한다.
- 어깨는 뒤쪽으로 조금 젖힌다. 흔히 둥글게 처진 어깨모양을 하는데, 그것은 나쁜 자세의 표본이라 하겠다.

- 아랫배 부분은 위로 올리는 듯한 느낌으로, 위쪽 배의 윗부분은 안으로 들이미는 느낌으로, 등 아래쪽을 곧게 하기 위해 골반을 올리는 느낌으로 자세를 취한다.
- 무릎은 조금 이완하며 약간 굽히는 자세가 좋다.
- 화장대 거울을 이용하여 바른 자세를 연습해 보자. 나쁜 자세로 인해 배의 근육이 약해지면 등 근육의 긴장이 증가되어 임신 중 요통을 유발하는 원인이 되기도 한다.
- 장시간 서 있을 일이 있을 때에는 양발에 번갈아 가며 무게중심을 두거나, 발의 앞, 즉 발가락 부분과 뒤꿈치 부분을 번갈아 이용함으로써 피로를 덜 수 있다. 또한 높은 신을 신으면 무게중심이 앞으로 쏠리게 되어 허리를 불편하게 할 수 있으므로 임신 중에는 높은 구두를 신지 않는 것이 좋다.

» 앉은 자세

- 직장 여성이나 전업 주부를 막론하고 앉는 시간이 하루의 대부분을 차지하므로 그만큼 바른 앉은 자세가 중요하다고 할 수 있다. 가급적 다리를 높여 앉는 것이 좋고, 틈나는 대로 일어나 기지개를 하듯 몸을 펴고 걷는 것이 좋다.
- 의자에 앉는 경우에는 등받이에 기대며 엉덩이 부분은 조금 앞으로 하는 자세가 바람직하다.
- 책상에서 일을 할 때는 엉덩이를 의자 가장 깊숙이 위치하게 하며 등을 곧게 편다.
- 바닥에 앉을 때에는 다리가 겹치지 않게 책상다리를 하고 팔은 양쪽 다리에 살짝 올려놓는다.

» 눕는 자세

- 임신 초기에는 별로 상관이 없으나 태아가 성장함에 따라 자궁이 커지면서 누울 때에도 불편하게 된다. 가장 바람직한 자세는 왼쪽 옆으로 눕는 자세로 이것은 혈액순환을 좋게 한다. 즉, 등을 대고 똑바로 누우면 커진 자궁과 태아, 태반, 양수의 무게로 자궁 뒤에 위치한 하행 대동맥(심장으로부터 나와 심장 아랫부분의 기관으로 가는 혈액을 운반하는 동맥)이 눌려서 자궁으로 가는 혈액은 물론 다른 장기나 다리로 가는 혈액의 순환에 지장을 초래하게 된다.
- 더욱 편한 자세를 위해서는 팔과 다리 사이에 푹신하게 쿠션(혹은 여분의 이불)을 넣는 것도 좋다. 그 외에도 발이 붓거나 할 때에는 발을 올리고 똑바로 누워 심장으로 돌아오는 정맥 순환을 도와줄 수 있다.

» 눕거나 앉은 자세에서 일어나는 자세

- 옆으로 눕는 자세에서 팔을 이용하여 우선 앉고 무릎을 꿇은 후 한쪽 발을 먼저 세우고 차례로 일어난다. 등은 계속 곧은 자세를 유지한다.

» 바닥에서 물건을 집는 자세

- 물건을 집을 때는 물론, 장롱 서랍을 열 때나 아기를 안을 때 모두 이용할 수 있는 자세이다. 무게 중심을 잘 잡아 양발을 조금 벌리고 등은 곧게 하여 구부려 앉은 후, 일어날 때는 무릎을 세워 천천히 일어난다. 자세가 불안할 때에는 의자나 그밖에 지지할 만한 단단한 물체를 잡고 구부려 앉은 후 일어날 때도 지지한다. 구부려 앉는 것이 힘들 때에는 무릎을 꿇어도 된다.

<분만호흡법> 동영상

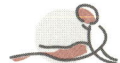 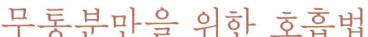

무통분만을 위한 호흡법

삼법요가에서는 동작에 따른 호흡법과 분만 시 자궁 수축에 따른 호흡법이 서로 다르다. 그러므로 무통 분만에 성공하기 위해서는 임신 후기부터 미리 호흡법을 익히고 충분히 연습해 둘 필요가 있다.

» **복압을 키워주는 촛불 끄기 호흡**

촛불 끄기 호흡은 자동적으로 복식 호흡을 배울 수 있게 하는 훈련으로, 자궁이 수축할 때 혈류에 산소를 공급하고 근육을 이완시켜 준다. 호흡이 얕으면 횡격막과 늑간근이 약해지고 비효율적인 호흡이 된다. 그러므로 폐공간이 넓어지고 호흡 용적을 크게 하는 자세를 통해 산소 흡입량이 많아지도록 할 필요가 있다. 촛불 끄기 호흡법은 호흡 용적을 넓혀 산모와 아기가 충분한 산소를 얻어 지치지 않게 하기 위한 방법이다. 모든 분만 호흡의 기본이 되는 호흡법이므로 임신 후기에 수시로 연습해 두면 분만 시 큰 도움이 된다.

호흡 요령

눕거나 앉아서 한쪽 손을 입 앞 약 30㎝ 지점으로 내밀어 검지 손가락을 편다. 그리고 손가락 끝을 촛불이라고 생각하고 숨을 가득 들이마신 다음 입을 동그랗게 만들어 촛불을 끄듯이 천천히 길게 분다. 이것을 여러 번 반복한다.

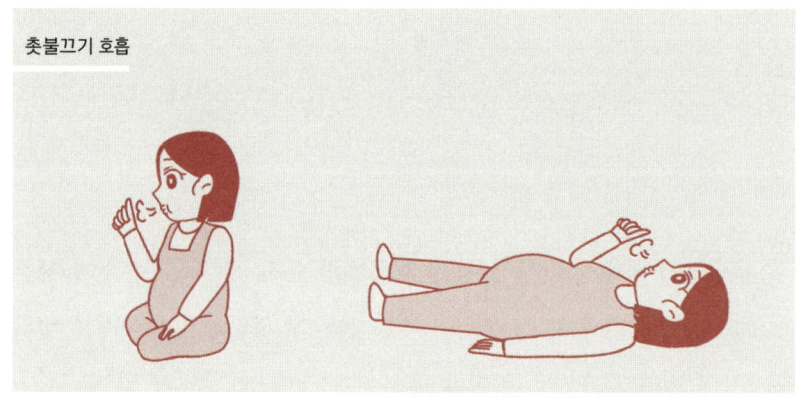

촛불끄기 호흡

» 준비기 호흡법

자궁이 수축하여 자궁구가 조금씩 열리고 자극이 강해지기 시작할 때 하는 호흡법이다. 준비기란 분만 제1기(진통이 시작되고 나서 자궁구가 완전히 열리기 전)의 첫 단계로, 자궁구가 3㎝까지 열릴 때를 말한다. 불규칙하게 시작된 자궁 수축은 점차 규칙적으로 변하고, 이어 7-8분 간격으로 30-40초의 수축에 의한 자극이 있게 된다. 자궁 수축이 5분 간격으로 60초 정도 지속되면서 자극이 심해지기 시작하면 다음의 호흡법을 실시한다.

호흡 요령

준비기에는 1:1의 기본 호흡을 한다. 자궁의 수축이 시작되면 자연스럽고 깊게 호흡하되 대체로 3초 간격으로 실시한다. 코로 들이마시고 입으로 천천히 토한다.

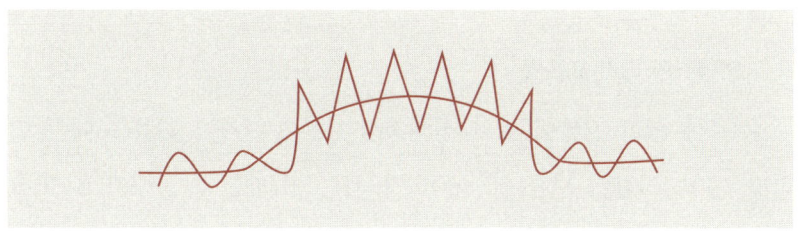

» 진행기 호흡법

자궁 수축이 점차 강해지고, 3-5분마다 45-60초 동안의 진통이 지속될 때를 말한다. 이때 자궁구는 7-8㎝까지 열린다. 통증은 점차 배 아래쪽으로 이동하게 된다.

호흡 요령

진행기에는 준비기보다 약간 속도를 내서 호흡을 한다. 일단 조용히 심호흡을 하고 서서히 댄스 음악의 리듬에 맞추듯이 코로 들이마시고 입으로 토한다. 진통이 최고조에 이르면 강도에 맞추어 가볍고 잔잔하면서도 약간씩 빨리 숨을 반복한다. 숨을 토하면서 시작하되, 입을 작게 벌리고 '스-' 하면서 내쉰다. 숨을 마시는 데 2초, 내쉬는 데 2초 정도의 간격으로 하면 된다. 진통의 강도가 심해지면 점차 호흡 속도를 빠르게 한다. 그리고 마지막에는 천천히 한다.

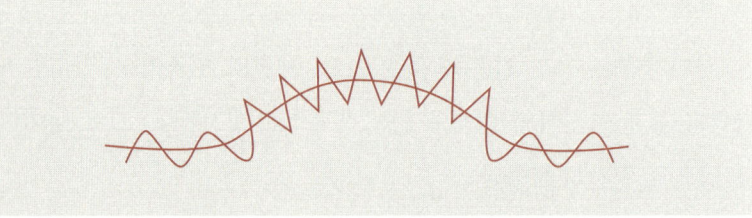

» 이행기의 극기 호흡법

수축에 의한 진통이 점차 심해져서 1-2분 간격이 되었을 때를 말한다. 수축 시간이 보통 60-90초가 되는 이 때는 자궁구가 8-10cm까지 넓혀지고, 아기는 골반 안으로 내려와 있게 된다. 오줌을 싸고 싶은 것 같은 압박감이 있을 때이다.

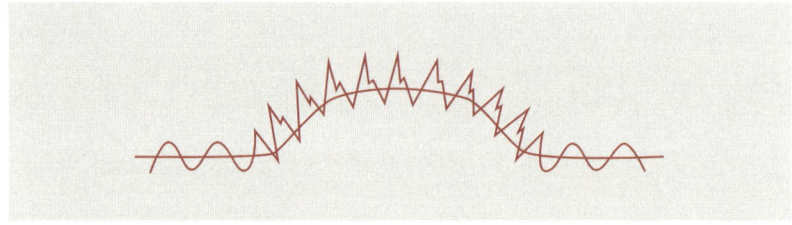

① 극기 호흡Ⅰ(슷, 후 호흡) 요령

숨을 들이마신 다음 내쉬는 숨을 짧게 한 번 끊어 주었다가 길게 후 내쉬기를 반복한다. 자궁 수축의 물결을 놓치지 않도록 호흡을 반복 연습한다. 온몸과 배에 힘을 주지 말고 충분히 연습하여 지치지 않도록 해야 한다.

'슷(들숨), 후(날숨, 짧게 끊고), 후(길게)- - -'

약 1분간 연습한 다음 길게 심호흡을 한다. 이 때는 굳이 복식 호흡을 고집하지 않아도 된다.

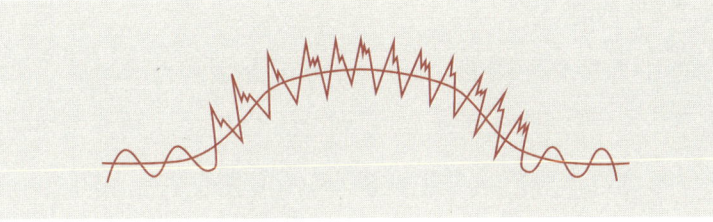

② 극기 호흡Ⅱ(슷, 후의 변형 호흡) 요령

자궁구가 거의 다 벌어진 극기의 상황에서 슷, 후의 규칙적인 호흡만으로는 자궁 수축에 따른 자극 때문에 자칫 호흡을 놓칠 우려가 있다. 따라서 극기 호흡의 변형으로 숨을 들이마신 후 짧게 끊어 주는 것을 2-3회 해 주도록 한다. 즉 심호흡으로 들이마신 후 슷, 슷, 후 슷, 슷, 후로 변형하거나 위의 슷, 후 호흡과 복합하여 호흡의 리듬에 맞게 여러 가지 호흡을 변형할 수 있다. 예컨대 '슷, 슷, 후-- 슷, 슷, 후-- 슷, 후- 슷, 슷, 후' 식이다. 약 1분간 호흡하고, 다음 길게 심호흡을 한다.

» 만출기 제1기 호흡법

자궁구가 전부 열리고, 아기가 산도를 내려온다. 아기의 머리가 질에서 보일락 말락 하기 시작하는 이때의 힘주기 호흡 요령은 다음과 같다.

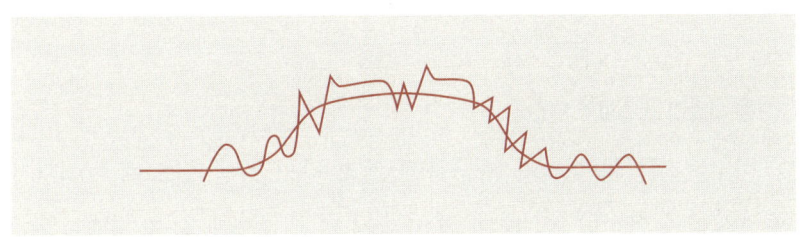

① 호흡의 포인트

수축이 오면 숨을 힘껏 마시고 후 하고 숨을 약간 토하면서, 그대로 멈추고 음 하고 배에 힘을 준다. 머리를 약간 들고 턱을 당기며 다리를 크게 벌리고 항문과 질의 방향으로 길게 힘을 주는 자세이다.

원래 아이를 밀어낼 때는 숨을 깊이 마신 채 힘을 주는 것이 일반적인 요령이었다. 그러나 숨을 멈춘 상태에서 힘을 주는 행위는 태아에게 갈 산소를 결핍시켜 아기의 심장 박동수에 영향을 줄 우려가 있다고 하여, 요즘은 내쉬는 숨으로 힘을 주어 멈추라고 제안한다. 뱉는 숨으로 힘을 주어 아기를 밀어내면 효율적으로 배를 조일 수 있고, 산모와 아이에게 산소 공급을 차단하지 않으므로 일석이조의 효과를 거둘 수 있다.

호흡을 조절하면서 마음을 가다듬어 수축의 정점에 이를 때 숨을 들이마셨다가 약간 내쉬며 멈추고 음 하고 힘을 준다. 다시 들이마셨다가 약간 내쉬며 음.

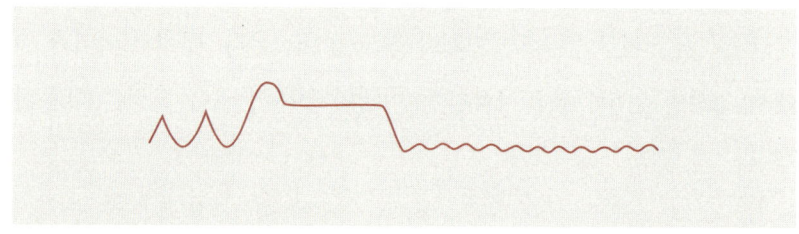

② 만출기 호흡법의 연습

발로란 아기의 머리가 자궁구에 걸려 다시 자궁 안으로 들어가지 않는 상태를 말한다. 이 때는 힘을 주지 말고 가볍게 숨을 헐떡이듯이 단촉 호흡을 한다. 단촉 호흡이란 아이가 골반 사이로 몸을 틀며 쉽게 나올 수 있도록 도와주는 호흡으로, 가볍게 개가 헐떡이듯이 입을 약간 벌리고 산모의 배가 물결치듯 호흡한다. 이 때 만약 힘을 주게 되면 자궁구에 상처를 입어 산후 회복이 더디게 된다.

» **라마즈 이완법의 연습**

이완법Relax은 산통 감소를 위한 라마즈lamaze 출산법의 핵심적인 부분이다. 라마즈 이완법은 출산 상황을 응용하여 진통에 대비한 것이므로 삼법요가를 꾸준히 연습해 온 산모라면 쉽게 터득할 수 있을 것이다.

출산의 진통이란 결국 자궁의 긴장과 이완이 반복되는 현상적 표현이다. 따라서 출산의 진통에 대해 적절한 몸의 긴장과 이완으로 대처한다면 쉽게 아이를 낳을 수 있을 뿐만 아니라 진통을 완화시킬 수 있으므로 이 이완법이야말로 출산의 요체라고 할 수 있다.

① 전신 이완법

온몸에 한동안 힘을 주었다가 탁 뺀다. 이 때, 전신이 이완되었는지 옆 사람이 확인한다. 팔을 들어 보고 다리도 흔들어 본다. 허리도 약간씩 들어 몸이 완전한 이완의 상태인지 확인한다. 몸의 긴장이 잘 풀어지지 않으면 삼법요가의 물고기 자세를 하였다가 다시 몸을 이완시켜 본다.

온몸을 이완시키는 것은 부분 이완보다 다소 어렵다. 하지만, 평소 삼법요가를 열심히 연습해 온 사람이라면 수월하게 해낼 수 있을 것이다. 분만 시 자궁 수축에 따른 호흡법도 바로 온몸을 이완시키기 위한 것이다.

② 부분 이완법

산모가 자신의 의도대로 몸의 각 부분을 이완시킬 수 있도록 하기 위한 훈련이다. 이것을 꾸준히 훈련하면, 전신 이완을 쉽게 이루어낼 수 있는 능력이 만들어진다.

실례-팔의 이완

한 쪽 팔을 들어 긴장시킨 상태에서 다른 쪽 팔은 이완시킨다.

실례-발의 이완

한 쪽 발을 들어 긴장시킨 상태에서 다른 쪽 발을 이완시킨다.

실례-팔과 발의 이완

오른쪽 발과 팔을 들어 긴장시킨 상태에서 몸의 다른 부분을 이완시킨다.

③ 터치 이완법(Touch relaxation)

전신을 긴장시킨 상태에서 보조자가 손대는 부분만 이완시키는 훈련이다.

» **소프롤로지 호흡법**

① 완전 호흡법

- 배를 부풀리면서 공기가 폐의 구석구석까지 들어가도록 숨을 들이마신다. 그러면 횡경막이 내려가면서 복부 장기를 압박하고 이에 따라 배가 앞으로 나온다.

- 흉부를 부풀리면서 호흡을 계속한다. 처음에는 흉부 중앙, 늑골이 바깥쪽으로 열리고, 다음에는 상부의 쇄골부가 위쪽으로 열린다. 이 과정에서 공기는 폐의 중부에서 상부로 들어간다. 될 수 있는 대로 서서히 숨을 내쉰다. 그러면 복부와 흉부가 오므라들면서 본래의 위치로 되돌아간다.

② 숨을 세차게 내뿜는 호흡법
- 촛불끄기식 호흡을 한다.

③ 소프롤로지식 호흡법(적극적 호흡법)

이 호흡은 교감신경과 부교감신경의 조화와 균형을 얻기 위한 것이다. 이완하기 위해서는 반드시 느린 리듬의 호흡이 필요하다. 소프롤로지 호흡법에서는 깊고 강한 숨을 천천히 그러나 적극적으로 내쉼으로써 폐의 예비호기량까지 배출하여 폐를 비운 뒤에 짧게 숨을 들이마신다. 이 호흡은 책상다리를 하고 등을 편 자세에서 실시하는 것이 일반적이다.

- 배꼽을 누르면서 천천히 깊고, 힘차게 숨을 내쉰다.
- 더 이상 숨을 내쉬지 못하게 되면 폐의 탄성을 이용하여 자연스럽게 재빨리 숨을 들이 마신다. 이 때 횡경막은 제법 낮게 저하되어 하복부의 가벼운 팽창을 유도하기 때문에 의식적으로 숨을 쉬지 않아도 수동적으로 흡기하게 된다.
- 다시 숨을 내쉬기 전에 잠시 숨을 멈추어 복부 근육을 밑으로 압박한다. 이렇게 하면 공기가 서서히 조용하게 배출되는 한편

내쉰 숨에 의한 압박이 복강 내 밑으로 가해져 장을 압박한다. 이것은 출생 직후 울어대는 신생아의 호흡과 비슷하다.
- 만출 시의 호흡은 종래처럼 숨을 멈추고 무조건 힘을 주지 않는다. 진통의 물결에 따라 조금씩 숨을 내쉬면서 태아의 만출을 돕는 기분으로 배에 힘을 준다. 이 호흡 요령을 습득하기 위해서는 평상시 배변할 때 숨을 조금씩 내쉬면서 복압을 가하는 연습을 하는 것도 도움이 된다.

④ 만출시의 호흡법

머리 출현Crowning부터 출산에 이르기까지는 그냥 천천히 숨을 내쉬는 일에만 전념하고 복압은 가하지 않는다. 호흡의 리듬이 빨라지기 쉬우므로 천천히 조정해야 태아도 천천히 산도를 지나고 회음 열상도 적다.

제5부

열 달의 기다림, 그리고 즐거운 출산

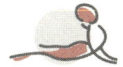

출산의 준비

이제 임신의 전 과정이 끝나가고 하루하루 분만 예정일이 다가오고 있다. 출산에 대비해 산모는 어떤 마음 자세를 가져야 하고, 남편은 또 무엇을 준비해야 할까. 지난 10개월간 이 순간을 위해 부단히 공을 들여온 예비 엄마 아빠가 드디어 새로운 생명을 맞이하는 기쁘고 경이로운 순간이 닥쳐온 것이다.

그동안 열심히 삼법요가를 하고 건강 생활을 실천해 온 부부라면 별로 염려할 필요가 없을 것이다. 그러나 다소 준비가 미비하다 하더라도 임신의 목적이 완성되는 이 시점에서 침착하게 대처하고 인내할 것을 약속한다면 큰 무리 없이 새로운 식구를 맞을 수 있을 것이다.

출산에 임한 부부는 먼저 출산 과정에 대한 올바른 지식과 이해를 갖추어야 한다. 그래야만 산모가 출산의 공포에서 벗어나 정신적 안정감을 유지할 수 있으며, 더욱 적극적이고 주체적으로 출산을 진행할 수 있다.

출산, 생명 창조의 드라마

출산의 진통이란 아기를 밖으로 밀어내기 위해 자궁이 수축되는 현상에서 야기되는 자극이다. 아이가 자라는 자궁 위쪽을 자궁체부라고 하고, 약 2㎝ 길이의 자궁 아래쪽을 자궁경관이라고 한다. 이 자궁경관은 아기가 아래로 떨어지지 않도록 마치 주머니의 아가리를 꽉 졸라매 놓은 것과 같은 모양을 하고 있다. 그러다가 아기가 다 자라는 시점이 되면, 자궁 위쪽 자궁체부의 근육이 자궁을 지탱하는 인대를 발판으로 세로로 줄어들기 시작한다. 이것이 바로 자궁의 수축인데, 아기 머리의 압박으로 그때까지 닫혀 있던 자궁경관이 넓혀져 열리게 된다.

여러 시간 동안 진행되는 자궁의 수축과 산모의 힘주기는 분명 아기에게도 매우 괴롭고 힘든 일일 것이다. 그러나 이것은 장차 아기가 태어난 후 바깥세상을 살아가기 위해 신체적으로 대비하는 매우 중요한 과정이다.

태아는 출산의 또 다른 동력이다. 태아 역시 자궁의 수축과 이완이라는 힘겨운 상태에서 벗어나기 위해 스스로 운동한다. 즉, 태아는 산도를 수월하게 통과할 수 있도록 스스로 몸의 형태를 바꾸고 저항을 줄여 적극적으로 출산을 돕는 것이다.

태아는 골반의 입구에서 긴 산도의 통로로 진입하기 위해 원통형의 꼬불꼬불한 산도의 모양에 맞춰 가능한 한 턱을 가슴에 눌러 대고 앞으로 구부리는 자세를 취하고, 머리와 몸의 방향을 틀어 가면서 나오는 것이다.

이 때 산모는 복근의 힘과 몸의 유연성을 발휘하여 자궁 수축과 세상 밖으로 나오려는 아기의 움직임에 대처해야 한다. 이처럼 자궁[天], 산모[地], 아기[人] 3박자가 어우러지는 새로운 생명 창조의 드라마가 바로 출산인 것이다.

양수의 압박으로 새로운 생명체의 폐 호흡근이 작동하기 시작하고, 압박의 되풀이 과정을 통해 자연스럽게 산소 호흡 방법을 터득하게 된다. 비좁은 산도를 통과하는 과정은 태아의 온몸을 강하게 마사지하는 효과가 있어 피의 순환이나 신경 작용을 일깨워준다. 마지막으로 위나 장, 식도 등 여러 기관에 남아 있던 양수와 노폐물의 찌꺼기가 태아의 입과 코, 항문 등으로 배출되어 마침내 새로운 환경에 적응하게 되는 것이다. 이와 같이 얼핏 아기에게 가혹한 것처럼 보이는 출산 과정은 생명이 살아가도록 배려한 신(자연)의 뜻이라는 사실을 알아야 한다.

우리 아기 어디서 낳을까

일반적으로 우리나라 여성들은 병원에서 출산하는 게 일반적이다. 산모들의 주 관심도 어디서 낳을까가 아니라 어느 병원에서 낳을까라는 것에 맞춰지고 있다. 하지만 과거에는 대부분의 여성들이 큰 문제가 없는 한 집이나 조산원에서 아기를 낳았다.

분만 장소가 집이나 조산원에서 병원으로 바뀐 것을 발전으로 볼 수 있을까? 그렇지는 않다. 사람들이 분만의 장소를 병원을 선택하는 가장 큰 이유는 분만에 따른 안정성과 위험을 방지하기 위해서라고 한다. 물론 병원은 현대의 첨단 의료기기를 통해 산모의 상태를 보다 정확히 진단할 수 있어 위험을 예방하고 출산 사망률을 줄여온 것이 사실이다.

그러나 산모의 출산 전 관리를 통해 그리 위험하지 않은 정상 분만이 예상된다면, 구태여 병원을 찾을 필요는 없을 것이다. 경험 있는 어른이나 능숙한 산파의 도움을 받아 집에서 분만하거나, 가정과 같은 편안하고 깨끗한 분위기의 조산소에서 분만하는 것도 생각해볼 만한 일이다. 사실 산모의 심리적 안정과 그에 따른 출산의 효과를 생각한다면, 가정이나 분위기 좋은 조산소가 출산 장소로 더 바람직할 수도 있다. 회칠한 하얀 벽의 병실, 남자 의사 앞에 치부를 드러내야 하는 출산 상황은 산모의 심리적 긴장과 불안을 가중시키고, 이러한 몸의 긴장은 산통을 오히려 확산시킬 수 있기 때문이다.

옛 어른들은 아이를 밝지 않은 곳에서 낳아야 하고, 첫 3주간도 어두운 실내에서 키우는 것이 좋다고 한다. 그러나 병원에서는 이것이 불가능하다. 병원은 분만의 분위기를 가족들의 요구대로 바꾸기 어렵고, 무조건 그곳의 규칙에 따라야 한다. 병원에서는 의사의 작업을 용이하게 하기 위해 산실에 밝은 불을 켜놓는다. 그러나 강한 빛은 자극이 심해 눈의 기능 생성에 지장을 초래할 수도 있다. 어두운 자궁 속에서 갓 태어난 아기는 30㎝ 정도의 가시거리를 가지고 있으며, 그 기능도 완전하지 않고 빛에 대한 반사기능도 확실하지 않다. 오늘날 많은 어린이가 안경을 써야 하는 것도 어쩌면 이러한 병원의 출산 환경에서 비롯된 것은 아닌지 의심해 볼 필요가 있다.

영아 및 모성 사망률이 세계에서 제일 낮은 나라는 네덜란드이다. 네덜란드에서는 전체 분만의 약 50-60%가 가정이나 조산원에서 이루어지는데, 이것은 서구의 다른 나라들도 마찬가지이다. 이웃나라 일본에는 조산소와 병원의 비율이 거의 5대 5로, 대부분의 조산소가 라마즈 무통 분만 교실을 운영하며, 거기서 훈련한 산모들이 같은 장소에서 아이를 낳고 있다.

그러나 오늘날 우리나라에는 조산원이 거의 자취를 감추고 있다. 아마도 산모의 이상 상태를 미리 진단하는 첨단 의료 장비를 갖출 수 없는 영세성 때문일 것이다. 그러나 산부인과 병원과의 연계 속에서 큰 위험에 대비하고, 삼법 무통분만 교실 등을 실시하여 출산에 쉽게 적응할 수 있는 몸을 만들도록 교육하고, 산모가 안정감과 자신감을 갖고 분만에 임할 수 있는 분위기와 여건을 만든다면 우리의 조산원도 되살아날 수 있다고 본다.

출산 전 체크리스트

» 분만 예정일의 확인

부부는 먼저 분만 예정일을 잘 계산하여, 그 전후로는 가급적 바쁜 일을 만들지 말고 부부가 함께 새 생명을 맞을 수 있도록 해야 한다. 분만 예정일은 통계적으로 최종 월경 시작일로부터 계산하여 264-297일 사이이며, 보통 280일이 되는 날 출산하는 경우가 많다. 이것은 양력으로 따지면 9개월 4-7일이지만 음력으로는 28일을 1개월로 치기 때문에 10개월 만에 아이를 낳는다고 하는 것이다. 그러나 대개는 보통 수정된 날을 정확히 계산하기 어려우므로, 사실상 280일을 셈하기가 쉽지 않다. 설사 정확하게 계산했다 하더라도 반드시 그 날 출산하는 것은 아니다. 분만 예정일에서 2주를 전후하여 아이가 출생하면 사실상 정상 분만으로 간주한다.

» 자궁처럼 아늑하고 조용한 분위기 조성

부부는 주변의 조언과 협조를 구해 산모와 아기가 최대한 평온하고 건강한 생활을 할 수 있는 환경을 조성한다. 태중에서 아이가 주로 들어온 소리는 엄마의 심음心音이었을 것이고, 외부의 소리도 양수라는 방음막을 통해 들었다. 다시 말해 아기는 매우 조용한 분위기에서 살아온 것이다.

그 때문에 분만 시의 시끄럽고 소란스런 분위기는 아기에게 너무 갑작스럽고 상당한 심리적 충격을 안겨주기 마련이다. 아기가 자신이 처한 새로운 환경에 익숙해질 때까지는 한동안 조용한 분위기를 유지하도록 배려해야 한다.

예부터 삼칠일, 즉 출산 후 21일 동안 집 대문에 새끼를 걸어놓아 아이가 태어난 것을 알렸던 것은 외부 잡인의 접근과 소란을 막으려는 의도에서였을 것이다. 그런 의미에서 현대의 신생아들이 흔히 시끄러운 TV나 전화기 등의 소음에 무방비하게 노출되고 있는 것은 정서가 불안한 아이를 만드는 지름길이라 할 수 있겠다.

» 아기용품 고르기

아이를 기르는 데에는 의외로 많은 물건들이 필요하다. 선배나 어른들에게 조언을 구해 출산 전에 미리 준비해 놓아야 나중에 당황하지 않는다. 요즘은 아기용품을 전문으로 생산하는 회사가 많아 필요한 것을 손쉽게 구할 수 있으나, 구입 비용이 만만치 않다. 그러므로 신생아의 육아에 꼭 필요한 것을 먼저 챙기고 그 다음에 필요한 것은 그때그때 구입하는 것이 좋다. 요즘 인터넷상의 주부 전용 사이트에 들어가 보면, 예비 엄마들이 참고할 만한 유용한 정보들이 많이 있다. 또 자기 아이가 깨끗하게 쓰고 보관중인 물건을 교환하거나 싸게 파는 중고물품 매매 사이트도 활발하게 운영되고 있으므로 시간을 내서 한번쯤 방문해 보는 것도 좋을 것이다.

» **산후 조리 대책 세우기**

예전에는 대개 친정이나 시댁에서 산후 조리를 했지만, 최근에는 직장 문제로 가족과 멀리 떨어져 있거나 양가 어머님들도 바빠서 산모를 돌봐줄 여력이 없는 경우가 많다. 이럴 경우 산후 조리 대책을 미리 세워놓지 않으면 출산 후 당황하게 된다. 산모의 처지에 따라 관련 단체에 산후 도우미를 신청하거나, 요즘 곳곳에 많이 생기고 있는 산후 조리원을 방문하여 시설과 여건을 꼼꼼히 따져보고 미리 예약해 두는 것도 한 방법이다.

두려움 없는 출산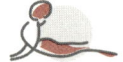

준비기

출산의 첫 징조는 산모가 자궁 수축에 따른 자극을 느끼면서 시작된다. 이 자극은 규칙적이지 않고 곧 멈추어 버리기도 하는데, 이를 가진통假陣痛이라고 한다. 가진통이 규칙적인 수축과 자극으로 바뀌면 '이제 낳는구나'라고 생각해도 된다.

초기 진통은 15-20분 간격으로 이어지는 게 일반적이다. 처음에는 배가 딴딴해졌다가 부드러워지기를 반복하여 생리통 같은 느낌이 들기도 한다. 그러다가 어느 순간 피가 섞인 점액이 나오는데, 이것이 바로 분만의 시작을 알리는 이슬이다. 이슬의 양은 일정하지 않아서, 산모에 따라서는 이슬을 보고 파수가 된 게 아닐까라고 당황하는 경우도 있다. 만약 피가 섞인 대하의 양이 너무 많아 줄줄 흐르는 정도라면 즉시 입원해야 한다. 이때 자궁구는 3㎝ 정도 벌어져 있다.

» 남편은 이렇게

수축이 규칙적으로 이루어지면 산모가 지나치게 흥분하지 않도록 침착하게 지켜보면서 수축의 간격을 기록한다. 산모가 마음의 여유를 갖고 평소와 마찬가지로 행동할 수 있도록 격려한다. 파수가 되면 목욕을 할 수 없으므로, 이때 가벼운 샤워나 목욕을 권하는 것도 좋다. 산모용 패드나 종이 기저귀 등으로 이슬에 대처하고 가벼운 식사로 힘을 비축하도록 한다. 수축이 시작되면 긴장하고 당황한 나머지 아이를 낳을 조산원이나 병원 등에 연락하며 서두르는 경우가 많은데, 특별한 경우가 아니라면 진통 간격이 5분대로 들어갔을 때 입원하는 것이 좋다.

» 산모는 이렇게

준비기의 자궁 수축 시 산모는 배가 팽팽해지는 느낌과 골반의 압박을 느끼게 된다. 이 때 몸을 이완시키고 1:1의 비율로 깊은 호흡인 준비기 호흡을 하여 수축 시 자극에 대처한다. 이 때 호흡에 맞춰 마찰법 중의 하나인 윤상 마사지 등을 병행할 수 있다. 수축이 지나간 후에는 철저히 휴식을 취한다.

준비기 호흡 요령

준비기에는 자연스럽게 호흡을 하되 대체로 3초 간격으로 숨을 깊게 들이마시고 내쉬는 것을 수축 시간에 되풀이한다.

진행기

수축이 5-6분 간격으로 이루어지고, 자극은 1분 정도 지속되면서 점점 강하게 밀려온다. 이 수축 간격이 2-3분 정도로 좁혀질 때까지를 분만의 진행기라고 한다. 이 때 산모는 토할 것 같으면서 한기를 느끼는 경우가 많다. 요통이 점점 아래로 이동하면서 등의 통증을 호소하기도 한다. 이 때 자궁구는 6-7㎝ 정도 벌어져 있다.

» 남편은 이렇게

조용한 환경을 만들어주고 몸의 긴장이 지속되지 않도록 한다. 긴장된 몸을 풀어주기 위해 산모가 그동안 연습해 둔 보조 작업을 하도록 유도한다. 남편 역시 산모의 등을 마사지하여 수축의 자극을 완화시켜 주면 산모가 정신적으로 상당히 안정될 수 있다. 휴식기에는 출산이 즐거운 작업이 될 수 있도록 산모의 용기를 북돋는다. 그리고 다시 자극이 밀려오면 그간 연습한 호흡법을 충분히 활용하여 이에 대처하도록 배려한다. 이완, 이완 하고 구령을 붙이면서 산모의 보조 작업을 도와준다. 그 과정에서 수축이 3-5분 간격으로 좁혀지면 병원에 연락, 신속히 입원할 수 있도록 조치한다.

» 산모는 이렇게

산모는 수축이 시작되는 것을 누구보다 잘 알 수 있다. 수축이 밀려오기 시작하면 먼저 깊은 심호흡으로 대비하고, 그동안 연습해 둔 진행기 호흡법을 놓치지 않고 실시한다. 그리고 수축이 끝나면 몸을 이완하여 휴식을 취해야 한다.

출산은 여성만이 누릴 수 있는 생명 창조의 능력이라는 자부심을 갖고, 새로운 아기를 자신이 만들어낸다는 기쁨으로 자궁 수축에 대처한다. 자, 수축의 자극을 쾌감으로 만들 수 있도록 얼굴을 펴고 웃으며 이에 맞서보자.

» 진행기 호흡법

준비기 호흡보다 약간 속도를 내서 호흡하는 형식을 말한다. 자극이 시작되면 심호흡으로 준비하고 리듬에 맞추듯이 코로 마시고 입으로 토한다. 약 2초 간격으로 하되 수축의 자극이 심해지면 좀더 빠르게 할 수 있다. 그러나 너무 얕게 호흡하면 산소의 흡입량이 적어지므로 주의해야 한다. 반대로 과산화 상태에 이르는 것도 나쁘다. 자연스러운 호흡의 리듬을 살려야 한다.

이행기(극기)

이 시기에는 태아가 골반으로 내려와 수축이 1-2분 간격으로 좁혀지고 수축 시간도 60-90초, 90-120초 정도로 늘어난다. 사람에 따라 다르지만 이 때의 자극은 매우 강하게 나타날 수도 있다. 이러한 자궁의 수축 상태에서 자궁구가 9cm까지 벌어져 태아를 밀어내기 전까지의 분만 과정을 이행기, 또는 극기라고 한다.

이 때 산모는 손발이 저려 토할 것 같은 기분을 느끼거나 딸꾹질을 하기도 한다. 또 체온의 균형이 깨져 덥거나 춥다고 호소하며 땀을 흘리기도 한다. 역시 사람에 따라 다르지만, 이 극기가 매우 장시간 지속되는 경우도 있다. 그러므로 이를 극복하기 위한 정신적 대비와 호흡법과 이완법, 그리고 보조 작업의 도움이 필요한 때이다.

» 남편은 이렇게

산모가 호흡을 놓치지 않도록 구령을 붙여 도와준다. 또 지압이나 마사지 등의 보조 작업으로 산모의 몸이 탈진되지 않도록 한다. 자궁 수축 시 산모가 몸을 긴장시키지 않도록 도와주고, 그동안 연습한 부분 이완법이나 터치 이완법 등을 응용한다. 자극이 지나가면 땀을 닦아 주거나 찬물을 마시게 하고, 힘을 비축시킬 수 있도록 충분한 휴식을 취하게 한다. 탈진하면 잠에 빠져들기 쉬우므로, 누워만 있지 않게끔 유도한다. 산모의 상태를 살펴 병실 안이나 정원 등을 거닐며 호흡법 등으로 대처하게 하는 것도 좋은 방법이다.

분만실의 분위기는 산모가 편안하고 안정된 마음을 유지할 수 있도록 해야 한다. 이를 위해 가능하면 분만실의 분위기를 정돈하고, 조명이 너무 밝지 않도록 배려한다. 이는 산모의 정신적, 육체적 안정을 위해 매우 중요하므로 가능하면 이 문제를 분만을 담당하는 의사와 미리 상의해 보자.

» 산모는 이렇게

이 때는 수축의 자극이 너무 심해 쓰러질 것 같은 느낌을 받는 사람도 있을 것이다. 배에 힘을 주고 싶어지면서 매우 초조해 하는 경우도 많다. 아무쪼록 그동안 연습해둔 호흡법으로 수축의 자극을 놓치지 않도록 하고, 이를 위해 호흡의 숫자를 세는 것도 한 방법이다. 자극이 밀려오면 몸에 힘을 빼고, 길게 심호흡을 하면서 극호흡, '슛, 슛,

후, 슷, 슷, 후', 그리고 휴식을 취하면서 이완, 이완. 이 때 소변이나 배변은 참지 말고 보도록 한다.

수축의 물결이 몰려올 때는 아래에 소개하는 압박법 등의 보조 작업으로 배나 등, 요골 등을 압박하여 수축의 자극을 분산시켜 보자. 몸을 완전히 이완시켜 자궁 수축에 의한 자극이 온몸을 긴장시키지 않도록 해야 한다. 가급적 통증은 곧 쾌감이다라고 생각한다.

» 호흡법의 요령

연습한 대로 수축의 자극이 점차 심해지면 그 물결을 놓치지 않도록 호흡을 반복한다. '후'는 길게 '슷'은 짧게, 배에 힘을 주지 말고 자극에 호흡을 놓치지 않으면서 확실하게 호흡해야 한다.

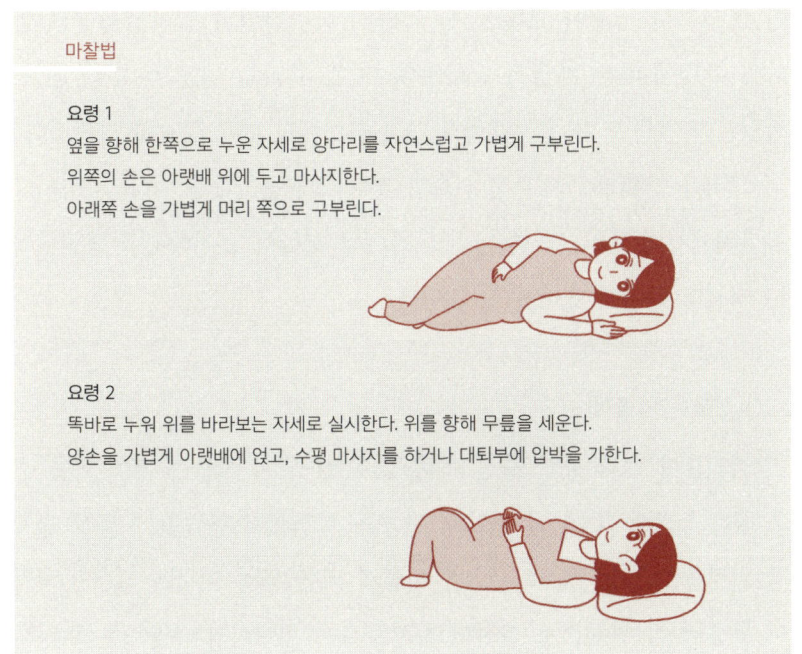

마찰법

요령 1
옆을 향해 한쪽으로 누운 자세로 양다리를 자연스럽고 가볍게 구부린다.
위쪽의 손은 아랫배 위에 두고 마사지한다.
아래쪽 손을 가볍게 머리 쪽으로 구부린다.

요령 2
똑바로 누워 위를 바라보는 자세로 실시한다. 위를 향해 무릎을 세운다.
양손을 가볍게 아랫배에 얹고, 수평 마사지를 하거나 대퇴부에 압박을 가한다.

만출기 제1기

지금까지 없었던 강한 자극이 밀려온다. 수축의 간격에도 자극이 강하게 남아 있고, 배에 힘을 주고 있다는 느낌이 매우 강해진다. 허리에도 강한 압박이 밀려온다. 오줌을 싸고 싶은 압박감에다가 혈성의 점액이 많아지고 파수가 되면서 압박이 더해진다.

» 남편은 이렇게

남편은 수축의 강한 자극으로 인해 산모가 호흡을 놓치지 않도록 도와주고, 요통과 자극의 확산을 막기 위해 이완이 철저히 이루어지도록 한다. 이제까지 배운 보조 동작을 옆에서 거들어주는 것도 중요한 일이다. 보조 작업이란 산모 자신이 직접 하는 경우가 대부분이지만 보호자나 남편이 호흡을 돕고 동시에 마찰법과 압박법을 시행한다면 수축에 따른 자극을 완화하여 더 큰 효과를 얻을 수 있다. 보조 작업은 극기뿐만 아니라 만출기 간격 사이에도 매우 중요한 작업이다.

그러나 만출기에 이르면 산모는 분만대에 올라가게 된다. 가정이나 조산원에서의 분만이라면 남편의 참여와 역할이 용이하지만 병원에서는 의사의 허락이 있어야 할 것이다.

» 산모는 이렇게

극기보다 더욱 강한 자궁 수축을 경험하면서 산모는 배에 힘을 주고 싶은 느낌을 갖게 될 것이다. 때로는 이제까지 연습한 호흡을 놓치고 비명을 지르는 경우도 있다. 이렇게 되면 몸의 이완이 불가능해져서 통증이 몸 전신으로 확산되므로 호흡을 잃어버리지 않도록 주의해야 한다. 이를 위해 위의 이행기에서 안내한 압박법 등으로 몸의 긴장을 막고, 내쉬는 숨에 따라 소리를 내는 것도 한 방법이다.

이제까지 연습해 둔 호흡법을 어떤 특정한 형식에 구애되지 말고 다양하게 배합하여 호흡의 리듬을 놓치지 않도록 한다. 복압이 가해지면 그 정점에서 자연스럽게 연습한다는 기분으로 힘주기를 서서히 시도하라. 그러나 한 번에 너무 힘을 주지 말고 정말 필요한 때를 위해 힘을 비축해 두어야 한다.

» **호흡법**

수축이 밀려오면 깊게 들이마셨다가 내쉬며 수축 진행에 대비한 다음, 극기의 호흡처럼 짧게 끊거나 얕고 짧은 호흡을 리드미컬하게 배합한다. 또한 수축의 정점에서 자연스럽게 힘을 주어 밀어낼 방향을 찾도록 한다.

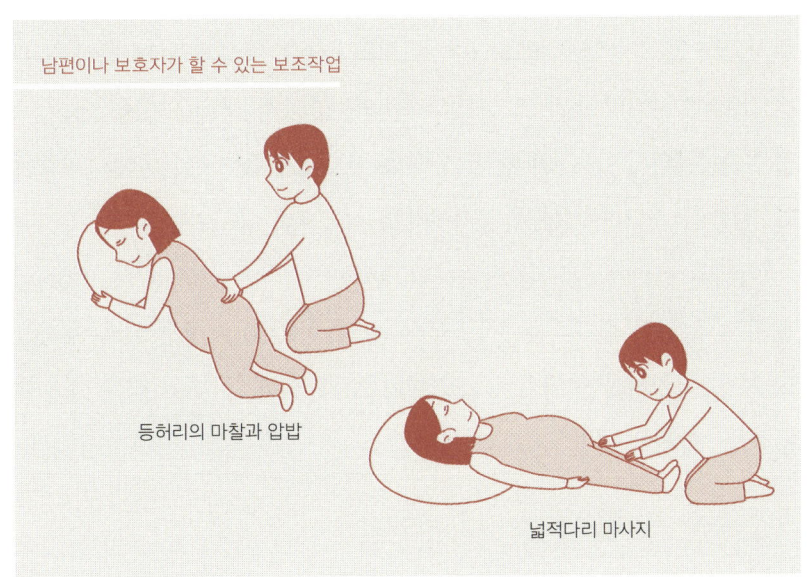

만출기 제2기

자궁구가 전부 열리고 산도를 내려온 아기의 머리가 질에서 보일락 말락 할 때이다. 산모가 배에 힘을 주면 아기의 머리가 나왔다가 힘을 빼면 다시 들어간다. 따라서 산모는 힘주는 시기를 잘 잡아 연습해 둔 힘주기 호흡으로 아기를 밀어내야 한다.

이윽고 아기의 머리가 질 바깥에 걸려 다시 질 안으로 들어가지 않는 단계가 되면, 산모는 힘을 주지 말고 가벼운 물결 호흡으로 대처한다. 그러면 아기의 머리가 서서히 돌아가고 어깨가 만출되면서 드디어 아기가 탄생하는 것이다.

» 남편은 이렇게

산모의 힘주기 호흡이 제대로 이루어지도록 힘줄 때 구령을 맞춰 주거나 숫자를 불러 줄 수도 있다. 산모가 15-20초 이상 계속 힘을 주지 않으면 소용없기 때문이다. 이 때 냉수를 마시게 하고 차가운 수건으로 이마를 닦아 주면 산모의 정신이 맑아져 새로운 힘을 내는 데 큰 도움이 된다. 분만의 진행 상태를 산모에게 알려주는 것도 필요하다. 진통이 지나가면 몸을 철저히 이완시키도록 유도한다.

아기의 머리가 산도를 빠져나와 질구에 걸리면 산모가 더 이상 힘을 주지 않도록 한다. 일반적으로 힘을 주지 않고 가벼운 단축 호흡으로 몸을 이완시키면 아기는 스스로 나오게 된다. 이것이 힘든 경우에는 회음 절개를 행할 수도 있다.

» **산모는 이렇게**

이 시기에는 이제 정말 아이가 나온다는 생각 때문에 산모는 점점 냉정해질 수 있다. 배에 가득 힘을 주면 오히려 편한 느낌이 들기도 한다. 아기의 머리가 나왔다가 힘주기를 멈추면 다시 들어가기를 반복한다. 따라서 힘주어야 할 확실한 시점을 잘 잡아야 하고, 서두르거나 당황하면 안 된다.

이 때의 자세는 머리를 약간 들어 턱을 가슴에 대고 넓적다리를 크게 벌리며 항문과 회음의 방향으로 변을 보듯이 길게 힘을 주는 것이다. 힘주는 시간은 15-20초 정도. 원래 라마즈에서는 밀어낼 때 숨을 깊이 마신 채 멈추라고 하지만 숨을 멈춘 상태에서 힘을 주면 태아에게 줄 산소가 결핍되므로 아기의 심장 박동수에 영향을 줄 수 있다. 따라서 요즘은 밀어낼 때 숨을 마셨다가 약간 내쉰 다음 멈추라고 제안하고 있다. 뱉는 숨에 힘을 주어 밀어내면 배를 효율적으로 조일 수 있고 산모와 아이에게 더 많은 산소를 공급해 줄 수 있으며 더 편안해지기 때문이다.

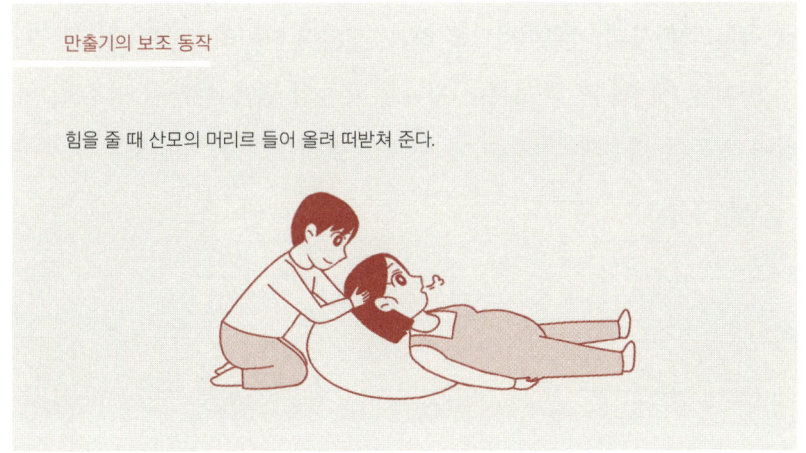

만출기의 보조 동작

힘을 줄 때 산모의 머리르 들어 올려 떠받쳐 준다.

아기가 질구에 걸리면 가벼운 호흡만으로도 저절로 몸을 틀면서 나오게 되기 때문에 산모는 더 이상 힘을 주면 안 된다. 힘주기를 계속하면 질이 파열되어 상처를 입게 된다. 가벼운 단촉호흡으로 아기의 어깨가 나오면 드디어 탄생이다. 단숨에 몸이 편해지고 안심하게 된다. 뿌듯한 기쁨과 행복감이 넘치면서 사랑스런 아기에 대해 궁금해질 것이다.

» 힘주기 호흡의 포인트

수축이 오면 숨을 한껏 들이쉬고 '후' 하고 숨을 약간 토한 상태에서, 그대로 멈추고 '음' 하고 배에 힘을 준다. 숨을 깊게 들이마셨다가 내쉬며 멈추고, 머리를 약간 들어 턱을 가슴에 붙여 아래를 바라보면서, 단번에 '음---'. 좀더 길게 힘을 주고 방향은 항문과 회음 쪽으로 하여 다시 한 번 밀어내기. '음---' 다시 '음-'.

드디어 회음부가 뜨거워지는 느낌이다. 자! 아기의 머리가 질구에 걸렸다. 이것이 아기의 머리가 자궁에서 나와 다시 들어가지 않는 발로의 상태이다. 이제 힘주지 말고 개가 헐떡이듯이 가벼운 물결호흡으로 마무리 출산이 이루어지도록 하자. 드디어 아기의 탄생이다.

아기가 태어난 후 3-5분이 지나면 탯줄의 혈액 순환이 멈추고, 마침내 박동이 멈추게 된다. 이때 탯줄을 잘라 아기를 엄마로부터 독립시킨다.

제6부

산후 삼법요가와 육아

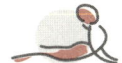# 신토불이 산후 조리

엄마는 더욱 아름답다

여성의 가치는 아름다움에 있다. 아름다움이란 세상의 추악함과 더러움 속에서 무엇이 우리가 진정으로 바라는 가치가 되어야 하는지 알게 하는 힘이다. 우리가 여성의 아름다움을 이야기하는 것은 단순히 외적인 모양을 말하는 것이 아니다. 여성들이 가진 사랑과 평화의 정신과, 이를 실천할 수 있는 주체로서 여성의 아름다움을 사랑하는 것이다.

물론 아름다움이란 여성만의 전유물은 아니다. 또 어느 여성에게나 주어지는 것도 아니다. 끊임없이 자신의 아름다움을 추구하는 주체적인 여성만이 찾을 수 있는 것이다. 일반적으로 아름다움은 외적인 것과 내적인 것으로 구분된다. 그러나 분명한 것은 내적인 아름다움은 외적인 건강함을 토대로 더욱 그 가치를 빛낼 수 있다는 것이다.

산후 삼법요가는 단순히 산후 여성의 몸을 건강하게 다듬는 운동만이 아니다. 이것은 출산한 여성에게 아름다움의 진정한 가치가 무엇이고, 이를 찾는 일을 자신이 주체적으로 실천해 나가야 이루어질 수 있다는 것을 알려주는 내용이기도 하다.

그러면 이제 아름다운 여성으로 재탄생하기 위한 산후 요가에 대해 알아보자. 산후 삼법요가는 아기가 태어난 후 처음 몇 주일 동안 산모가 자신의 몸을 정돈하고 본래의 모양대로 되돌려놓기 위한 것이다. 즉 앞에서 이야기한 삼법의 이치에 따라 호흡을 잘 맞추고, 자세를 바르게 하고, 정신을 집중하여 실시하는 요가이다.

분만 후 산모의 몸은 상당히 이완되어 있다. 이럴 때 자칫 몸 관리를 소홀히 하면 건강을 해칠 우려가 있다. 더구나 산모들은 복부 근육이 이완된 상태에서 분만의 허전함을 메우려 많이 먹게 되는 경향이 있다. 사실 아기에게 신경을 쓰다 보면 자신에게 무관심해지기 쉬운 게 사실이다. 분만 후 여성들이 흔히 관절통, 디스크, 비만 등에 걸리는 것은 잘못된 산후 관리에서 비롯된 현상이다. 그러므로 산모는 매일 자신의 신체적 변화를 주의 깊게 살피고 바른 식생활과 운동을 통해 몸을 정상화시키도록 끊임없이 노력해야 한다.

산후 회복을 위해 운동을 계획할 때는 올바른 방법을 선택하는 것이 중요하다. 산모는 자신이 격렬한 운동과 시련 속에서 아이를 낳았다는 사실을 잊어서는 안 된다. 절대로 처음부터 무리한 운동 계획을 잡아서는 안 되며, 몸의 상태를 감안하여 점진적으로 산후 운동을 확대시켜 나가야 할 것이다.

산후 삼법요가의 실시 요령

① 심호흡을 몇 번 하고 시작하라. 아이를 낳기 전보다 호흡이 얕아져 있기 때문에 느린 심호흡은 산소와 이산화탄소의 교환을 도와줄 뿐만 아니라 에너지의 충전을 도와줄 것이다.

② 임신 중 삼법요가와 마찬가지로 운동중 호흡에 정신을 집중해야 한다. 그러나 가능하면 멈추는 호흡을 오래하지 않는다. 그것은 혈압을 높이고 두통을 야기시키며, 운동의 효과를 비효율적으로 만들 수 있다.

③ 배 운동과 골반 및 근육을 강화시키는 운동을 먼저 하라. 복근이 강해지고 인대가 더 조여질수록 등과 관절의 통증이 감소될 것이다. 당신의 몸은 완전한 상태가 아니다. 아직 많은 육체적 변화가 진행되고 있으며, 몸이 제자리에 돌아오지 않았음을 명심하라.

④ 만약 당신이 하루에 두 번씩 운동할 시간이 있다면 아주 좋다. 처음 운동을 시작하는 사람에게는 여러 번씩 짧게 끊어서 운동하는 것이 좋을 것이다.

⑤ 만약 출혈과 같은 특별한 육체적 이상이 없다면 대부분의 여성들은 출산 후 24시간 이내에 가장 초보적인 수준의 운동법부터 즉각적으로 시작할 수 있다.

⑥ 요가를 실시하기 전에는 수유를 하여 젖을 비워둔다.

산후 삼법요가의 실제

» 복근을 정돈하기 위한 요가

산후 복근을 정상적으로 회복시키는 일은 가장 중요하다. 다음의 복근 운동은 자궁과 골반의 정돈, 그리고 빠른 산후 체력의 회복에 도움을 주는 삼법요가이다. 산후 즉시 실시할 수 있는 동작들부터 차례로 소개하겠다.

주의해야 할 점은 복근 운동의 모든 동작들은 특히 호흡의 리듬에 주의를 기울여야 한다는 점이다. 처음에는 얕게 하다가 점차 강하게 들이마시고 내쉬면서 동작을 해 나가도록 하라. 그러나 지나치게 무리한 호흡은 좋지 않다.

요가 1. 복부 정화

① 몸통을 침대에 잘 받치고 다리를 편하게 올려놓는다.
② 들이마신 다음 숨을 길게 내쉬면서 가능한 만큼 복부 근육을 잡아당겼다가 이완시킨다. 이 동작을 여러 번 반복한다.

요가 2. 머리 들어 복부 정화

① 요가1의 자세에서 깊게 숨을 들이마신다.

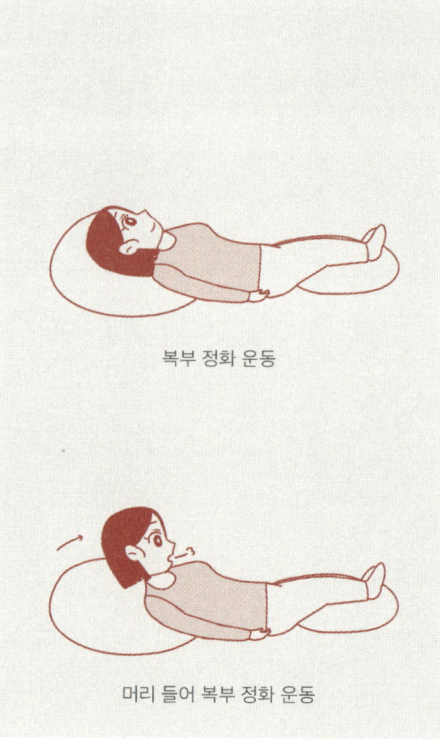

복부 정화 운동

머리 들어 복부 정화 운동

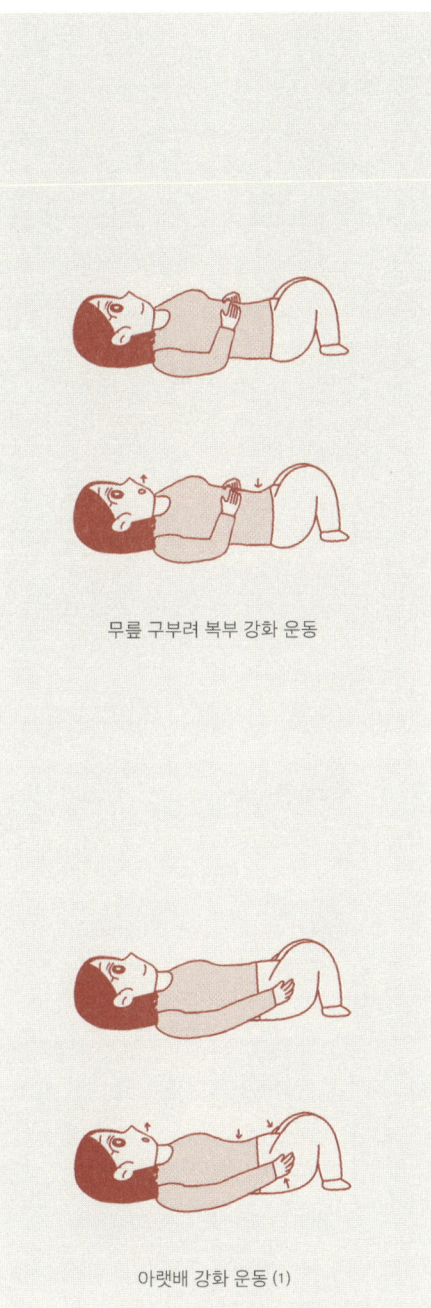

무릎 구부려 복부 강화 운동

아랫배 강화 운동 (1)

② 입술을 오므리고 길게 내쉬면서 머리를 들어올린다. 이 동작을 여러 번 반복한다.

요가 3. 무릎 구부려 복부 강화

① 등을 바닥에 대고 누워 무릎을 구부려 세운 다음 손은 가슴에 올려놓는다.

② 허리를 바닥 쪽으로 밀착시키며 입으로 길게 내쉰다. 이때 복부를 갈비뼈 속으로 잡아당기며, 둔부를 가능한 한 강하게 3-5초 동안 조인 다음 이완시킨다. 이것을 여러 번 반복시킨다(근육을 긴장시키는 동안 숨을 멈추지 않도록 한다.).

요가 4. 아랫배 강화 (1)

(아랫배는 임신중 가장 많이 확장되었던 곳이므로 이를 원상태로 환원시키는 일은 중요하다.)

① 무릎을 구부리고 등을 대고 누워 양손을 넓적다리에 붙인다.

② 들이마셨다가 내쉬면서 넓적다리를 누른다. 그리고 그 힘으로 최대한 배를 끌어당긴다. 그 상태에서 마음속으로 천천히 하나부터 다섯 정도 센 다음 이완시킨다. 몇 차례 반복한다.

③ 등을 대고 누워 발바닥을 바닥에 대고 무릎을 구부려 세운다.
④ 한쪽 손을 머리 뒤로 대고 다른 쪽 팔을 펴서 무릎 쪽으로 편다.
⑤ 내쉬는 숨에 맞추어 머리를 들어올리며 다른 손은 쭉 펴서 무릎을 잡으려고 한다. 약 15초 동안 약간 구르듯이 일어나는 것을 반복한다.
⑥ 다른 쪽도 바꾸어 실시한다.

요가 5. 아랫배 강화 (2)

① 등을 대고 누워 발바닥을 대고 무릎을 구부려 세운다.
② 한쪽 손을 머리 뒤로 대고 다른 쪽 팔을 펴서 무릎 쪽으로 편다.
③ 내쉬는 숨에 맞추어 머리를 들어올리며 다른 손을 쭉 펴서 무릎을 잡으려고 한다. 약 15초 동안 약간 구르듯이 일어나는 것을 반복한다.
④ 다른 쪽도 바꾸어 실시한다.

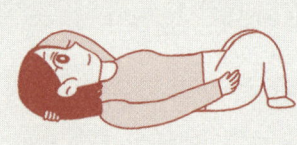
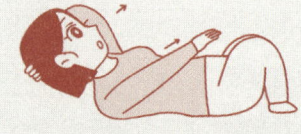

아랫배 강화 운동 (2)

요가 6. 아랫배 강화 (3)

① 등을 대고 누워 양손을 깍지 끼어 머리 뒤에 댄다. 그리고 무릎을 구부려 다리

를 들어올리고 숨을 들이마신다.

② 내쉬는 숨으로 머리와 가슴을 들어 무릎 쪽으로 대려고 한다. 너무 힘들어 할 수 없을 때까지 한다.

요가 7. 옆 복근 강화

① 〈요가 6〉과 같은 자세를 취하고 숨을 들이마신다.

② 내쉬는 숨에 맞추어 오른쪽 팔꿈치를 왼쪽 무릎 바깥쪽으로 천천히 대려고 한 다음 돌아온다. 반대편도 같은 요령으로 한다. 여러 번 반복한다.

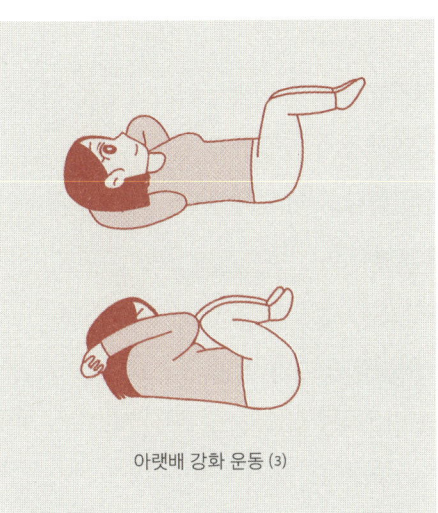

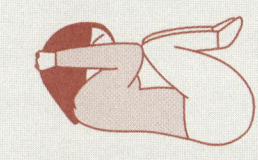

아랫배 강화 운동 (3)

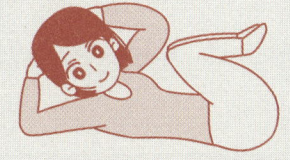

옆 복근 강화 운동

》 **골반과 근육의 정돈을 위한 요가**

이 운동은 자궁을 감싸고 있는 질 주변의 근육을 원상태로 돌리기 위한 운동으로 일명 케겔 운동이라 불리는 질의 수축력 강화 운동을 포함하고 있다. 이 운동은 출산 전 분만을 준비하는 요가에도 응용되지만, 출산 후에도 아주 유용하므로 모든 산후 요가에 앞서 가장 먼저 시행해야 할 운동이다. 이 운동으로 골반과 근육의 기능이 정상을 찾아야만 다음 운동으로 옮길 수 있으므로 매일 쉬지 않고 꾸준히 해야 한다.

요가 1.

① 바로 누워 발바닥을 바닥에 대고 무릎을 구부린다.

② 내쉬는 숨에 맞추어 배와 엉덩이 근육을 꽉 조이며 질을 수축시킨다. 그 상태에서 천천히 5초 정도 참았다가 이완시킨다. 적어도 10회 이상 되풀이한다(질에 공기가 들어가면 가볍게 토한다.).

이 운동은 앉아서나 서서도 할 수 있다. 또한 장소에 구애받지 않고 행할 수 있으니 틈틈이 계속해 주는 것이 좋다.

요가 2.

① 요가 1과 같이 누워 먼저 숨을 들이마신다.

② 내쉬는 숨에 따라 질을 점차 수축시켜 나간다. 엘리베이터로 일층에서 사층까지 올라간다고 생각한다. 질을 일층으로 당겨 올리고 다섯까지 센다. 그 다음 이층으로, 삼층으로, 사층까지 마찬가지 방법으로 한 다음 서서히 힘을 뺀다(질에 공기가 들어가면 가볍게 토한다.).

요가 3.

① 무릎을 굽히고 발을 땅바닥에 댄 채 등을 대고 눕는다.

② 반복하여 질을 수축시키고 이완시킨다.

이 동작을 10회 빠르게 반복한다. 당신이 음악을 좋아한다면 음악에 맞추어 해도 좋다. 계속하여 호흡하는 것을 잊지 말아야 한다. 만일 질 안에 공기가 들어가면 가볍게 토한다.

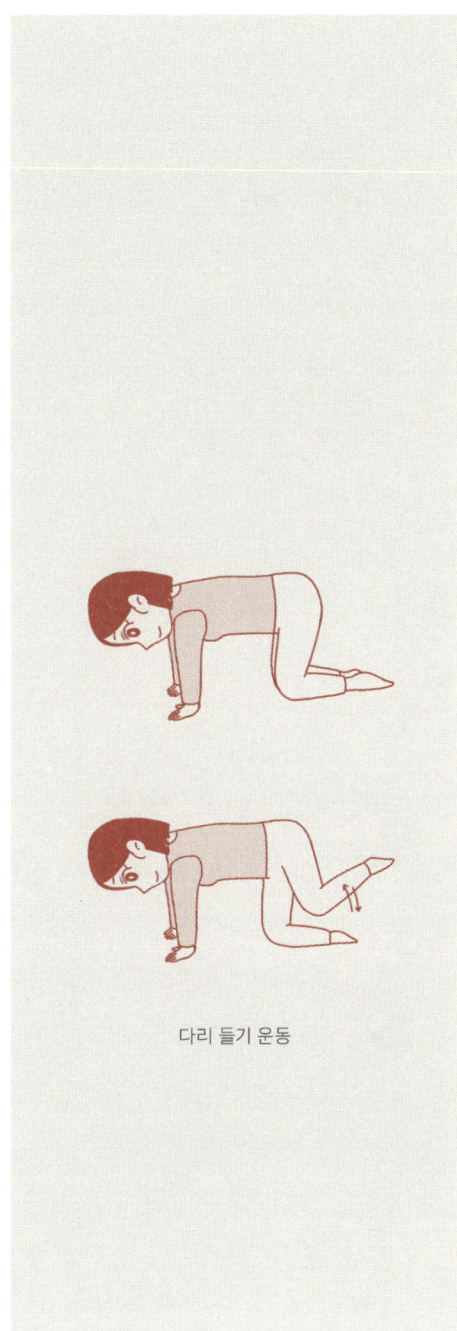

다리 들기 운동

» 엉덩이와 허벅다리의 정돈을 위한 요가

임신중 여성의 엉덩이나 넓적다리 등도 배와 함께 커지게 마련이고, 출산을 겪고 나면 이 부분 근육의 힘이 빠지게 된다. 따라서 산후 이 부분에 대한 적절한 운동은 여성의 아름다움을 찾는 일일 뿐만 아니라 몸의 기능을 정상으로 만들기 위한 아주 중요한 작업이다.

요가 1. 다리 들기 운동

① 양손을 바닥에 대고 무릎을 꿇고 질근육을 긴장시킨다.

② 그 다음 질근육을 이완시키고 배를 잡아당기면서 엉덩이를 긴장시킨다. 이때 등이 처지거나 구부러지지 않도록 한다.

③ 들이마시는 숨으로 엉덩이 근육을 가능한 한 힘껏 조이면서 한쪽 다리를 옆으로 최대한 들어올린 다음 내쉬며 내린다 (한쪽 발을 20회 정도 되풀이한 다음 다른 발로 바꾸어 실시한다.).

요가 2. 머리 대고 실시하기

① 무릎을 꿇고 양손을 서로 잡은 상태에서 무릎 앞에 대고 질근육을 긴장시킨다.

② 허리를 구부려 머리를 바닥에 댄다. 이때 몸의 중심이 머리에 실리지 않도록 주의한다.

③ 들이마시는 숨에 맞추어 발을 뒤로 들어올린 다음 내쉬며 돌아온다. 이것을 좌우 약 20회 정도 실시한다. 이때 무릎을 구부려도 된다(이 동작중 현기증이 나거나 머리가 아플 수가 있다. 이때는 잠시 중단하거나 이 동작을 빼고 다른 동작을 실시한다.).

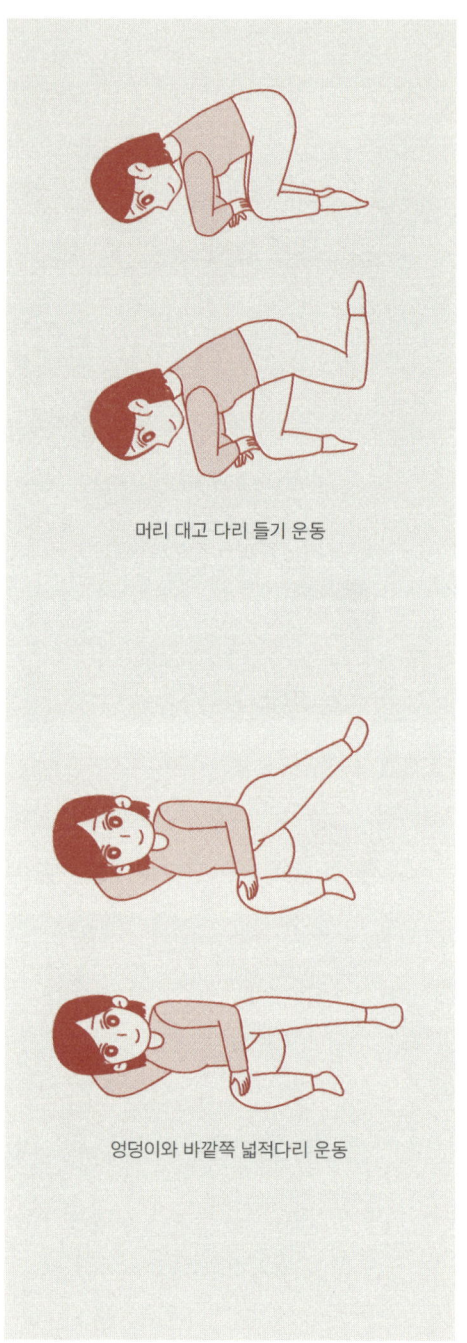

머리 대고 다리 들기 운동

요가 3. 엉덩이와 바깥쪽 넓적다리 운동

① 한쪽 팔을 베고 옆으로 누워 밑에 있는 다리를 구부린다.

② 위쪽에 있는 팔의 손으로 아래쪽 무릎을 잡고 위쪽 다리를 쭉 편다.

③ 들이마시는 숨에 맞추어 위쪽 다리를 들어올렸다가 내쉬며 발을 내린다. 이때 발을 수평까지만 내려 바닥에 닿지 않도록 한다. 약 20회 정도 실시하고 다른 쪽도 번갈아 실시한다.

엉덩이와 바깥쪽 넓적다리 운동

요가 4. 안쪽 넓적다리 운동

① 옆으로 반듯이 누워 위쪽 발을 구부려 위

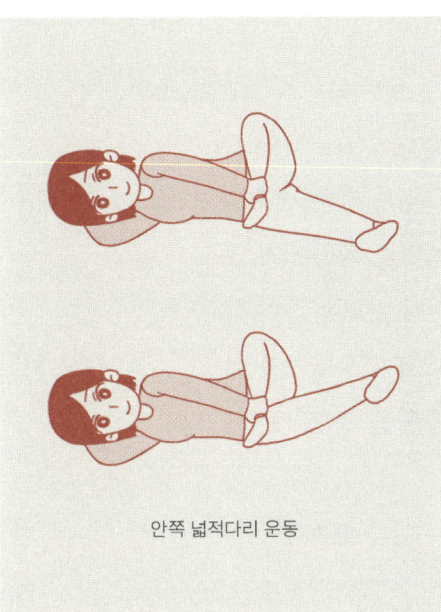

안쪽 넓적다리 운동

쪽 손으로 잡는다.
② 밑에 있는 쪽의 발을 들이마시는 숨에 맞추어 천천히 들어올린 다음 내쉬며 내린다.
③ 될 수 있는 대로 천천히 실시하며 약 10회 정도 하고 자세를 바꾸어야 한다.

이상의 동작들은 산후 초기에 실시하는 요가들이다. 이것들로 몸을 대충 정돈할 수 있으며 산후 1-2개월이 경과하면 산전에 실시했던 자세들로 몸을 강화시킬 수 있다. 그 중에서도 고양이 자세나 쟁기 모양의 자세, 메뚜기 자세 등은 산후 정상적인 몸을 되찾는 데 크게 기여한다는 것을 알아두자.

절개분만 후 삼법요가

절개분만을 하고 나면 의사는 자연 분만과는 달리 7시간-24시간 이내에 조금씩 걸어보라고 권하는 경우가 있다. 그것은 혈액 순환의 촉진과 수술할 때 발생한 몸의 가스가 빠지도록 하려는 배려이다. 몸의 가스 배출을 돕기 위해 사과주스 같은 음료를 먹지 않도록 해야 한다. 절개분만을 하고 나면 마취로 인해 며칠 동안 장이 움직이지 않는다. 이 때 설탕이 적은 껌 같은 것을 씹으면 장 활동을 촉진하는 데 도움이 된다.

그러나 근본적으로는 삼법요가나 호흡법 등으로 이를 해소해야 한다. 절개분만 후 삼법요가의 효과는 배 근육이 잘리기 전의 상태가 어떠했는가에 따라 차이가 난다. 배가 강하게 단련된 사람이라면 혈액 순환이나 치유 능력이 쉽게 좋아지지만, 그렇지 않은 경우에는 매우 신중하고 치밀한 요가 프로그램에 따라야 할 것이다.

다음은 배수술을 한 산모가 쉽게 회복할 수 있도록 고안된 동작들이다. 그러나 아직 배의 통증이 남아 있는 상태라면, 괜찮아질 때까지 며칠간이라도 요가 실시를 미루어야 한다.

수술 후 늘어진 근섬유를 다시 원상태로 돌리는 것도 중요한 일이다. 아래에 제시된 동작들을 매일 조금씩 꾸준히 연습하자. 그러나 초기에는 너무 무리하지 말고 몸이 수용할 수 있는 선에서 점진적으로 실시해야 한다. 수시로 몸의 상처를 확인하면서, 절개분만 후 이틀 동안은 오직 요가 1번(다리 만들기)의 운동만을 실시한다.

몇 시간에 한 차례씩 이 운동을 시도하되, 한 번에 몇 분을 넘지 않도록 하라. 긴장을 풀고 휴식을 취한 뒤 두 시간이 지나면 다시 반복하는 요령으로 실시하라. 배의 상처가 완전히 아물었다면 서서히 본격적인 산후 요가를 시작할 수 있다.

» **절개분만 후 삼법요가의 실제**

요가 1. 다리의 순환 작용을 돕기

① 산모의 무릎이 구부러지도록 침대 밑 부분을 올리고 머리와 어깨가 들어 올려지도록 간호하는 사람에게 부탁한다. 이것만으로도 등이 더욱 편안해지고, 배의 혈액 순환도 좋아질 것이다.

② 1의 상태에서 처음에는 발을 한쪽 방향으로 여러 번 돌리고, 다음은 다른 방향으로 여러 번 돌리고 다음은 다른 방향으로 실시한다. 쉬었다가 다시 여러 번 한다.

③ 이 요가는 발 관절을 구부리는 것에 포인트가 있다. 이 발 운동은 산후 피의 응고를 막고 다리의 울혈을 푸는 데 매우 큰 효과가 있다.

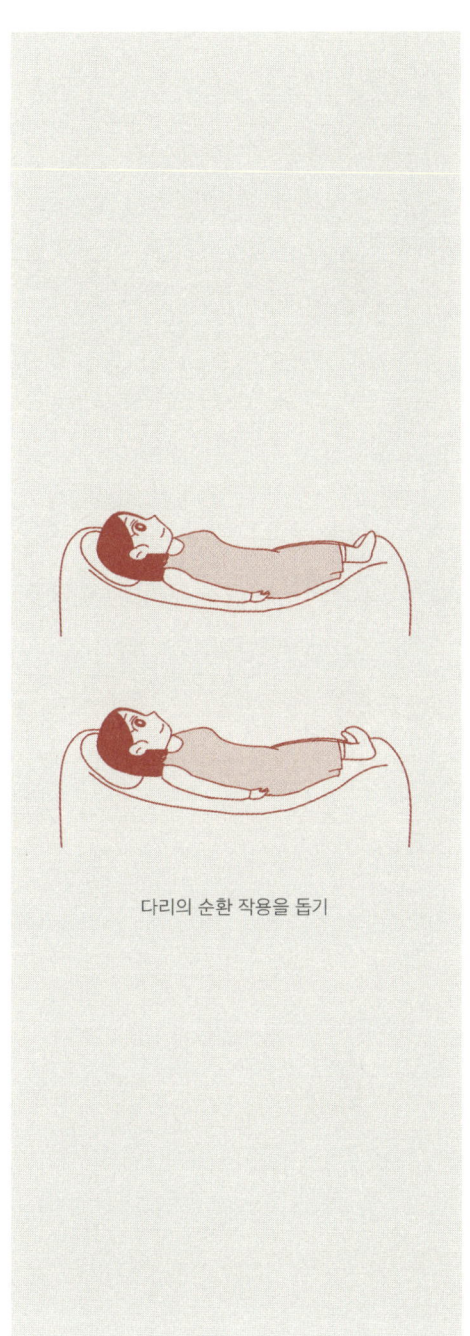

다리의 순환 작용을 돕기

요가 2. 손과 손목, 그리고 팔의 부기를 빼고 혈액 순환을 돕기

① 침대의 위치를 요가1과 같이 한다.
② 팔꿈치를 대고 팔을 구부린다.
③ 주먹을 꽉 쥐었다가 벌려 손가락을 최대한 편다. 이 동작을 여러 번 반복한다.

요가 3. 배의 운동과 혈액 순환 촉진

① 침대의 위치를 요가1과 같이 한다.
② 숨을 들이마시며 오른쪽 다리를 가볍게 구부려 올리면서 양손으로 넓적다리를 잡아 엉덩이 가까이 당긴다.
③ 숨을 내쉬며 다리를 천천히 펴고 반대쪽도 마찬가지로 실시한다.

요가 4. 배 운동

① 침대의 위치를 요가1처럼 해주고 숨을 깊이 들이마신다.
② 천천히 내쉬면서 배를 조여 나간 다음 숨을 들이마시고 몸을 이완시킨다. 이 동작은 처음에는 한두 번만 하고 점점 횟수를 늘려나간다. 이를 통해 복근의 힘뿐만 아니라 몸의 가스를 제거하는 효과를 얻을 수 있다.

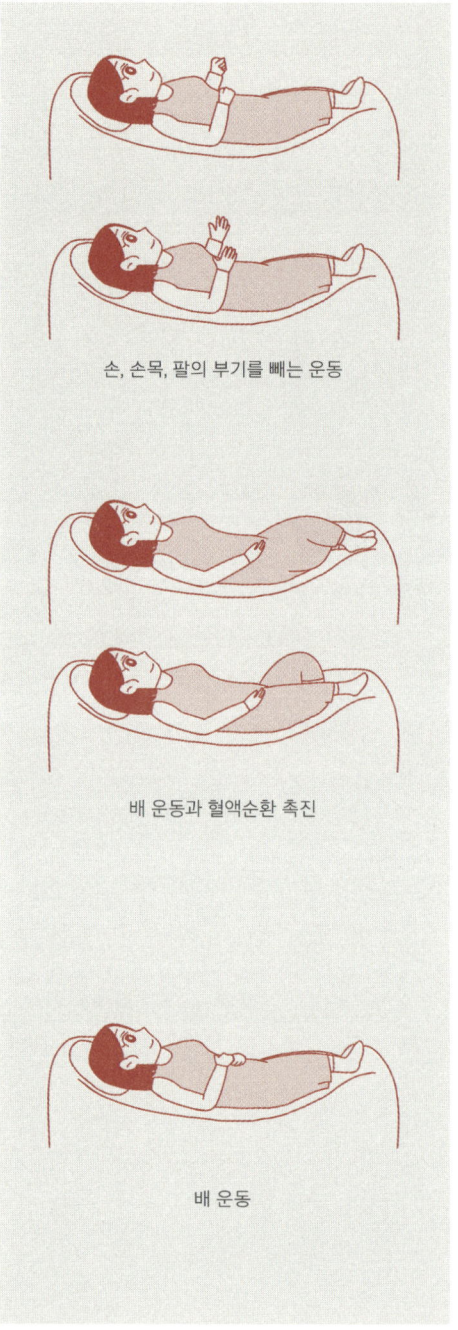

손, 손목, 팔의 부기를 빼는 운동

배 운동과 혈액순환 촉진

배 운동

출산 후의 성숙한 변화

거울 속의 낯선 여자, 누굴까? 비대한 몸, 부석부석한 얼굴, 눈가의 기미와 점, 모세 혈관이 터져 불긋불긋해진 목덜미, 사정없이 늘어나는 고무줄 바지를 입고 선 저 여자는. 바로 나, 그리고 당신이다. 임신과 출산의 험한 강을 헤치고 엄마라는 이름으로 다시 선 우리 여성들이다.

발랄하던 그 여자는 어디로 갔을까. 자기 주장이 강하고, 사회의 일원으로 당당히 제 몫을 해내던 그 여자는 어디로 갔을까. 낯설다. 기도하는 마음으로 체중계 위에 오른다. 무서운 속도로 벌써 저만큼 달아나는 저울 바늘.

아이를 낳고 나면 금방 살이 빠질 줄 알았다. 그러나 풍선의 바람이 빠져도 원래 풍선보다는 큰 법, 산모의 몸 역시 마찬가지이다. 임신을 하면 체중이 12.5kg 정도 늘어난다. 아기를 낳고 나면 아기의 몸무게, 양수, 태반, 출혈 등을 합해 약 5-6kg, 소변을 통해 2-3kg이 빠진다. 이것이 임신에서 출산까지의 체중 변화 공식이다. 임신 전 체중으로 돌아가는 데는 불행히도 약 6개월이라는 긴 시간이 걸린다. 임신 중에 늘어난 체중이 20kg 이상 되는 산모는 살을 빼기가 그만큼 더 어렵다.

출산 후 몸무게를 돌이키기 힘들게 하는 범인은 부종이다. 붓기를 제 때 빼주지 않으면 살이 되고 만다. 왕성한 식욕 역시 살찌게 만드는 공범이다. 임신 중 아기에 눌려 있던 장들이 압박에서 벗어나면서 자꾸만 밥을 달라며 통 큰 요구를 한다. 모유를 먹는 아기는 실로 무서울 정도로 많은 양의 영양을 빼앗아간다. 주위 사람들도 무조건 많이 먹어야 한다며 부지런히 먹을 것을 사 나른다. 이제 예전의 몸매는 사진으로만 추억할 수 있는 과거가 되었단 말인가.

남자는 술만 한두 달 안 마셔도 뱃살이 들어가지만 여자는 그렇지 못하다. 식욕을 촉진시키는 프로게스테론이 임신 기간 내내 높은 수준으로 유지될 뿐만 아니라 비만과 밀접한 관련이 있는 인슐린이 증가하고 지방 세포의 크기와 숫자도 증가한다. 출산 후 원래 체중으로 돌아가기 어려운 이유가 여기에 있다. 그렇다고 산모가 무리한 다이어트를 하는 것도 어불성설이다. 특히 수유를 하는 산모는 질적, 양적으로 섭취량을 늘릴 필요가 있다.

이럴 때 남편의 협조와 참여가 절대적으로 영향을 미친다. 여자들은 출산을 하면 몸과 마음이 편치 않다. 몸은 붇고 마음은 불안하다. 무려 10개월간이나 산모와 아기를 하나로 봤던 주위의 가족들은 따로 떨어져 나간 아기에게만 관심과 사랑을 보인다. 자칫 잘못하면 산모가 소외감을 느낄 수 있다. 자신의 붇은 몸은 이제 남편에게 매력을 느끼게 하지 못한다고 생각한다. 산후 우울증은 바로 여기서 시작된다.

정도의 차이는 있지만 60~70%의 산모가 우울증을 경험한다. 이유 없이 눈물이 나고, 식욕이 없으며, 밤잠을 이루지 못하고, 무기력해지는 감정에 휩싸이게 되는 것이다. 산후 우울증은 대개 시간이 지나면서 가벼워지는데, 신경이 예민한 사람이나 난산한 산모는 쉽사리 빠져나오기 힘들다. 심한 경우 정신과 치료를 요하는 경우도 있다.

산후 우울증은 무엇보다 주변 사람들 특히, 남편의 역할이 매우 중요하다. 남편은 산모가 충분한 휴식과 영양을 섭취하고, 대화를 통해 마음속 고민들을 풀어버리고, 임신 때 느꼈던 아기에 대한 사랑과 자신감을 되찾도록 세심히 배려해야 한다. 산모의 마음을 이해하고 따뜻하게 위로하며, 산모의 정신과 육체를 편안하게 해주어야만 행복한 가정을 지킬 수 있다. 산모가 효율적으로 체중을 줄일 수 있도록 함께 노력하는 것도 중요한 남편의 몫이다. 산전에 아내와 함께 삼법요가를 실천해 온 남편이라면, 산모가 산후 요가를 통해 건강과 아름다움을 되찾을 수 있도록 이끌어야 할 것이다.

아기와 한 몸으로 지내는 동안 엄마의 몸은 많은 변화를 겪는다. 그리고 아기가 세상에 태어나는 날, 엄마의 몸은 다시 변화를 맞이한다. 아기의 보금자리가 세상에 마련된지라, 태초의 엄마 몸을 돌려주는 것이다. 손님을 초대하여 집들이를 하고 나서 뒷정리를 하는 것과 흡사 비슷하다고 보면 된다. 늘어진 곳은 수축시키고 제자리에 없는 것은 제자리에 놓고 벌어진 틈은 메우고……. 지난 10개월의 변화를 몇 주안에 돌려놓자니 그다지 쉽지는 않은 작업이다. 그래서 산후 조리 기간이 필요한 것이다. 자연분만으로 아기를 낳으면 보통 이틀이나 사흘 후에, 제왕절개는 일주일 후에 집으로 돌아갈 수 있는데 이때부터 산후조리가 시작된다.

아기를 낳고 나면 여성의 몸은 말이 아니다. 골반을 구성하는 관절부터 시작해서 온 몸의 관절들은 늘어나고 뼈마디들이 제자리를 찾지 못하고 방황한다. '나사 풀린 인형이 따로 없다', '아기를 낳는 동안 별을 수천 개는 본다', '겪어 보지 않고는 모른다', '남자들도 아기를 낳아봐야 한다'는 말은 괜한 엄살이 아니다.

이렇듯 제 각각 노는 근육과 뼈마디가 제자리를 찾으려면 최소한 삼칠일은 지나야 한다. 집을 지을 때 기초를 착실히 다진 후에 본격적으로 건물을 올리듯 산후 조리도 마찬가지다. 이 기간 동안 자궁이나 질, 몸의 다른 기능들이 제자리로 찾아든다. 그 후 2-3개월이 흐르면 배란성 생리가 시작된다. 이는 다시 임신이 가능한 몸으로 전환했다는 신호로, 예부터 산후 조리 기간을 1백일로 정하는 이유이기도 하다. 그런 점에서 백일잔치는 아기 탄생 1백일을 축하한다는 의미도 있지만, 엄마가 위험한 상황을 벗어났다는 뜻이기도 하다.

다음은 산후 신체적 변화와 그에 대한 대처법이다.

» 자궁의 변화

아기가 나오고 태반이 나오고 나면 가장 먼저 자궁에 변화가 온다. 자궁 아래가 배꼽 약간 밑으로 돌아오면서 자궁의 크기도 줄어든다. 산후 4주가 되면 임신 전 자궁의 크기가 된다. 출산 직후 1kg 정도이던 자궁은 60~70g 정도로 가벼워진다. 아기를 낳고 나면 날아갈 듯한 가벼움이 느껴지는 건 이 때문이다.

그런데 이 과정에서 아랫배를 칼로 쑤시는 듯한 통증이 나타난다. 자궁 수축에서 비롯된 것으로 이를 후진통, 훗배앓이라고 한다. 특히 모유를 먹이는 엄마는 아기가 젖을 빨 때 분비되는 호르몬이 자궁을 강하게 수축시켜 통증이 심해질 수 있다. 통증은 대개 3일 정도면 꼬리를 내리니, 안심해도 좋다.

산후 자궁이 원래의 상태로 되돌아갈 때, 위치가 후경 혹은 후굴이 되는 경우가 많다. 따라서 전경, 전굴인 상태를 만들기 위해 아침저녁 2회씩 약 20분간 배를 깔고 엎드려 있는 동작을 해 줄 필요가 있다.

» 유방과 유즙 관리

분만 후 이틀은 유즙의 분비 작용이 활발하지 않고 소량의 초유가 포도상선 세포에서 배출된다. 생리적으로 분만 후에는 누구나 유즙 분비가 시작되지만 이것이 잘 되지 않는 사람도 있다. 이때 손의 자극이나 아기가 유두를 빠는 자극으로 유즙이 흐르게 된다. 유즙 분비의 확립과 유즙의 양은 사람과 시기에 따라 다르다. 산모의 연령이나 생활 환경에 따라 다르며 하루 중에도 오전, 오후가 다르다. 유즙 분비가 시작되면 다음의 사항에 유의하자.

- 유두에 규칙적으로 적당한 자극을 준다.
- 규칙적으로 유방에 고여 있는 젖을 완전히 비워 준다.

» **오로**

산후 산도에서 분비되는 것을 총칭하여 오로라고 한다. 태반이 나오고 난 후 자궁벽의 상처에서 나오는 분비물과 질에서 분비되는 것이 합쳐진 오로에는 혈액과 점액 등이 섞여 있다. 산후 3-5일쯤 지나면 붉은빛에서 검은빛을 띠게 되고 점점 양이 줄어든다. 그러다가 10일쯤 되면 황색으로 바뀐 냉이 되는 경우도 있다. 자궁의 회복이 늦는 사람은 산후 1개월까지 출혈이 계속되기도 하지만 걱정할 일은 아니다. 오로를 잘 나오게 하려면 반듯하게 누워 있는 것보다는 자세를 골고루 바꿔 주는 게 좋다. 주기적으로 엎드리거나 옆으로 눕는 자세, 적당히 걷거나, 좌욕을 하는 것도 효과가 있다.

» **산후 생리**

오로의 끝은 한편으로 생리가 시작될 수 있음을 의미한다. 또 생리가 시작된다는 것은 성관계를 가져도 안전하다는 의미이기도 하다. 산후 월경의 문제는 모유 수유 여부와 관계가 깊다. 아기가 젖을 빨면

뇌하수체 호르몬을 차단하여 배란이 되지 않기 때문이다. 사람에 따라 다르지만 보통 젖을 먹일 경우에는 6-8개월이 지나 시작되고, 젖을 먹이지 않으면 6-8주일 만에 다시 생리가 시작된다. 수유중에는 배란이 없다고는 하나 꼭 그런 건 아니다. 따라서 임신을 피하려면 수태 조절을 해야 한다.

» 질과 자궁의 보호

임신 때에나 산후에는 질의 산도酸度가 떨어짐에 따라 외부로부터 오는 곰팡이균의 침입을 막지 못하는 경우가 생길 수 있다. 보통 수유할 때에는 생리가 이루어지지 않다가 수유를 하지 않으면 다시 생리가 시작되면서 정상의 질 상태가 된다. 이 기간 동안 다음의 지침을 따르는 것이 좋다.

- 질 주변 부위를 잘 씻는다.
- 팬티를 자주 갈아입는다.
- 색깔이 있거나 향기가 나는 화장지나 비누를 쓰지 않는다.
- 유산균이 들어 있는 저지방 요구르트를 가능한 한 많이 마신다.

» 이뇨 계통 변화

분만할 때에도 요도와 방광이 압박을 받아 붓기 때문에 감각력이 감소되어 방광이 수용량을 짐작하지 못하는 경우가 많다. 게다가 분만 직후 소변량의 증가로 첫 24시간 동안 요폐증이 생기기 쉽다. 그러므로 항상 방광의 상태를 살펴 요의가 없더라도 소변을 볼 수 있도록 신경을 써야 한다.

출산 직후 몸 관리 요령

다음은 출산 직후 산모의 몸 관리 요령이다. 이것은 출산 후유증의 예방과 대처, 그리고 향후 아기의 성장에도 커다란 영향을 미치는 내용이므로 유념하기 바란다.

» 후산을 도와주는 아기 자세

후산이란 쉽게 말해서 임신 중 아기와 연결되어 있던 태胎를 몸밖으로 배출시키는 작업을 말한다. 태가 오래 남아 있으면 그 액분이 혈관을 통해 다시 흡수되어 부종이 생기거나 빈혈과 같은 질환을 야기한다.

출산 후 자궁은 아기 머리만 한 공 모양으로 수축하면서 보통 300-500cc 정도의 혈액을 배출한다. 산후 10분 정도가 지나면 다시 가벼운 진통과 함께 아랫배가 딱딱해지고 팽팽해진다. 이 때, 가볍게 힘을 주면, 뒤이어 태반과 난막이 미끄러져 나온다.

후산을 할 때, 몸이 덜덜 떨리는 수도 있다. 산모가 몸을 충분히 이완시켜 휴식을 취하도록 하면서 상체를 일으켜 아기를 보여 주는 것도 자연스럽게 후산이 이루어지도록 하는 방법이다. 또 산모가 몸을 앞으로 숙여 고양이처럼 아기 자세를 취하면서 쉬는 것도 후산을 쉽게 하는 좋은 방법이다.

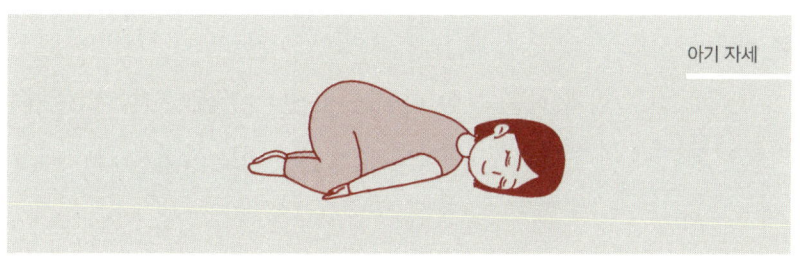

아기 자세

» 일주일은 걷지 말자

요즘은 아기를 낳자마자 산모를 걷게 하는 병원이 있다. 물론, 나름의 이유가 있을 터이다. 그러나 삼법의 관점에서 볼 때는 산모의 골격과 골반을 보호하기 위해 가급적 출산 후 일주일 동안은 일어나 걷지 않도록 해야 한다. 출산할 때 산모의 신체는 모두 제자리에 있지 않다. 모든 관절이 이완되어 있고, 골반은 눈으로 보아도 알 수 있을 정도로 좌우로 벌어져 이틀이나 닷새에 걸쳐 조금씩 닫힌다.

무엇보다 옆에서 간호하는 남편(보조자)의 역할이 중요하다. 변기를 준비해서라도 최소한 3일은 걷지 않도록 배려해 주어야 한다. 몸이 제자리를 잡고 골반이 완전히 닫히기 전에 일어나면 체중의 압력으로 벌어진 골반이 그 상태에서 그대로 굳어져 버릴 수 있기 때문이다. 이렇게 되면 체형이 불균형을 이루게 되고 요통이나 여러 가지 신체적 이상의 원인이 되기 쉽다. 산후에 뚱뚱해졌다는 것도 바로 여기에 원인이 있다.

» 실내는 약간 어둡게

산후 조리를 위한 실내는 따뜻한 온도를 유지시키고, 안정된 분위기를 만들도록 한다. 출산 직후 산모는 장기도 비정상적이고, 심한 빈혈 상태에 놓이게 된다. 이런 상태에서 외부 환경에 노출되면 상당한 영향을 받을 수밖에 없다. 옛부터 산모가 삼칠일(21일간) 동안 바깥바람을 쐬지 못하게 하고, 급격한 환경 변화를 피하게 한 것은 다 이 때문이다.

그리고 산후 한 달간은 가급적 책을 읽거나 TV를 보지 말고 눈의 피로를 막아야 한다. 보게 되더라도 출산 직후에는 감정 변화가 크므로 슬픈 내용이나 공포물은 피하는 것이 좋다. 직사광선으로 눈이 상하는 일이 없도록 외출을 삼가고, 실내 조명도 약간 어둡게 하여 눈을 보호해야 한다. 이것은 산후에 흔히 일어나는 안저출혈眼底出血이나, 초점이 흐트러져 근시나 난시가 되는 것을 방지하기 위한 조처이다. 그리고 장시간 한 자세로 TV 시청 및 독서를 하면 뇌 또는 시신경에 무리를 줄 수 있다. 모유를 먹일 때는 편안히 누운 자세를 취하며, 아이와 함께 충분한 수면시간을 갖도록 한다.

» 집안일은 3주 째부터

집안일은 산후 3주 째부터 가벼운 식사 준비와 설거지로 시작하는 것이 좋다. 청소는 산후 4주 째부터 청소기를 사용하는 정도로 가볍게 한다. 그러나 엎드려서 하는 걸레질이나 마당 청소 등은 5-7주가 지난 다음에 서서히 시작한다. 세탁기를 이용한 빨래는 산후 3주 후부터 가능하다. 단, 손빨래는 산후 5-7주가 지난 후부터 하는 것이 좋다. 구부린 자세도 문제지만 빨래를 짤 때 손목에 무리가 생길 수 있기 때문이다.

» 대중탕 출입은 백일 이후부터

출산 후 이틀째부터는 샤워를 해도 좋다. 산후에는 땀 오로 등 분비물이 다량으로 배출되기 때문에 샤워나 좌욕으로 몸을 청결하게 할 필요가 있다. 그러나 탕 속에 들어가는 것은 오로가 끝나는 산후 3주부터 하는 것이 안전하다. 장시간 탕 속에 있으면 이물질에 감염될 우려가 있으며, 기력을 떨어뜨려 쉬 피로해질 수 있다. 일반 대중탕 이용과 퍼머넌트도 백일 되기 전까지는 피하는 게 좋다. 특히 산후 2주까지는 머리를 감는다고 허리를 구부리면 복압의 증가로 출혈의 위험이 있다. 머리를 감고 싶으면 미용실에서 샴푸하듯 편안히 누운 자세로 머리를 감거나, 가족에게 부탁하여 무리하지 않고 머리를 감는 게 좋다.

» 입안을 청결히

출산 직후에는 누워서 보내는 시간이 많아 구강 위생에 소홀해지기 쉽다. 음식을 섭취한 뒤에는 부드러운 솔로 손목에 힘을 주지 않고, 가볍게 3분 정도 칫솔질을 해서 입안을 청결하게 한다. 특히 산후 5주째까지는 이와 잇몸이 약해져 치아가 들떠 있는 상태이므로 딱딱한 음식은 피하는 것이 좋다.

» 여름철 산모는 찬바람 조심

여름에 아기를 낳은 산모들은 급격한 호르몬 변화로 피로하고 예민한 모습을 보이기 쉽다. 땀이 흐르는 곳은 면 수건으로 자주 닦아주도록 하며, 산후 3주까지는 얇은 면소재의 긴 옷을 입고 강한 선풍기와 에어컨 바람은 피하는 것이 좋다. 아무리 더워도 찬 음식이나 딱딱한 음식은 자제하고, 끓여서 식힌 보리차로 갈증을 해소한다.

» 침대나 요는 딱딱한 것으로

산모가 푹신한 침대나 요에 누우면 자칫 관절에 이상이 생겨 척추 변형, 디스크 질환이 생길 수 있으므로 가능한 한 딱딱한 요나 침대를 사용한다. 옷은 땀 흡수가 잘되고 통풍이 잘되는 면 소재를 택한다. 특히 벨트나 고무줄 등으로 허리를 조이면 부기를 가라앉히는데 방해가 될 수 있다. 임신 후기에 입었던 옷을 그대로 입되 바람이 들어가지 않도록 보온에 신경을 쓴다. 단추나 지퍼가 있는 옷은 자칫 아기가 다칠 수 있으므로 주의한다. 타이트한 속옷을 착용하는 것은 근육 등에 무리를 줄 수 있으므로 조심한다.

» 같은 자세로 오래 누워 있지 말기

아이를 낳은 뒤엔 잠이 쏟아지게 마련이다. 하지만 아이가 수시로 깨기 때문에 좀처럼 숙면을 취하기가 힘들다. 시간이 허락하는 대로 틈틈이 잠을 자되 같은 자세로 오랫동안 누워 있지 않는다. 일반적으로는 엎드려 자는 게 자궁 수축에 좋다고 한다.

아이를 낳은 뒤 잠을 잘 때는 여러 겹의 얇은 이불과 요를 이용해 온도 변화에 따라 하나씩 덧덮거나 빼주는 게 좋다. 잠자는 시간은 피로가 가실 정도로 충분히 휴식하는 게 바람직하다. 그러나 너무 오랜 시간 잠만 자면 역효과가 날 수도 있다. 낮잠은 2시간 정도로 제한하고 밤에 숙면을 취하는 게 좋다. 몸을 움직이기 힘들더라도 아이 돌보기 등 조금씩 몸을 움직이는 게 밤에 숙면을 취할 수 있고 산후 조리 시간도 줄일 수 있다.

» 열량을 낮추되 고단백 식품을

산후에는 위장 기능이 전반적으로 약해진다. 기름기, 섬유질, 단단한 음식은 피하고 소화가 잘 되는 음식에서 시작해 점차 영양가 있는 음식으로 바꿔 나간다. 보통 산후 2-3일이 지나면 일시적으로 식욕이 왕성해지다가 점차 입맛이 떨어지는데, 식욕이 없어도 빠른 회복을 위해 영양식 플랜을 세워 매끼 충실히 먹는다. 모유를 먹이는 산모는 수분의 섭취도 중요한데, 국과 미지근한 우유, 우리 차 종류를 자주 마시면 좋다.

» 산후 최고의 음식, 미역국

뭐니 뭐니 해도 산후 최고의 음식은 미역국. 요오드 성분과 무기질이 풍부해 피를 맑게 하고 젖을 잘 나오게 할 뿐 아니라 산후풍을 없애고 부기를 제거한다. 매일 미역국만 먹으면 질리게 되므로 홍합, 쇠고기, 사골, 멸치 등으로 미역국에 변화를 준다. 북어국도 어혈을 제거하고 몸 안 찌꺼기 배출을 돕는 좋은 음식이다.

모유를 먹일 때에는 비타민 A가 든 녹황색 채소, 동물성 단백질이 풍부한 식품과 비타민이 많은 과일 야채, 철분과 칼슘이 많은 멸치 등 잔생선류, 감자국 토란국 곰국 등의 국물을 많이 먹는다. 그 밖에 호두, 깨, 복숭아 등도 변비를 막고 산후 회복에 도움이 된다.

엄마 젖으로 아기 키우기

엄마가 아기를 낳아 기르면서 아기가 건강하고, 바르게 자라주길 바라는 마음은 예나 지금이나 다를 바 없을 것이다. 산업화로 인한 가족 제도의 변화, 지적 수준의 향상에 따라 요즘 엄마들은 아기 양육에 더욱 각별한 관심을 갖고 있다. 그러나 주위를 살펴보면 아기의 신체적, 정서적 발달에 중요한 영향을 미치는 영유아기에 정확한 정보 없이 귀동냥이나, 의학적 근거도 없는 말에 현혹되어 소신 없이 아기를 양육하는 경우가 대단히 많다.

생후 6개월부터 모유에는 영양가가 없다는 말은 모유와 관련된 대표적인 낭설이다. 이 때문에 열심히 모유를 먹이다가도 6개월부터 젖을 끊고 분유로 바꿔 먹이는 엄마들이 많다. 더욱 걱정스러운 것은 이러한 일이 유행병처럼 널리 퍼져 있다는 사실이다. 출처도 근거도 불명확하다. 그저 확실한 이유는 모르지만 주위에서 다들 그렇게 말하고, 또 그렇게 하고 있기 때문에 따라서 그렇게 할뿐이다.

지난 30여 년 동안 가공대체식품(조제분유)에 밀려 모유 수유는 세계적으로 현격한 쇠퇴 현상을 보여 왔다. 그러나 최근 모유의 우수성과 우월성이 밝혀지면서 미국 등 선진국을 중심으로 모유 수유율이 꾸준히 증가하고 있으며, 세계보건기구WHO와 유니세프도 적어도 생후 2년-2년 반까지는 엄마 젖으로 아기를 키우도록 권장하고 있다.

전문가들에 따르면 건강한 만삭아의 경우 적어도 첫 6개월 동안은 모유 외에 다른 음식을 첨가해서 먹일 필요가 없다. 생후 1년까지는 모유가 아기에게 필요한 주된 영양의 3/4을 충족시킬 수 있다고 한다. 아기마다 성장 속도는 다르지만, 대체로 4-6개월까지는 모유만으로 아기의 영양 공급이 충분하고, 6-7개월부터는 모유를 먼저 주고 부족한 부분을 고형 식이로 보충하며, 생후 1년부터는 고형 식이를 먼저 주고 엄마 젖은 간식 정도로 삼아 생후 2년-2년 반 정도까지 키우는 것이 아기의 신체적, 정서적 건강상 가장 좋은 양육법이라고 할 수 있다.

엄마가 아기에게 젖을 먹인다는 것은 아기에게 영양분을 공급한다는 차원 이상의 것, 즉 엄마와 아기 사이에 유대감을 형성하여 정서적으로 안정된 아이로 자라는 데 결정적인 역할을 한다는 점을 간과해서는 안 될 것이다.

젖이 나온다는 것은 엄마가 되었다는 가장 확실하고도 신비스런 증거다. 출산 후 3-4일이 지나면 유방이 커지고 열이 나면서 딱딱해지는데, 이는 젖을 분비하기 위한 신호탄이다. 유방이 딱딱하면 아기가 처음 젖을 빨 때 힘들기 때문에 미리 부드럽게 마사지해 두는 게 좋다. 각종 면역 성분이 들어 있어 아기에겐 세상살이의 예방주사와도 같은 초유는 분만 후 2일부터 5일까지 분비된다. 이 때는 되도록 자주 빨려야 한다. 잘 짜지지 않고 아프다고 포기하면 점점 모유를 먹이기 힘들어진다. 손으로 짜기 힘들면 유축기를 사용해서 짠다.

젖을 빨릴 때는 한 번에 한 쪽씩 교대로 빨려 젖을 완전히 비우도록 한다. 젖을 먹이는 시간은 20분이면 된다. 아기는 젖을 빨기 시작한 지 4분이면 80-90%를 비우기 때문이다. 수유 간격은 대개 3-4시간을 잡지만 아기가 원할 때 먹이는 게 가장 좋다. 먹이고 남은 젖은 모두 짜내 유방을 비워 준다. 그래야 다음 번 젖이 잘 나오고 젖몸살도 없다.

수유기에는 차가운 아이스크림이나 청량 음료, 주스 등은 삼가는 게 좋다. 우유는 단백질 공급에 효과적이고 정신을 맑게 해 주므로 미지근하게 데워 많이 마시는 게 좋다. 하지만 체질에 따라 우유가 잘 소화되지 않을 때에는 우유 대신 두유 등 다른 음료를 마시도록 한다. 술은 출산 후 3주가 지나면 가능하지만 지나치게 많이 마시면 회복에 나쁜 영향을 미칠 수 있다. 특히 젖을 먹이는 엄마가 술을 마시면 알코올이 혈액을 통해 아기에게 전달되므로 피해야 한다. 담배나 커피도 마찬가지다. 특히 커피는 철분 흡수를 방해하므로 삼간다.

수유는 산모의 자궁이 본래의 크기대로 수축되는 것을 도와주므로 아기뿐 아니라 산모에게도 매우 이롭다. 그러나 모유를 먹이고 싶다고 누구나 다 먹일 수 있는 것은 아니다. 만성 B형 간염, 후천성 면역 결핍증 등 감염성 질환이 있는 엄마들의 경우에는 아이에게 B형 간염 접종을 했더라도 모유를 먹여서는 안 된다. 하지만 단순 헤르페스 바이러스에 감염된 엄마라면 유방에 문제가 없는 한, 모유를 먹여도 된다.

출산 후 조심해야 할 여섯 가지 질병

아기를 출산한 여성은 한마디로 건강의 위기 국면에 놓여 있다고 해도 과언이 아니다. 임신 기간 동안 아기에게 기와 혈을 나눠줌으로써 몸 상태가 약해져 있을 뿐 아니라 출산 당시 생긴 어혈(피가 응어리진 것)이 기혈의 순환을 방해함으로써, 자칫 산후풍 등의 질환에 걸리기 쉽다. 따라서 흔히 말하는 삼칠일 동안 안정과 휴식을 취하는 소극적인 차원의 산후조리에서 한 걸음 더 나아가, 어혈을 풀어주고 기와 혈을 보충함으로써 산후질환의 근본 원인을 차단하고 삼법요가를 통해 가급적 빠른 시일 안에 원래의 몸 상태를 되찾도록 하는 적극적인 의미의 산후조리를 권하고 싶다.

다음은 출산 여성이 주의해야 할 대표적인 질병과 대처법에 대한 설명이다.

» 산욕열

출산으로 인해 산도에는 크고 작은 여러 가지 상처가 생기고, 태반이 벗겨져 떨어진 자궁벽은 무방비 상태와 다름이 없다. 산욕열은 바로 이곳으로 세균이 침입해 염증을 일으키는 것을 말한다. 보통 산욕열의 원인이 되는 세균은 연쇄구균, 포도구균, 대장균, 임균 등 가지각색으로 화농성 세균들이 대부분이다. 그러나 자궁 내벽이 완치되면 모든 문제가 해결되기 마련인데, 완치될 때까지는 약 6주 정도가 걸린다.

» 산후 변비

산욕기의 첫 한 주일간은 거의 대부분의 산모가 변비에 걸린다. 장과 복벽근이 이완되어 장의 내용물의 배출에 전혀 도움을 주지 못하기 때문이다. 그러나 수유할 때 충분히 물을 먹으면 차츰 원래의 상태로 돌아오게 된다.

섬유질이 많은 음식은 몸을 정상으로 회복시키는 데 도움을 준다. 여기에 신선한 야채와 과일을 포함시키도록 하자. 아침에 한 잔의 깨끗한 야채 주스는 장운동 촉진에 기여한다.

» 산후 치질

산후 치질이란 항문 주변에 정맥혈이 부풀어 혈관이 부어오르는 현상을 말한다. 출산이 끝나면 즉각적으로 없어지기도 하지만, 장의 긴장이 풀리지 않아 그대로 남아 있는 경우도 적지 않다. 따라서 삼법요가의 부드러운 복식 호흡으로 이를 해소하고, 치질 부위가 가려우면 비타민 E 캡슐을 깨서 치질 부위에 발라준다. 출혈을 동반한 치질은 의사와 상담해야 한다.

» 산후 부기

산후 부기에는 흑설탕, 늙은 호박을 구하여 이를 함께 달여 먹거나, 단삼뿌리 삶은 물에 쌀밥과 엿기름을 섞어 달인 후 엿과 같이 되면 이것으로 환을 만들어 먹으면 효과를 볼 수 있다.

» 산후 피부 관리

산후에는 피부에도 갖가지 변화가 생긴다. 특히 해산 직후에는 얼굴이나 가슴에 작고 붉은 반점이 나타나기도 한다. 이것은 출산 시 힘을 주었을 때 혈압이 올라 피하의 혈관에서 출혈을 하기 때문이다. 그러나 이것들은 수일 내로 없어지므로 걱정할 일은 아니다. 또한 산욕기 초기에는 피부를 통한 노폐물의 배설이 이루어지며, 이때 흔히 산모는 물에 푹 젖은 듯이 땀에 젖게 되는 경우가 많다. 이것은 흔히 밤에 나타나기 쉬운데, 이 때 발생되는 오한으로부터 산모를 보호해주면 된다. 그밖에 비타민과 무기질이 풍부한 음식을 먹으면 산후 피부에 도움을 된다.

» 산후 복통

다음은 산후 복통에 효험이 있는 민간요법들이다. 자기 주변에서 쉽게 재료를 구할 수 있는 것을 선택하여 활용해 보자.

- 감꼭지와 은행을 같은 양으로 달여 마신다.
- 모과, 뽕나무잎, 대추를 함께 넣고 달여 마신다.
- 검정콩, 생강, 소주를 준비한다. 검정콩을 볶아서 가루 내어 생강차에 소주와 함께 섞어 마신다.

무엇을 어떻게 먹을까

임신에서 분만까지 임산부는 상상 이상으로 체력을 많이 소모한다. 산후 산모가 무엇을 어떻게 먹느냐 하는 것은 산모의 건강과 아기의 영양 상태와 직결되는 문제다. 빠른 회복을 위해서는 무엇보다 영양이 풍부한 식사를 해야 한다. 특히 단백질과 지방, 칼슘과 철분의 섭취를 늘려야 하며, 비타민 C가 풍부한 신선한 야채(녹색과 황색의 야채)를 많이 먹어야 한다.

분만 후 첫 식사는 잘 넘어가지 않지만, 가벼운 미역 국물부터 시작하여 가능하면 억지로라도 먹을 필요가 있다. 출산 직후의 산모들에게 미역국을 권하는 이유는 출산 시 소모된 피를 보충하고 혈액 순환을 촉진시키기 위해서다. 미역국은 대개 홍합이나 쇠고기를 넣고 끓이는 게 일반적이지만, 여기 산후독을 풀어주고 아기에게 줄 양질의 젖을 만들어주며 산후 보양에도 좋은 아주 특별한 요리법이 있다.

① 당귀 반근에 물을 많이 넣고 엷게 끓여둔다.
② 그 물로 미역국을 끓여 약 7일 동안 먹는다.

태어난 아기는 엄마에게서 실로 무서울 정도로 엄청난 영양을 빼앗아간다. 그러므로 모유 수유를 원하는 산모들은 질적으로는 물론 양적으로도 섭취량을 늘릴 필요가 있다. 현대 영양학계에서는 산모가 하루에 섭취하여야 할 식품군과 그 양을 다음과 같이 권장하고 있다.

- 우유 3컵, 달걀 2개, 동물성 단백질 250g, 야채 600g, 곡물 400g

쉽게 말해서 우유를 평소의 3배 정도 마시고, 어류, 육류, 달걀, 두부, 소나 돼지의 간 등의 단백질을 평소보다 1.5배-2배, 야채는 1.5배 이상으로 늘려 먹으라는 뜻이다. 된장국이나 과일 등을 통해 수분 섭취량을 늘리는 것도 중요하다. 수유부에게 권할 만한 민간요법으로는 다시마, 계란, 된장, 찹쌀 등을 함께 섞어 죽을 쑤어 먹는 방법이나 돼지족발 1개에 땅콩 1근을 고아서 먹는 방법이 있다.

초보 엄마 싱싱 육아법

아빠와 함께 하는 신생아 관리

출산을 마친 산모가 이제 어떻게 자신의 몸을 관리하고, 태어난 아이를 어떻게 돌봐야 하는지, 또 이 시기 남편의 역할은 무엇인지 꼼꼼하게 살펴보기로 하자. 출산 직후의 이 기간은 남성이 그간의 보조자 역할에서 벗어나 적극적으로 그 진가를 발휘할 절호의 기회라고 할 수 있다. 사실상 산후 몸조리의 성패 여부는 보조자의 역할에 달려 있다고 해도 과언이 아니며, 그 결과는 산모뿐 아니라 아기의 평생 건강에 중요한 영향을 미치기 때문이다.

» **초유를 먹여라**
무엇을 먹일까 고민하기 전에 태변을 배출시키도록 한다. 배내똥이라고 불리는 이 태변은 출산 후 바로 배출시키지 않으면 체내로 흡수되어 알레르기 피부가 되거나 천식, 변비 등 여러 가지 이상을 일으키는 원인이 된다. 그러므로 태변을 빨리 그리고 완전히 배출시키기 위한 조처를 취해야 한다. 가장 손쉽고 효과적인 방법은 산후 1-2시간이 지난 후 아기가 울 때 산모의 초유를 먹이는 것이다.

» 첫 3주간은 밝지 않은 곳에서

앞에서 산모가 조리하는 실내를 가급적 어둡게 하는 게 좋다고 말한 적이 있다. 이것은 출산 후에도 마찬가지이다. 출산 후 첫 3×7일, 즉 21일 동안은 실내를 밝지 않게 하여 태아가 새로운 환경에 점진적으로 적응할 수 있도록 배려할 필요가 있다.

갓 태어난 아기는 30㎝ 정도의 가시거리를 갖고 있다고 한다. 그러나 아직 그 기능은 완전한 게 아니고, 빛에 대한 반사 기능도 확실하지 않다. 이 상태에서 강한 빛의 자극을 받으면 눈의 기능 생성에 지장을 줄 우려가 있다. 특히 갑자기 강한 빛이 들어오면 눈을 상하게 만들 수 있으니 주의하여야 한다.

» 신생아 목욕

신생아는 태어난 첫날만큼은 목욕을 시키지 않는다. 막 자궁을 빠져나온 아기의 몸에는 태지胎脂와 태반액胎盤液이 묻어 있다. 이것들은 신생아의 여린 피부를 외부 환경에 적응하게 하고 세균에 대한 저항력을 갖도록 하는 보호막과 같은 것이다. 보통 이것을 불결하게 생각하여 곧바로 목욕을 시키는 경우가 많은데, 첫날만은 씻어내지 않도록 한다.

일례로 티벳인들의 몸은 타민족에 비해 외부 환경에 대해 강한 저항력을 가진 것으로 유명하다. 이들은 아기를 낳으면 태포胎胞에 싸서 데리고 나온다. 그리고 얼마 후 태포를 가볍게 벗겨내고는 목욕을 시키지 않은 채 일주일 정도 그대로 둔다고 한다. 특히 신생아의 태지는 생후 일주일 사이에 흔히 발생하는 황달을 예방하는 성분이 있다고 하니, 가능하면 이러한 지혜를 배우는 것도 좋겠다.

신생아에게도 교육이 필요

» 출산 시 자궁 수축은 태아 교육 제1장 제1절

태아가 세상 밖으로 나오면서 최초로 경험하게 되는 자궁의 수축과 이완은 생명체의 생존 이치인 긴장과 이완의 내용을 압축적으로 표현한 것이기 때문이다. 한마디로 출산은 하늘이 최초로 인간에게 내리는 값진 교육이다. 아기가 세상 밖에서 건강하게 살아가는 것은 노동과 휴식의 조화로운 반복을 통해 가능하다는 것을 알게 하려는 신의 배려인 것이다.

아기에게 자궁이란 자신의 생명을 이어주는 삶의 터전이었고, 우주였다. 그런데 어느 날 갑자기 세상 밖으로 떠밀어내면서 이제는 나가야 한다고 명령하기 시작했던 것이다. 그러나 아늑하고 평온했던 안식처를 작별하고 떠나는 아기를 하늘은 그저 혼자 내버려둔 게 아니었다. 자궁의 수축과 이완이라는 과정을 겪게 함으로써 세상에 나간 아기가 어떻게 해야 건강하게 생명을 유지할 수 있는지 천(하늘)의 이치로서 가르쳐주었던 것이다.

» 충분히 울도록 해주는 것이 교육

태어난 직후 억지로 울리지 않아도 신생아는 출산 후 약 2시간 정도 이내에 거의 울게 된다. 아기가 운다고 초조해하거나 걱정할 필요는 없다. 그냥 내버려 두는 것도 아기에겐 좋은 교육이 된다. 신생아를 충분히 울게 하는 것은 튼튼한 폐를 갖도록 하기 위해서이다. 폐란 건강한 아이로 성장할 수 있는 가장 중요한 기초이다. 호흡기가 강하면 어린아이는 모든 장기가 튼튼해지고 감기도 잘 걸리지 않는다.

» 충분히 기도록 배려

생후 아기는 주로 누워 있지만 조금씩 움직이기 시작하면서 엎드리고 싶어한다. 그 때는 아기를 엎어주어 자연스럽게 혼자 기어 다닐 수 있도록 배려해 주어야 한다. 아기를 엎어놓으면 먼저 턱을 들고 다음은 가슴을 들어올리게 된다. 충분히 기어 다닌 후 스스로 일어나 걷도록 해야 한다. 이 과정은 자연스럽게 아기의 목을 발달시키고, 몸의 중심이 되는 척추를 튼튼하게 만들어 건강한 성인으로 성장하게 하는 대단히 중요한 운동이다.

» 부모의 생활 자체가 교육

갓 출생한 아기의 머리는 연골로 구성되어 있다. 생후 3개월이 지나면 대뇌 세포의 수초화가 형성되어 두개골이 점점 강화되어 간다. 출생했을 때 성인의 25퍼센트였던 머리는 1년 후에는 50퍼센트, 2년 후에는 75퍼센트 수준으로 성장한다. 해가 갈수록 두뇌의 신경 세포들은 서로 긴밀히 연결되고 발달하여, 12세쯤 되면 거의 어른과 같은 수준으로 발전한다. 따라서 생후 3개월 이후부터는 아기가 보고 듣는 모든 것이 머릿속에 입력되어 인지망認知網을 형성한다고 보는 게 옳다. 빠른 속도로 완성되어 가는 아기의 두뇌에 어떤 인지망 조직이 형성되는가에 따라 한 인생의 삶의 질이 결정된다. 훌륭한 아이로 성장시키려면 이러한 성장 과정에 맞게 아기의 행동 발달을 지도해야 한다. 그리고 아기 앞에 펼쳐지는 환경과 부모 자신의 삶의 내용을 바르게 만들어 나가는 것은 절대적으로 부모의 몫이라 할 수 있다.

신생아, 무엇을 어떻게 먹일까

보약이 따로 없다. 출산 직후의 엄마 젖이 바로 보약이다. 모두 합쳐도 3-7g밖에 안 되는 초유는 생후 3-4시간이 지나면 첫 번째로 나오고, 그 뒤 12시간에 걸쳐 모두 나오게 된다. 초유는 버려야 한다고 생각하는 사람이 있는데, 이는 커다란 오해이다. 초유는 비록 2-3g 정도밖에 안 되지만, 여기에는 근육을 수축시켜 소화기를 활성화시키고, 태독을 없애주는 진짜 약 성분이 포함되어 있다는 사실을 잊지 말아야 한다.

초유뿐 아니라 그 다음에 나오는 차유次乳 또한 절대 놓칠 수 없는 아기의 보약이다. 출산 후 하루 이틀 지나면서 새하얀 젖이 나오는데 이것이 바로 새로운 차원의 질을 가진 두 번째 젖이며 그 중요성 또한 매우 크다. 아직 소화기가 정상적으로 작동하지 못하는 아기의 기능을 정상화시키는 역할을 하기 때문이다.

즉 아기가 먹는 젖은 장에서 유당을 분해하지 못하면 잘 소화되지 않아 설사를 하기 쉽다. 그러나 두 번째 젖에는 유산균이 들어 있어

이를 발효시킴으로써 유당을 분해하는 것이다. 유당은 신생아의 뇌나 신경을 만드는 중요한 영양소이므로 이 두 번째 젖을 충분히 섭취하게 하는 것도 아기의 장래를 위해 반드시 필요한 작업이다.

사)한국담마요가협회 본원 '행복한요가'의 전통

» **법인창립 이전 시기**

- 1974년 사)한국담마요가협회의 모태의 중심인물, 윤두병선생께서 긴급조치1호 위반의 민주인사로 옥고를 치르는 중에서 요가를 만남
- 1980년 서울 서초구에서 '푸른요가' 개원. 노동자교회, 빈민교회에서 '푸른요가 건강교실' 운영
- 1986년 서울 종로 정동에서 '반야요가연구소' 개설
- 1987년 근로자 건강 상담을 위해 '반야요가연구소 구로지부' 개설
- 1988년 『일하는 사람들을 위한 요가』[1] 출판
- 1990년 『반야요가』[2] 출판
- 1993년 『남편과 함께 하는 무통자연분만법』[3] 출판
- 1998년 『남편과 함께 하는 무통자연분만법』[4] 개정판
- 1993년 안양 평촌 '삼법요가연구소' 개원(소장 박남식)
- 1997년 '명상문화三法' 공연그룹 활동
  요가아사나 안무로 명상문화공연 컨텐츠로 개발.
- 1999년~2000년 박남식 대표의 8개월간 명상여행(중국, 티베트, 네팔, 인도, 파키스탄). 여행 중 위빳사나를 만나 현재 위빳사나 수행가

1　윤두병, 『일하는 사람들을 위한 요가』, 지평, 1988.
2　윤두병, 『반야요가』, 중원문화, 1990.
3　윤두병, 박남식 공저, 『남편과 함께 하는 무통자연분만법』, 중원문화, 1993.
4　박남식, 『남편과 함께 하는 무통자연분만법』, 세훈, 1998.

- 2001년 1월 위빳사나의 세계적 지도자 고엔카선생(SN Goenka)을 친견
- 2001년 건강사이트 기세계닷컴(gisege.com)에서 요가동영상 강의 시작
  요가 동영상cd 14종 제작,[5] 현재 유튜브 등재
- 2002년 『황금아이를 낳는 여자』[6] 출판
- 2003년 『나비의 티베트 여행』[7]
- 2003년 '삼법요가' 개원 10주년 명상문화공연
- 2004년 『하루 30분 웰빙 요가』[8] 출판
- 2005년 『나비의 명상 여행』[9] 출판
- 2005년 창원 '담마요가' 개원, 국립창원대학교 등 출강

» **법인창립 이후 시기**

- 2005년 사)한국담마요가협회 창립(창립이사장 박남식)
  본격적인 요가지도자 배출로 요가문화의 대중화, 사회저변 확대 활동
- 2013년 사)한국담마요가협회 김소영 이사장 취임

---

[5]
1. 박남식, 『명상요가 삼법체조—실기편』, 기세계닷컴, 2001.
2. 박남식, 『자연합일 명상요가—실기편』, 기세계닷컴, 2001.
3. 박남식, 『태양감사체조—실기편』, 기세계닷컴, 2001.
4. 박남식, 『직장인을 위한 스트레칭 요가체조—실기편』, 기세계닷컴, 2001.
5. 박남식, 『똑똑한 아이 베이비 요가—실기편』, 기세계닷컴, 2001.
6. 박남식, 『아름다운 산모를 위한 삼법체조—실기편』, 기세계닷컴, 2001.
7. 박남식, 『예비 아빠를 위한 튼튼 체조—실기편』, 기세계닷컴, 2001.
8. 박남식, 『예비 엄마를 위한 튼튼 체조—실기편』, 기세계닷컴, 2001.
9. 박남식, 『우리아가를 위한 부부체조—실기편』, 기세계닷컴, 2001.
10. 박남식, 『스마일 호흡법 무통자연분만—실기편』, 기세계닷컴, 2001.
11. 박남식, 『스마일 무통자연분만법—이론편』, 기세계닷컴, 2001.
12. 박남식, 『꼭! 알아야 할 태교이야기—이론편』, 기세계닷컴, 2001.
13. 박남식, 『가볍게! 즐겁게! 무통자연분만 기초운동—실기편』, 기세계닷컴, 2001.
14. 박남식, 『아름다운 산모를 위한 삼법체조—실기편』, 기세계닷컴, 2001.

[6] 박남식, 『황금아이를 낳는 여자』, 아침기획, 2002.
[7] 박남식, 『나비의 티베트 여행』, 아침기획, 2003.
[8] 윤두병, 『하루 30분 웰빙 요가』, 인디북, 2004.
[9] 박남식, 『나비의 명상 여행』, 솔과학, 2005.

- 2013년 '삼법요가' 개원 20주년 명상문화공연
- 2014년 경기도요가회(회장 박남식) 결성
- 2017년 6월 'UN세계요가의날 경기도축제' 개최 추동
- 2018년 1월 '담마요가아카데미' 개설(대표 민유정)
  '행복한요가' 홈페이지와 블로그 개설
- 2018년 4월 '행복한요가(전신 삼법요가)' 개원 25주년 기념축제
- 2019년 1월 사)한국담마요가협회에서 윤두병선생 고문추대
- 2019년 유튜브 동영상 강의 '해피홈트'(크리에이터 민유정) 개설
- 2019년 '해피홈트' 네이버 TV 개설
- 2019년 창립이후 현재까지 '요가지도자과정' 37기에 이름